中国城市科学研究系列报告
Serial Reports of China Urban Studies

饮用水安全保障的成就与展望

中国城市科学研究会水环境与水生态分会　主编

科学出版社

北京

内 容 简 介

本书系统回顾了我国在联合国可持续发展（洁净水与卫生）目标下，大力推进饮用水安全保障的历程与经验；从科技布局与重大研究，技术体系构建，标准、监管、应急体系建设完善，产品设备开发及产业化，国际经验交流等角度，展现我国饮用水安全保障事业的阶段性成就；以全面支撑经济社会可持续高质量发展、中国式现代化为目标导向，梳理挑战和需求，提出应对策略，展望"中国式"城市供水现代化的未来。

本书可供从事城市水环境保护、城市供水、环境基础设施等行业专业人员、政府管理部门工作人员及大专院校相关专业师生参考使用。

图书在版编目（**CIP**）数据

饮用水安全保障的成就与展望 / 中国城市科学研究会水环境与水生态分会主编. -- 北京：科学出版社，2025. 5. --（中国城市科学研究系列报告）. ISBN 978-7-03-082173-7

Ⅰ. R123.5

中国国家版本馆 CIP 数据核字第 2025LE7584 号

责任编辑：杨　震　杨新改 / 责任校对：杜子昂

责任印制：徐晓晨 / 封面设计：东方人华

科 学 出 版 社 出版
北京东黄城根北街 16 号
邮政编码：100717
http://www.sciencep.com

北京中科印刷有限公司印刷
科学出版社发行　各地新华书店经销

*

2025 年 5 月第　一　版　开本：720×1000　1/16
2025 年 5 月第一次印刷　印张：18 1/4
字数：300 000
定价：128.00 元
（如有印装质量问题，我社负责调换）

《饮用水安全保障的成就与展望》编写委员会

主　　任：曲久辉（中国工程院院士、中国城市科学研究会副理事长、中国城市科学研究会水环境与水生态分会会长）

委　　员：张金松　邵益生　杨　敏　谢玭玭

统　　稿：张金松　陈湘静

执　　笔[①]：邵益生　张金松　胡承志　张志果　张　岚
　　　　　　王春苗　马百文　于建伟　张　东　石宝友
　　　　　　刘　刚　安　伟　韩嘉艺　徐　强　苏　命
　　　　　　王为东　王亚炜　魏源送　胡　斌　邬晓梅
　　　　　　董慧裕　王海波　韩子铭　黄　鑫　桑晨惠
　　　　　　姜　蕾　许嘉炯　刘永旺　范　铌　郭　珍
　　　　　　胡建坤　杨　帆　贾秋英

---

① 王玉涛、陈超对本报告亦有贡献。

序

水，是文明存续发展的前提与基础。步入现代社会以来，"安全、便捷、可负担"的饮用水，对公众健康、经济繁荣和社会稳定等可持续发展的意义日益突出，影响深远，其本身也成为衡量发展质量和水平的重要指标。

现代社会中的饮用水，在公众视野中被称作"自来水"。但实际上，它并非"自来"，需要大量现代供水基础设施的系统建维，政策标准监督管理的全程保障，以及科研产业的全面支撑；从"源头"到"龙头"，在水源取水、水质净化与输送等全过程中，每一环节都可能对终端水质产生影响，都有纷繁复杂的技术，管理细节，每一步都需要规范落实、严密监测、严格监管，共同构成韧性、高效的饮用水供给体系和安全保障体系。

这个体系的构建和完善，是一个动态发展、持续进步的过程。"十一五"特别是党的十八大以来，我国城镇供水作为最基础、最普惠的民生工程和民心工程，得到党中央、国务院的高度重视，顶层设计、全面部署、高位推动、加大投入，各地各部门积极落实、真抓实干，我国供水设施体系日臻完善，供水服务质量与城乡覆盖率显著提升，为保障公众健康、经济社会发展提供了有力支撑。作为人口众多、自然环境复杂、区域发展差异巨大的发展中国家，经过不懈努力，我国已提前15年（相较于2030年）实现了联合国可持续发展目标中"确保人人获得安全和负担得起的饮用水"的要求，为全球目标实现做出了积极贡献。

我国拥有世界上最复杂的水源水质和最庞大的供水系统，让人人喝上"放心水"极具挑战。为此，国家始终高度重视，从"预警—水源—水质—龙头"的供水全流程、全方位开展科技布局。经过数十年接力研究、产学研协同攻关，系统解决了从源头到龙头、从监测到管控的重大技术难题，建立完善了我国饮用水安全保障相关工程、管理、产品开发等技术体系，为全流程保障、全过程监管和城乡全覆盖提供了体系化技术支撑，有力推动了饮用水安全事业的高速、高质量发展。

展望未来，一方面，全球饮用水安全普遍面临地区局势、气候变化等复杂挑战，但相信持续创新，特别是以人工智能等新一代技术为代表的新质生产力，将为行业带来新的变革力量、突破机会与创造空间。另一方面，可持续发展目标的全球实现，需要各国协同行动、取得实效。这一进程中，中国的进步离不开对国际先进经验的吸收和借鉴，自身的做法和成果也具有复制和推广价值，有能力为履行相关国际义务多做贡献。

为此，有必要对饮用水安全保障事业进行回顾、总结，客观反映其进展与成就，理性辨析问题和挑战，这是本报告编撰的初衷。在这一过程中，数十位国内饮用水事业的产学研代表，作为参与者、亲历者、研究者贡献了知识和观点。希望行业更多专业力量，以此为参考和起点，对新形势新需求下的事业发展多提意见、建议，在交流讨论中清晰方向、确认路径，共同推动饮用水安全保障事业行稳致远。

2025 年 3 月

目 录

序
第1章 SDG 6.1 及中国成就 ·· 1
  1.1 联合国关于饮用水可持续发展的目标 ································ 1
    1.1.1 联合国可持续发展目标 ·· 1
    1.1.2 联合国 SDG 6.1 的内涵 ·· 2
    1.1.3 推动实施 SDG 6.1 的机制 ····································· 3
  1.2 我国城镇实现 SDG 6.1 的成就与突破 ································ 4
    1.2.1 规划引领 ·· 5
    1.2.2 政策保障 ·· 7
    1.2.3 科技创新 ·· 9
    1.2.4 标准先行 ··· 11
  1.3 我国农村实现 SDG 6.1 的成就与突破 ······························· 12
    1.3.1 科学规划，政府主导 ··· 13
    1.3.2 分类施策，强化保障 ··· 14
    1.3.3 科技创新，支撑发展 ··· 16
  1.4 全球实现 SDG 6.1 的进展与问题 ···································· 17
    1.4.1 进展情况 ··· 17
    1.4.2 存在问题及解决途径 ··· 20
  参考文献 ··· 24
第2章 我国饮用水安全保障科技布局与技术进步 ······················· 25
  2.1 改革开放以来我国饮用水科技总体布局 ··························· 25
    2.1.1 国际进展 ··· 25
    2.1.2 国内需求 ··· 26

  2.1.3 总体布局 27
 2.2 主要科技计划的成果与贡献 29
  2.2.1 主要科技计划的重要成果 29
  2.2.2 科技成果对我国饮用水安全保障的贡献 34
 2.3 饮用水安全保障关键技术进展 39
  2.3.1 饮用水水源保护与修复 39
  2.3.2 水厂净水关键技术突破与工艺创新 41
  2.3.3 供水生物安全保障 44
  2.3.4 饮用水中关键新污染物控制 47
  2.3.5 供水管网水力水质安全保障 53
 参考文献 58

第3章 标准的修订与发展 61
 3.1 饮用水标准的科学基础 61
  3.1.1 饮用水标准的基本功能 61
  3.1.2 科技发展对标准制定的支撑作用 62
 3.2 国际饮用水标准的发展 65
  3.2.1 WHO《饮用水水质准则》 65
  3.2.2 美国国家饮用水标准 68
  3.2.3 欧盟《饮用水水质指令》 71
  3.2.4 日本饮用水水质标准 72
 3.3 我国饮用水标准的制修订 73
  3.3.1 发展历程 74
  3.3.2 《生活饮用水卫生标准》（GB 5749）内容及特点 79
  3.3.3 与发达国家标准比较 83
  3.3.4 未来发展 85
 3.4 我国地方饮用水标准的发展 88
  3.4.1 地方对国家饮用水卫生标准的扩增 88
  3.4.2 国标修订推动地方饮用水标准的扩展 94
  3.4.3 未来发展 97
 参考文献 99

第4章 供水体系升级与工程建设 101

4.1 饮用水水源水质改善与生态修复 ·· 101
4.1.1 微污染水源近自然修复 ·· 102
4.1.2 有害藻识别与控制 ·· 106
4.1.3 突发性水源污染预警与调控 ·· 109
4.1.4 水源水质改善综合技术实践 ·· 113
4.2 净水技术革新与工艺升级 ·· 115
4.2.1 原水水质评价分析 ·· 116
4.2.2 不同原水水质推荐工艺 ··· 116
4.2.3 净水厂深度处理工艺应用 ··· 119
4.3 供水管网保质控漏 ·· 120
4.3.1 管网"黄水"控制 ·· 120
4.3.2 管网漏损控制 ·· 124
4.4 二次供水水质安全保障 ·· 130
4.4.1 不同系统水质保障措施 ··· 130
4.4.2 管材选用与管道布置 ··· 131
4.4.3 水质监测 ·· 133
4.4.4 管理模式与智慧管控 ··· 133
4.5 典型城市供给高品质饮用水的创新与实践 ······················· 135
4.5.1 深圳 ·· 135
4.5.2 上海 ·· 138

参考文献 ·· 143

第5章 供水安全监管及应急业务化 ·· 145
5.1 供水水质监测网络 ·· 145
5.1.1 水源监测网络 ·· 145
5.1.2 供水水质监测网络 ·· 146
5.2 安全监管支撑技术 ·· 148
5.2.1 水质监测技术 ·· 148
5.2.2 信息化支撑技术 ·· 151
5.2.3 监测预警技术 ·· 154
5.3 供水水质督察体系 ·· 155
5.3.1 政策依据 ·· 155

　　　　5.3.2　国际合作 ·· 157
　　　　5.3.3　督察机制 ·· 159
　　5.4　应急救援能力建设 ·· 160
　　　　5.4.1　移动应急水质监测成套装置 ··· 160
　　　　5.4.2　移动应急净水成套装置 ··· 160
　　　　5.4.3　移动应急保障成套装置 ··· 161
　　5.5　业务化运行及成效 ·· 161
　　参考文献 ·· 163

第 6 章　供水新设备新产品开发及产业化 ·· 164
　　6.1　供水水质检测预警技术和设备 ··· 165
　　　　6.1.1　供水水质检测技术与设备 ·· 165
　　　　6.1.2　供水水质在线/车载监测技术与设备 ·· 169
　　　　6.1.3　多参数检测集成工作站 ··· 181
　　6.2　净水新设备与水厂智慧管控平台 ··· 186
　　　　6.2.1　净水新设备开发与产业化 ·· 186
　　　　6.2.2　水厂药剂智能投加控制系统平台 ··· 197
　　　　6.2.3　水厂水平衡智能控制系统平台 ··· 199
　　6.3　管网安全运行技术与设备 ·· 201
　　　　6.3.1　管网运行维护新设备开发与产业化 ··· 201
　　　　6.3.2　管网漏失监测技术和设备 ·· 209
　　　　6.3.3　管网运行预警管理系统 ··· 212
　　6.4　二次供水设备和管理平台 ·· 215
　　　　6.4.1　矢量变频控制供水设备 ··· 215
　　　　6.4.2　二次供水管理平台 ··· 217
　　　　6.4.3　龙头水质智能管控系统 ··· 218
　　参考文献 ·· 221

第 7 章　供水体系的国际借鉴与技术输出 ·· 223
　　7.1　国际先进技术与工艺的借鉴与发展 ··· 223
　　　　7.1.1　水源保护技术 ·· 223
　　　　7.1.2　常规处理技术 ·· 225
　　　　7.1.3　深度处理技术 ·· 227

7.1.4　水质监测技术 ··· 232
　　　7.1.5　应急供水与水质保障技术 ·· 233
　　　7.1.6　持续借鉴国际先进经验 ··· 234
　7.2　供水管理体系的国际借鉴与发展 ·· 236
　　　7.2.1　国际先进经验与案例 ·· 236
　　　7.2.2　国际供水体系的管理经验借鉴 ··· 241
　7.3　中国供水技术的国际推广与实践 ·· 244
　　　7.3.1　发展中国家供水需求与现状 ·· 244
　　　7.3.2　中国供水技术输出的策略与实践 ·· 246
　7.4　国际水务合作的范式转型 ·· 252
　　　7.4.1　水科技对外援助的理论与实践 ··· 253
　　　7.4.2　水科技对外援助的实施路径与范式创新 ·································· 255
　　　7.4.3　"一带一路"水科技合作挑战与展望 ······································· 258
　参考文献 ··· 260

第8章　主要挑战与未来展望 ··· 265
　8.1　供水安全面临的主要挑战 ·· 265
　　　8.1.1　水源水质风险 ·· 265
　　　8.1.2　供水系统短板 ·· 268
　　　8.1.3　气候变化导致的可能风险 ·· 269
　8.2　主要应对策略 ·· 271
　　　8.2.1　系统化规划 ··· 271
　　　8.2.2　绿色化建设 ··· 272
　　　8.2.3　数智化管理 ··· 273
　　　8.2.4　政策性保障 ··· 273
　8.3　供水科技发展的重要方向 ·· 274
　　　8.3.1　系统规划的理论创新 ··· 274
　　　8.3.2　绿色供水技术发展 ·· 276
　　　8.3.3　数智管理的迭代升级 ··· 278
　　　8.3.4　应急体系建设现代化 ··· 279
　8.4　结语 ·· 280
　参考文献 ··· 280

第1章

SDG 6.1 及中国成就

饮用水是人类生存和社会发展不可或缺的物质基础，确保人人获得安全和负担得起的饮用水是实现联合国可持续发展目标（sustainable development goals，SDGs）的重要环节。遗憾的是，截至 2022 年全球仍有高达 20 亿人口未能享受到安全管理的饮用水服务，且八大可持续发展目标区域中没有一个能够在 2030 年前实现全民覆盖，全球实现可持续发展目标 SDG 6.1（到 2030 年，人人普遍和公平地获得安全和负担得起的饮用水）仍面临严峻挑战。而我国作为人口大国，同时区域差异明显，经过多方面不懈努力，已提前 10 年完成 SDG 6.1 的目标要求。为此，适时总结国内外在实现 SDG 6.1 过程中的发展经验，对于推动 2030 年可持续发展目标的全面实现具有重要意义。本章以 SDG 6.1 的内涵与管理机制为切入点，深入剖析我国及全球在城镇与农村地区实现 SDG 6.1 目标的成就与突破，同时对全球推进目标进程中的问题与挑战进行系统梳理，以期为后续高效落实 SDG 6.1 目标、助力我国新阶段水利高质量发展、推动构建人类命运共同体提供参考与借鉴。

1.1 联合国关于饮用水可持续发展的目标

1.1.1 联合国可持续发展目标

获得安全饮用水是一项基本人权，饮用水的普及直接关系健康、经济发展和社会公平。2000 年 9 月，联合国千年峰会通过了具有历史意义的《联合国千年宣言》，提出"确保环境的可持续能力"的千年发展目标，将"到 2015 年，将无法持续获得安全饮用水和基本卫生设施的人口比例减半"作为具体指标之一。在千年发展目标的推动下，自 1990 年至

2015年间，全球无法获得改善饮用水源的人口比例从24%下降到9%，但仍存在区域的不平等，确保人人享有清洁饮水和卫生设施的目标依然面临严峻挑战[1]。

为进一步推进全球可持续发展进程，2015年9月25日，联合国大会第70/1号决议通过的《2030年可持续发展议程》，明确提出了17个可持续发展目标（SDGs）。其中第6项目标（SDG 6）聚焦清洁饮用水和卫生设施的可持续管理。作为该目标的子目标之一，SDG 6.1提出："到2030年，人人普遍和公平地获得安全和负担得起的饮用水。"SDG 6.1在很大程度上延续并扩展了千年发展目标第7项中提到的"到2015年，将无法持续获得安全饮用水和基本卫生设施的人口比例减半"的目标。SDG 6.1反映了联合国对饮用水问题的高度重视，同时也是全球可持续发展议程的核心部分。SDG 6.1适用于全球范围，也是公众的普遍期望。各国政府都必须决定如何根据国家实际情况、能力、发展水平和优先事项，将其纳入国家各项规划进程、政策和战略。

1.1.2 联合国SDG 6.1的内涵

SDG 6.1的内涵在《可持续发展目标6综合监测指南–具体目标和全球指标》中进行了解释，主要体现在4个方面，即普遍性、公平性、安全性及可负担性[2]。

1）普遍性

意味着所有场所和环境，包括家庭、学校、医疗保健设施和工作场所；适合各年龄男子、妇女、女童和男童，包括残疾人士。SDG 6.1致力于让全球每一个人都能获得饮用水，特别关注边缘化和弱势群体，例如农村居民、贫困社区居民、难民以及生活在偏远地区的人民。普遍性要求在制定政策和实施项目时，应考虑到不同地区和人群的特殊需求，确保所有人都能受益。普遍性体现了人类社会的共同责任，有利于促进社会的和谐与稳定。

2）公平性

逐步减少和消除人口亚群之间的不平等，包括由于地理位置、收入水平、性别和种族等因素造成的不公平，确保所有人都享有平等的权利。政府在制定饮用水政策时，应确保覆盖所有人群，特别是弱势群体和边缘化群体。在资源分配上，应优先考虑那些最需要的人群和地区。同时，鼓励社会各界广泛参与饮用水服务的提供和监督，通过民主协商、公众参与等途径，促进政策和项目实施的公平性。

3）安全性

饮用水必须符合世界卫生组织（WHO）的饮用水质量标准，确保水源清洁、无污染、不含有害物质，保障人体健康和安全。安全的饮用水不仅有助于减少疾病，还能提高生产力和生活质量。通过改善水源质量、提高水处理能力、加强水质监测、提高公众意识以及政策支持与国际合作，可以提高饮用水质量，确保饮用水的安全性。

4）可负担性

可负担性是确保所有人都能获得安全和负担得起的饮用水的关键原则。饮用水价格需要在普通家庭的经济承受范围内，避免因水价过高而导致无法获得基本用水服务的现象。提高饮用水可负担性的具体措施包括合理制定水价、基础设施投资、补贴政策和国际合作等措施。

1.1.3 推动实施 SDG 6.1 的机制

对于水和环境卫生，从"千年发展目标"转向"可持续发展目标"意味着"游戏规则"的改变，各国需要从"对获得经改善的饮水来源和基本卫生设施"这一相对狭隘的关注点，转向对"以公平方式可持续地管理整个水循环"的全面关注。这一转变对相关监测工作产生重要影响。

2015年，联合国水机制（UN-Water）在《2030年可持续发展议程》开始时，制定了《可持续发展目标6综合监测倡议》（IMI-SDG 6）。这项倡议是联合国各机构之间开展的精简全球监测工作和促进跨部门协作的合作项目，旨在汇集负责各种SDG 6全球指标的联合国组织，实现组织间协同，以及方法和数据要求的协调；在国家层面，促进跨部门合作，巩固各组织现有能力和数据质量。《可持续发展目标6综合监测指南》则是这项工作的一个主要参照与支撑，包含国家监测系统的良好做法、具体目标和全球指标、全球指标逐步监测方法等内容。

世界卫生组织（WHO）与联合国儿童基金会（UNICEF）共同开展供水、环境卫生和个人卫生联合监测规划（JMP），致力于对饮用水、环境卫生和个人卫生（简称 WASH）领域的进展进行国际间可比较的评估，并负责对相关的可持续发展目标（SDGs）的具体指标进行全球追踪。

作为联合国《2030 年可持续发展议程》的重要组成部分，SDG 6.1 为全球饮用水的普及和可持续管理提供了方向。作为世界上人口最多的发展中国家之一，中国在实现 SDG 6.1 目标的过程中，结合自身国情，通过政策引领、科技创新和社会动员，在城镇和农村的基础设施建设、水质保障和公平性提升方面取得了显著成就，为 SDG 6.1 的推进贡献了宝贵经验。

1.2　我国城镇实现 SDG 6.1 的成就与突破

城镇供水是最基础、最普惠的民生工程和民心工程，事关人民群众身体健康和社会稳定安全，事关经济社会发展大局，党中央、国务院历来高度重视。新中国成立初，我国只有 60 个城市有供水设施，供水能力仅有 186.7 万 m^3/d。到 1978 年，全国城市供水能力已达到 2530 万 m^3/d。改革开放以来特别是党的十八大以来，我国城镇供水的规模、质量、服务能力等得到快速提升。据统计，1978~2023 年间我国城市供水设施投资总额达到 1.14 万亿元；我国城市供水普及率在 2005 年首次突破 90%，达到 91%，2015 年达到 98%，2023 年为 99.4%；截至 2023 年年底，全国城市供水能力达到 3.36 亿 m^3/d，供水管道达到 115.3 万 km（图 1-1）。城市供水设施体系日臻完善，系统韧性和供水水质显著提升，为人民群众身体健康、国民经济发展提供了坚实支撑。

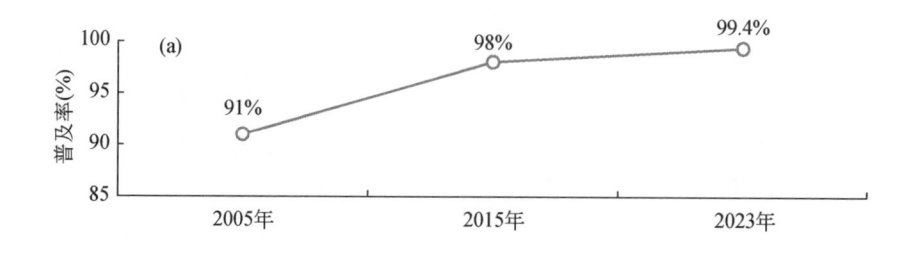

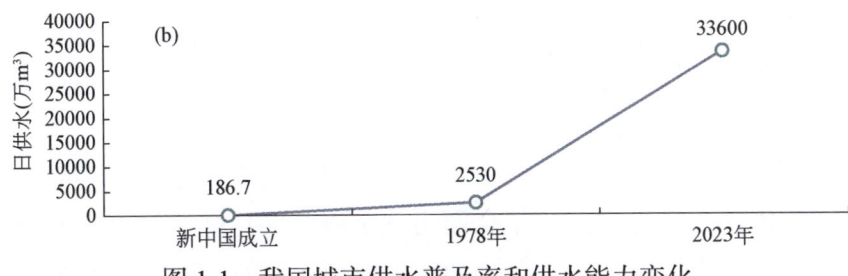

图 1-1 我国城市供水普及率和供水能力变化

1.2.1 规划引领

自 20 世纪 90 年代以来,我国城市供水行业以规划为导向,发展目标逐步完善,从水质提升、漏损控制等基础性要求,逐步扩展至供水安全、服务优化、应急保障等系统性目标,不断推动我国城镇供水体系的持续优化(图 1-2)。

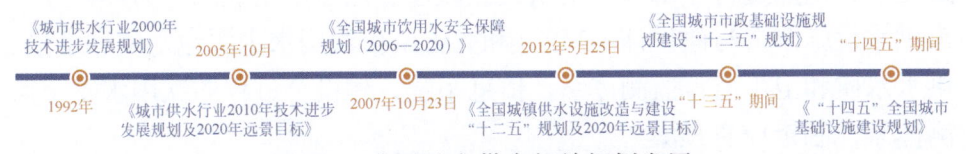

图 1-2 我国城市供水相关规划发展

1992 年,建设部印发《城市供水行业 2000 年技术进步发展规划》,确定了 2000 年城市供水的奋斗目标,并确定了提高供水水质、提高供水安全可靠性、降低能耗、降低漏损、降低药耗等 5 个主攻方向。2005 年 10 月,建设部印发《城市供水行业 2010 年技术进步发展规划及 2020 年远景目标》,提出了保障供水安全、提高供水水质、优化供水成本、改善供水服务等四个维度的目标,包括"所有城市的水厂水至龙头都应当符合国家有关生活饮用水水质标准的要求""全国城市平均供水普及率到 2010 年应达到 92%,到 2020 年应达到 98%"等要求。

2007 年 10 月 23 日,经国务院同意,国家发展改革委、水利部、建设部、卫生部、国家环保总局联合印发《全国城市饮用水安全保障规划(2006—2020)》(以下简称《规划》)。《规划》在对 661 个设市城市及县级政府所在地城镇 4.18 亿人口的饮用水安全状况进行调查分析的基础上,摸清城市饮用水安全现状和主要问题,即饮用水水源受到不同程度的污染，水量供给不足，净水处理技术相对落后，供水管网漏失率较高，水质监测及检测能力不足，应急能力较低，水资源的统一管理和调度存在体制和机制上的障碍；《规划》确立的目标为：至2020年，全面改善设市城市和县级城镇的饮用水安全状况，建立起比较完善的饮用水安全保障体系，满足2020年全面实现小康社会目标对饮用水安全的要求。"十一五"期间，重点解决205个设市城市及350个问题突出的县级城镇饮用水安全问题。为实现上述目标，《规划》明确了以下主要建设任务：一是加强饮用水水源地保护和水污染防治，开展饮用水水源保护区划分及保护工程建设、保护区水污染防治、大型湖库生态修复及面源控制试点工程等；二是在大力节水的前提下，以现有水源地改扩建工程为主，水源调配、现有水源挖潜改造与新水源建设相结合，提高城市饮用水安全保障程度；三是根据城市水源特点、供水设施状况和城市发展需求，重点进行净水与输配水设施改造、供水水质检测能力建设等城市供水设施改造与建设；四是建立和完善城市饮用水水源地水质和水量、供水水质和卫生监督监测体系及信息系统，建设全过程的饮用水安全监测体系，制定应急预案。

根据《国务院办公厅关于加强饮用水安全保障工作的通知》（国办发〔2005〕45号）和《全国城市饮用水安全保障规划（2006—2020）》的要求，2012年5月25日，住房城乡建设部、国家发展改革委联合印发《全国城镇供水设施改造与建设"十二五"规划及2020年远景目标》，以保障城镇供水水质、扩大公共供水范围、降低供水管网漏损为目标，提出到2020年，基本形成与全面建设小康社会要求相适应的城镇供水安全保障体系，实现城镇公共供水全面普及，供水能力协调发展，供水水质稳定达标，明确了"十二五"期间的建设任务，提出一系列保障措施，是指导各地加快城镇供水设施改造建设和安排政府投资的重要依据。

"十三五"期间，住房城乡建设部、国家发展改革委联合印发《全国城市市政基础设施规划建设"十三五"规划》，提出建立从"源头到龙头"的全流程饮用水安全保障体系，加快对水源污染、设施老化落后等导致的供水水质不能稳定达标的水厂、管网和二次供水设施的更新改造。

"十四五"期间，住房城乡建设部、国家发展改革委联合印发《"十四五"全国城市基础设施建设规划》，提出推进全流程供水设施升级改造，加快对水厂、管网和加压调蓄设施的更新改造，保障用户龙头水质安全。

1.2.2 政策保障

为适应发展需求，相关部门陆续出台针对性政策，构建并持续完善水质管理、供水管理、信息公开、价格管理等多维度举措，推动供水行业规范化、科学化发展（图1-3）。

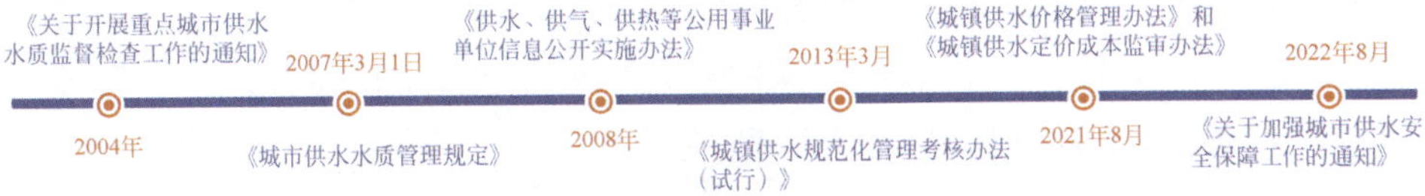

图1-3 我国城市供水管理相关政策发展

2004年，建设部印发《关于开展重点城市供水水质监督检查工作的通知》（建城函（2004）220号），正式启动供水水质督察工作。此后，水质督察（水质抽样检测）作为城市供水水质管理的一项重要工作得以持续开展，督察范围逐渐由重点城市扩展到所有城市和县城，由出厂水扩展到供水全流程。通过水质督察，各级政府能够及时了解供水水质状况，发现问题并采取有效措施进行整改，有效保障了城市供水的水质安全和稳定。

2007年3月1日，建设部印发《城市供水水质管理规定》（建设部令第156号），对供水水质管理职能、城市供水水质监测网建设、城市供水单位的职责和义务、水质检测数据的采集与报送、二次供水管理、监督检查等做出规定，推动城市供水水质管理迈入法治化、规范化轨道。

2008年，住房城乡建设部印发《供水、供气、供热等公用事业单位信息公开实施办法》（建城〔2008〕213号），明确了供水单位信息公开的有关要求，为公众了解供水有关信息提供依据。2021年，上述文件经过修订，并印发实施，进一步完善了有关要求。

2013年3月，为加强城镇供水规范化管理，全面落实相关规章制度，确保城镇供水安全，住房城乡建设部印发《城镇供水规范化管理考核办法（试行）》（建城〔2013〕48号，以下简称《办法》）。《办法》规定，城镇供水规范化管理考核对象为市县（区）城镇供水主管部门，考核内容主要为部门职责、规范化管理制度的制订和落实情况；省（自治区、直辖市）住房城乡建设（城市供水）主管部门应将考核结果和发现的问题及时通报辖区内市县（区）人民政府和城市供水主管部门，督促城市供水主管部门对存在的问题进行整改，对考核不合格者要对整改情况加强督办；省（自治区、直辖市）住房城乡建设（城市供水）主管部门每年应将考核情况报送省（自治区、直辖市）人民政府和住房城乡建设部。住房城乡建设部视各地考核情况进行抽查。

2021年8月，为加快建立健全以"准许成本加合理收益"为核心的定价机制，提升城镇供水价格监管的科学化、精细化、规范化水平，促进行业高质量发展，国家发展改革委、住房城乡建设部印发了《城镇供水价格管理办法》（国家发展改革委、住房城乡建设部令第46号）和《城镇供水定价成本监审办法》（国家发展改革委、住房城乡建设部令第45号）。其中，《城镇供水价格管理办法》明确了城镇供水价格的定价原则、定价方法、定调价程序，以及水价分类、计价方式、规范供水企业服务收费行为等，《城镇供水定价成本监审办法》明确了定价成本构成和核定方法，明确城镇供水价格监管周期原则上为3年，建立供水价格与原水价格等上下游联动机制的，监管周期年限可以适当延长；考虑当地经济社会发展水平和用户承受能力等因素，由于价格调整不到位导致供水企业难以达到准许收入的，当地人民政府应当予以相应补偿。

2022年8月，为进一步提升城市供水安全保障水平，住房和城乡建设部办公厅、国家发展改革委办公厅、国家疾病预防控制局综合司印发《关于加强城市供水安全保障工作的通知》，提出自2023年4月1日起，城市供水全面执行《生活饮用水卫生标准》（GB 5749—2022）；明确到2025年，建立较为完善的城市供水全流程保障体系和基本健全的城市供水应急体系；提出推进供水设施改造、提高供水检测与应急能力、优化提升城市供水服务、健全保障措施4个方面共10项要求，对城市供水安全保障的各项工作做出全面、系统部署。

1.2.3 科技创新

针对当时我国饮用水水源普遍污染、水污染事件频繁发生、供水系统存在安全隐患、饮用水监管体系不健全和安全保障技术支撑能力不足等问题，配合《全国城市饮用水安全保障规划（2006—2020）》及相关规划的实施，国家"水体污染控制与治理"科技重大专项（以下简称水专项）设置了饮用水主题。该主题以国家《生活饮用水卫生标准》（GB 5749—2006）为依据，坚持问题导向和目标导向，面向国家战略和行业需求，通过科技创新和能力建设，构建"从源头到龙头全流程的饮用水安全保障技术体系"，为国家饮用水安全保障战略的实施和供水系统规划、建设和管理提供体系化、可持续的技术支撑。

这项研究分为三个阶段：

（1）第一阶段"十一五"期间（2008～2010年）：针对我国饮用水安全隐患和保障技术的薄弱环节，结合重点地区和典型区域水源污染和供水系统特征，通过关键技术突破和应用示范，初步构建"水源保护、净化处理、安全输配"全流程的工程技术体系和集"水质监测、风险管理、应急处置"于一体的监管技术体系，为提升我国饮用水安全保障能力和促进相关产业发展提供科技支撑。

（2）第二阶段"十二五"期间（2011～2015年）：通过技术集成和综合示范，深化研究饮用水安全保障技术体系，推动工程技术的规模化应用、监管技术的业务化运行和产业化平台建设，支撑重点示范地区城乡饮用水水质全面达标，促进关键材料设备产业化发展，不断提升供水安全保障能力。

（3）第三阶段"十三五"期间（2016～2020年）：通过技术筛选、评估、优化和标准化提升，不断丰富饮用水安全保障技术体系，聚焦太湖流域和京津冀协同发展区开展综合保障示范，全面支撑重点示范区龙头水质稳定达标，推动供水行业相关技术标准规范的修订，促进技术进步和产业发展，全面提升我国饮用水安全保障能力。

经过前后15年协同攻关，这一主题研究创建了我国饮用水安全保障技术体系的三个技术系统，经过大规模技术验证和示范应用，解决了重点流域和典型地区饮用水难以稳定达标的难题，大幅提升示范区城乡供水水质，有力推动供水行业发展和科技进步。

三个技术系统的主要成果包括：

（1）"从源头到龙头"多级屏障工程技术系统：针对我国重点流域和典型地区水源复合污染、水质复杂多变条件下饮用水高效净化处理难题，突破饮用水源原位净化、臭氧活性炭工艺次生风险控制、膜法净水组合工艺、消毒副产物控制、地下水除砷等技术瓶颈，发展了"从源头到龙头"饮用水安全多级屏障工程技术及其组合工艺，突破36项关键技术，集成12项成套技术，形成154项支撑技术，技术就绪度由5～6级提高到8～9级。依托重点示范区的企业和科研机构，支持建成50多个技术研发平台，在示范区建成100多项示范工程，并得到大规模的推广应用。作为多级屏障技术系统的两大主流净水技术工艺，全国臭氧-活性炭深度处理的总能力已由专项实施前800万 m^3/d 扩大到5000万 m^3/d，江苏省在2020年达到3000万 m^3/d（占全省总供水能力的95%）；国产超滤膜水厂规模由2万 m^3/d 发展到900万 m^3/d，北京郭公庄国产超滤示范水厂规模达到了50万 m^3/d。

（2）"从中央到地方"多维协同管理技术系统：针对我国饮用水安全日常管理、监督管理、应急管理等科技需求，突破饮用水质检测、风险评价、标准制定、监测预警、应急救援、安全管理领域的17项关键技术，集成5套成套技术，形成46项支撑技术，建成30多个管理技术平台，有效支撑"水十条""从水源地到水龙头全过程监管饮用水安全"的全面落实，提高了我国饮用水安全监管的业务化水平。首次完成全国654个城市、1534个县城的4457个水厂的水质、工艺状况系统调查，重点对20多个城市100个水厂的原水和出厂水进行200项指标的调查，建立水质风险评价方法；研发240项水质指标的实验室检测和13项指标的在线监测方法，规范涉及127项水质指标的71个标准化检测方法，建立针对300多种特征污染物检测方法和40种快速检测方法库；建立针对172种污染物的应急处理技术，开发应急监测、应急处置和应急救援等成套技术，在成功应对40多起突发水源污染和其他灾害事故中提供强有力的技术支撑；发展全国城镇供水水质监测"两级网三级站"体系，建成国家供水应急救援中心和八大基地建设，整体提升国家、省、市三级网络的水质监测能力，系统支撑全国供水水质督察由35个城市扩展到全国 667 个城市和 1472 个县城，实现了全国城镇供水安全监管的全覆盖。

（3）"从书架到货架"材料设备开发技术系统：针对我国供水行业部分关键设备与材料存在技术落后、市场竞争力弱、长期依赖进口等问题，建成臭氧发生器、饮用水水质监测、超滤膜组件及其装备等 18 个产业化基地，研发一批具有自主知识产权的供水用关键材料和设备，产品应用场景涵盖"水源—水厂—管网—二次供水"各主要环节，加速饮用水关键材料设备的产业化进程。当前，国产超滤膜组件在我国膜法净水厂中占据主导地位，已产业化推广规模达 1300 万 m^3/d 以上，价格同比降低 30%，市场占有率超过 70%；突破了玻璃介质、搪瓷介质高性能放电核心技术，开发了大型臭氧发生器系列产品，放电效率提高了 20%～30%，国产化率达 90% 以上，相比进口产品价格降低 30%～50%，在供水行业应用实现"零"的突破，并逐步替代了国外品牌产品，2019 年市场占有率达到 50%～60%；生物毒性监测仪、激光颗粒计数仪、便携式/车载式气相色谱-质谱联用仪（GC-MS）和电感耦合等离子体质谱仪（ICP-MS）等仪器设备填补了国内空白，移动式水质实验室和模块化净水装备已批量生产并投入使用；形成《水处理用臭氧发生器技术要求》（GB/T 37894—2019）、《饮用水处理用膜工艺运行维护管理指南》等一系列饮用水材料与设备标准规范及导则，科学引导并推动供水行业材料设备产业的规范化和规模化发展。

1.2.4 标准先行

在健全制度保障的同时，我国持续完善城市供水相关的标准，涉及城市供水水质，供水水质监测，供水设施的规划、设计、建设、运维，供水信息化，供水应急等内容，形成了覆盖供水全周期、全要素、全过程的标准体系，推动了城市供水规范化、精细化、标准化的建设和发展。

一是制修订生活饮用水卫生标准。新中国成立以来，我国饮用水水质标准经历了多次更新，2006 年发布的《生活饮用水卫生标准》（GB 5749—2006）水质指标数量也从最初的 15 项增至 106 项。面对发展形势和需求的变化、人民群众对美好生活的新期待，有关部门适时对原标准进行修订，《生活饮用水卫生标准》（GB 5749—2022）于 2023 年 4 月 1 日正式实施。出台实施与《生活饮用水卫生标准》（GB 5749—2022）

相配套的《生活饮用水标准检验方法》（GB 5750），规定了各项指标的标准化检测方法。制定《二次供水设施卫生规范》（GB 17051），明确二次供水的卫生管理技术要求。

二是制修订城市供水"规划—建设—管理"全过程标准。为加强城市供水全过程管理，发布了《城市给水工程规划规范》（GB 50282）、《室外给水设计标准》（GB 50013）、《城市给水工程项目规范》（GB 55026）、《建筑给水排水与节水通用规范》（GB 55020）、《泵站设计标准》（GB 50265）、《城镇供水服务》（GB/T 32063）等标准。同时，为促进供水行业高质量发展，发布《城市供水水质标准》（CJ/T 206）、《城镇供水水质标准检验方法》（CJ/T 141）、《城镇供水厂运行、维护及安全技术规程》（CJJ 58）、《城镇供水管网运行、维护及安全技术规程》（CJJ 207）、《城镇供水与污水处理化验室技术规范》（CJJ/T 182）、《城镇供水管理信息系统 基础信息分类与编码规则》（CJ/T 541）、《城镇供水水质在线监测技术标准》（CJJ/T271—2017）等行业标准。

三是制修订供水相关材料设备标准。发布《饮用水化学处理剂卫生安全性评价》（GB/T 17218）、《生活饮用水输配水设备及防护材料的安全性评价标准》（GB/T 17219）、《城镇给排水紫外线消毒设备》（GB/T 19837）、《薄壁不锈钢管道技术规范》（GB/T 29038）等相关标准，加强对供水相关设备、材料的安全性、可靠性、适用性的评价与管理。

1.3　我国农村实现 SDG 6.1 的成就与突破

农村饮水安全事关民生福祉，是农村群众最关心、最直接、最现实的民生大事。2009 年，中国就提前 6 年实现了联合国千年发展目标提出的"到 2015 年，将无法持续获得安全饮用水和基本卫生设施的人口比例减半"的目标。按照现行标准，我国已于 2020 年全面解决农村居民饮水安全问题，农村供水质量和用水便捷程度显著改善，有力促进了城乡居民基本公共服务均等化。2023 年以来，为认真落实习近平总书记关于农村饮水安全保障的重要指示精神，水利部把农村饮水安全作为巩固脱贫攻坚成果、推动乡村全面振兴的重要标志，持续推动农村供水高质量发展。

根据联合国儿童基金会和世界卫生组织数据，中国农村自来水普及率在发展中国家处于领先水平，是 21 世纪以来改善农村人口饮水状况力度最大的国家，为推动实现联合国《2030 年可持续发展议程》涉水目标做出了突出贡献。

1.3.1 科学规划，政府主导

2005 年，水利部印发《全国农村饮水安全工程"十一五"规划》，标志着农村供水工作从饮水解困全面转入饮水安全[3]。这一时期，我国经济社会发展步伐加快，城镇化进一步发展。与此同时，我国水资源短缺和水污染问题日趋严重，供水矛盾加剧，在基本解决农村居民饮水困难问题后，各地高氟、高砷、苦咸、污染及血吸虫等水质问题突出，严重影响农村居民身体健康。自 2005 年起，每年的中央一号文件都会对农村饮水安全工作提出明确要求，国务院办公厅、有关部委先后出台一系列有关农村饮水安全的政策文件（图 1-4）。

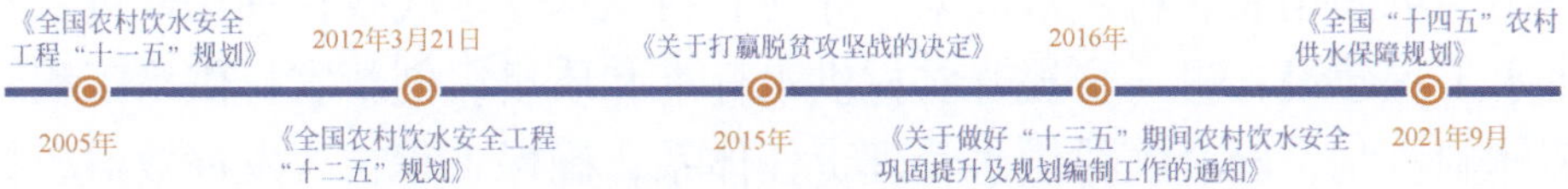

《全国农村饮水安全工程"十一五"规划》	2012年3月21日	《关于打赢脱贫攻坚战的决定》	2016年	《全国"十四五"农村供水保障规划》
2005年	《全国农村饮水安全工程"十二五"规划》	2015年	《关于做好"十三五"期间农村饮水安全巩固提升及规划编制工作的通知》	2021年9月

图 1-4　我国农村居民饮水安全相关规划

2006 年 3 月，第十届全国人民代表大会第四次会议审议通过《国民经济和社会发展第十一个五年规划纲要》，确定把实施农村饮水安全工程作为社会主义新农村建设的重点工程之一，要求到 2013 年解决规划内农村饮水安全问题，"十二五"期间基本解决新增农村人口饮水不安全的问题。2012 年 3 月 21 日，国务院常务会议讨论通过了《全国农村饮水安全工程"十二五"规划》[4]。截至 2015 年，全国新建 100 余万处集中供水工程和为数更多的分散供水工程，解决 5.2 亿农村居民和 4700 多万农村学校师生的饮水安全问题，农村自来水普及率达到 76%，农村供水状况得到大幅改善。在这一时期，我国已查明并列入规划的血吸虫疫区、砷病区、涉水重病区饮水安全问题得到全面解决，提高了农村居民健康水平。

2015 年，中共中央、国务院颁布《关于打赢脱贫攻坚战的决定》，明确提出要"实施农村饮水安全巩固提升工程，全面解决贫困人口饮水安全问题"[5]。2016年，国家发展改革委、水利部等6部委联合下发《关于做好"十三五"期间农村饮水安全巩固提升及规划编制工作的通知》，明确提出要切实维护好、巩固好已建工程成果；坚持"先建机制、后建工程"，因地制宜加强供水工程建设与改造，科学规划、精准施策，优先解决贫困地区等区域农村供水基本保障问题；进一步强化水源保护和水质保障。2019年初，中共中央将饮水安全纳入脱贫攻坚"两不愁三保障"考核范围，把饮水安全与教育、医疗、住房安全保障并列为突出问题。"十三五"期间，累计提升2.7亿农村人口供水保障水平，其中1710万建档立卡贫困人口饮水安全、975万人饮水型氟超标和120万人饮用苦咸水问题得到解决。截至2020年底，按照现行标准，我国贫困人口饮水安全得到全面解决，饮水型氟超标和苦咸水问题得到妥善解决，超额完成"十三五"农村饮水安全巩固提升工程规划目标任务[6]。

2021年9月，水利部印发《全国"十四五"农村供水保障规划》，提出要巩固拓展农村供水成果，守住农村供水安全底线；加快推进农村供水工程建设，进一步提升农村供水标准和质量；创新农村供水工程管理体制机制，健全农村供水管理责任体系，确保工程长久发挥效益，持续造福农村群众。

截至2023年底，我国农村共建成563万处供水工程，可服务农村人口和县城以下的城镇常住人口共8.2亿人。农村自来水普及率达到90%（百人以上农村供水工程管网入户的人口比例，不含百人以下供水工程管网入户的人口比例），规模化供水工程（城市管网延伸工程和设计规模大于等于1000 m^3/d 或服务人口大于等于10000人的农村供水工程）服务农村人口比例为60%。

1.3.2 分类施策，强化保障

习近平总书记多次对农村饮水安全工作做出重要指示批示，党中央国务院和各级地方党委政府大力改善和保障民生，始终将保障农村饮水安全作为政府施政的关键内容，先后出台一系列有关农村饮水安全的政策文件（图1-5）。

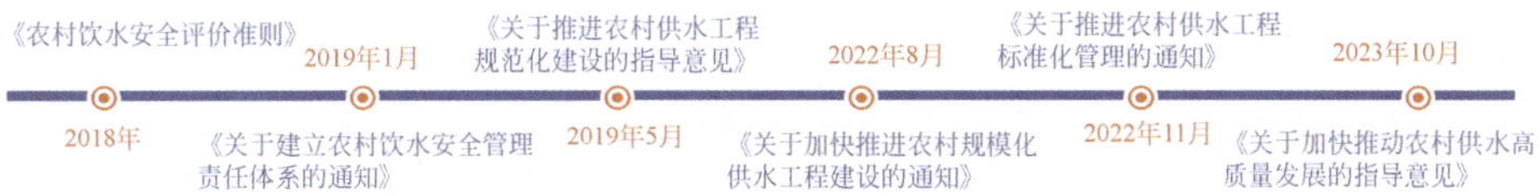

图 1-5 我国农村饮水安全相关政策

"十三五"期间，水利部把农村饮水安全脱贫攻坚作为水利扶贫的头号民生工程，会同国家发展改革委、财政部等部门贯彻中央有关决策部署，先后印发 20 多份水利扶贫的文件，把农村饮水工作做实。2018 年，水利部组织中国水利水电科学研究院等单位编制《农村饮水安全评价准则》，按照标准进行大规模排查摸底，精准识别有饮水安全问题的贫困人口，提出针对性解决措施。

2019 年 1 月，发布《关于建立农村饮水安全管理责任体系的通知》（水农〔2019〕2 号）等文件明确，农村饮水安全实行"省负总责、市县抓落实"的工作机制；全面落实地方人民政府的主体责任、水行政主管等部门的行业监管责任、供水单位的运行管理责任等"三个责任"；农村供水工程产权所有者是工程的管护主体，应建立健全管护制度，落实管护责任，确保工程正常运行；健全完善县级农村饮水工程运行管理机构、运行管理办法和运行管理经费等"三项制度"，建立水价形成机制、强化水费收缴。

2019 年 5 月，发布《关于推进农村供水工程规范化建设的指导意见》（水农〔2019〕150 号），提出从水源保护和取水工程建设、净化消毒设施设备配套、输配水管网敷设、安全防护措施、计量和监控措施等方面，进一步规范农村供水工程建设，提高工程建设质量，确保建一处、成一处、发挥效益一处。

2022 年 8 月，水利部等四部门发布《关于加快推进农村规模化供水工程建设的通知》（办农水〔2022〕247 号）要求通过优化区域工程布局，不断推进水源工程建设，加快建设农村规模化供水工程，提升农村供水保障水平，实现农村供水高质量发展。

2022 年 11 月，水利部发布《关于推进农村供水工程标准化管理的通知》（办农水〔2022〕307 号），提出按照中国式现代化的要求，以设施良好、管理规范、供水达标、水价合理、运行可靠为着力点，提升农村供水专业化信息化管理水平，完善农村供水标准化管理体系，保障工程安全、稳定、长效运行。

2023年10月,为了加快提升农村供水保障能力和水平,推动农村供水高质量发展,印发《关于加快推动农村供水高质量发展的指导意见》,督促各地编制农村供水高质量发展规划,优先推进城乡供水一体化、集中供水规模化,加强小型供水工程规范化建设和改造,健全完善运行管理体制机制,强化农村供水工程标准化、规范化专业化管理,推动农村供水高质量发展。

1.3.3 科技创新,支撑发展

2006年,水利部发布了《关于加强水利科技创新的若干意见》。水利科技项目在保持原有水利创新计划、引进计划和推广计划的基础上,增设"公益性行业科研专项经费",主要用于支持开展行业应急性、培育性、基础性科研工作及重要行业标准研究等。农村供水科技项目开始进入国家及部级科技研发的重点领域,得以在国家及部级科技计划中立项,开展专门研究[7]。

"十一五"期间,科技研发以国家科技支撑计划项目为主。经水利部推荐,科技部批准立项"农村安全供水集成技术研究与示范"项目,在水源开发与保护、饮用水净化消毒、工程管理与信息化、农村污水处理等方面开展专题研究,部分地方从解决农村饮水安全现实科技问题需求着手立项研究。主要形成了贫水区地下水勘查技术模式、高氟水处理新技术与成套装置、微污染水净化成套技术及装置、农村安全供水消毒成套技术与设备、农村供水水质检测成套技术及设备、农村雨水安全集蓄利用技术模式、农村供水工程设计与管理标准化、信息化集成技术等重大科技成果,实现了农村饮水安全关键技术突破与集成[7]。

"十二五"期间,科技部、水利部、财政部等部门层面更加重视农村饮水安全科技问题研究,在国家科技支撑计划、公益性行业科研专项、技术示范与推广等项目中均有立项。针对农村饮水安全工程建设与管理的技术需求,重点开展了先进实用技术及设备研发并推广应用。从省级层面来看,甘肃、辽宁、青海等省结合当地农村饮水安全技术需求,针对劣质水处理、雨水集蓄利用、防冻提水等技术研发开展立项研究。总体上,已形成适合不同区域、不同类型农村供水工程的成套安全供水技术和设备,开发和构建了"集中供水工程自动监控系统"和"农村集中供水水质风险管理系统",有力促进了农村安全供水技术水平的提升[7]。

"十三五"期间,国家科技体制及政策发生重大变化,取消国家科技支撑计划项目及公益性行业科研专项,整合为重点研发计划专项。针对西部和东部不同区域农村供水紧迫问题,开展高硬度苦咸水等特征水质净化关键技术、供排水一体化技术装备与智能监测技术系统研究,并进行典型示范。随着全国农村饮水安全工作的深入推进,相关科研项目持续开展和实施,农村供水科技研究取得丰硕成果,初步构建了从水源开发利用、水质保障到运行管理全过程农村安全饮用水技术体系,其中高氟、苦咸水处理技术装备与模式、饮用水安全消毒系列技术装备、自动化控制与信息化管理等成果在农村饮水安全工程建设和管理中得到广泛应用,部分成果被纳入相关行业和地方标准,为农村供水发展提供重要的科技支撑。

1.4　全球实现 SDG 6.1 的进展与问题

1.4.1　进展情况

2020 年,联合监测规划(JMP)发布 *Progress on Household Drinking Water, Sanitation and Hygiene 2000—2020: Five Years into the SDGs*,阐述 2000~2022 年间全球、区域及国家层面家庭饮用水、环境卫生和个人卫生(WASH)情况的最新评估结果,并深入分析可持续发展目标实施首个五年(2015~2020 年)的进展概况。2023 年,JMP 发布 *Progress on Household Drinking Water, Sanitation and Hygiene 2000—2022: Special Focus on Gender*,汇编全球在实现普遍获得安全 WASH 方面的进展数据,深刻揭示了国家间及国家内部在服务水平上的巨大不平等。截至 2022 年,过去五年共 148 个国家(和地区)提交饮用水进展(SDG 6.1)报告,涵盖 52%世界人口、64%世界经济范围和 63%世界土地面积[8]。

全球实现 SDG 6.1 的进展如下:

2022 年,全球 73 %的人口使用"得到安全管理"的饮用水服务(SDG 指标 6.1.1)。在 2000~2022 年间,全球人口实现了从 61 亿至 80 亿的显著增长，与此同时，数十亿人获得了 WASH 服务（图 1-6）。自 2000 年起，全球范围内新增 21 亿人获得了安全管理的饮用水供应，特别是自 2015 年以来，这一数字新增了 6.87 亿人。截至 2022 年，尽管仍有 22 亿人面临饮用水安全管理不足的问题，但其中三分之二（即 15 亿人）已能享受到基本服务。与 2000 年的情况相比，使用未经改善水源和地表水的人数已减少了 5.82 亿。

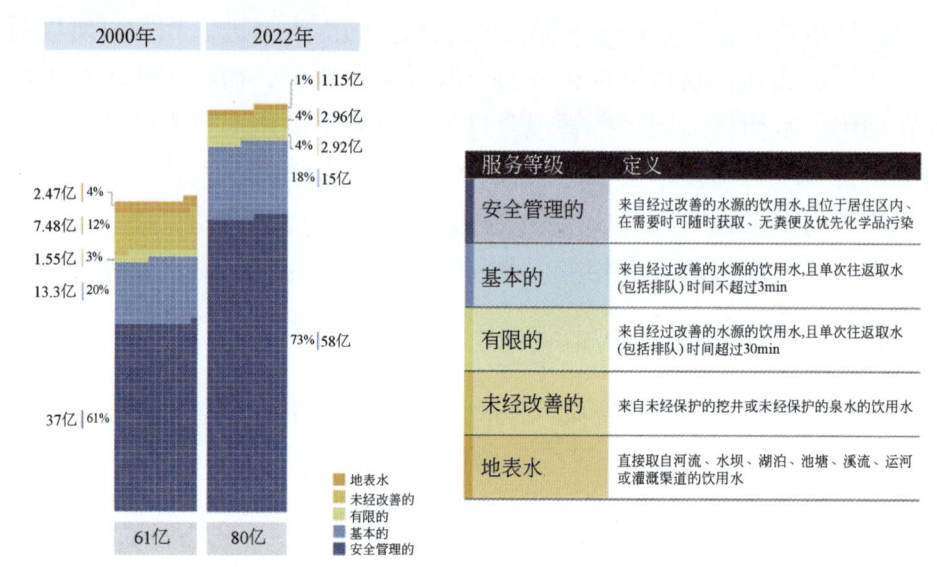

服务等级	定义
安全管理的	来自经过改善的水源的饮用水，且位于居住区内、在需要时可随时获取、无粪便及优先化学品污染
基本的	来自经过改善的水源的饮用水，且单次往返取水（包括排队）时间不超过3min
有限的	来自经过改善的水源的饮用水，且单次往返取水（包括排队）时间超过30min
未经改善的	来自未经保护的挖井或未经保护的泉水的饮用水
地表水	直接取自河流、水坝、湖泊、池塘、溪流、运河或灌溉渠道的饮用水

图 1-6　2000 年和 2022 年使用不同级别饮用水服务的全球人口[8]

每个单位代表 1000 万人

对比 2000~2022 年间全球农村、城市和总人口饮用水服务水平发现（图 1-7），在享有安全管理服务的人群中，有三分之二（即 14 亿人）居住于城市区域，但由于城市人口同期从 29 亿增加到 45 亿，城市地区缺乏最基本服务的人数略有增加，从 1.36 亿增加到 1.52 亿；农村人口在 2000~2022 年期间变化不大（从 33 亿增加到 34 亿），在此期间，7.04 亿人获得了安全管理的服务，缺乏最基本服务的人数从 10 亿下降到 5.49 亿。然而，总体上到 2022 年，农村地区仍有五分之四的人口缺乏最基本饮用水服务。

2015~2022 年期间，全球安全管理饮用水的覆盖率从 69%增加到 73%。农村覆盖率迅速增加，从 56%增加到 62%，城市覆盖率的增长速度较慢，从 80%增加到 81%（图 1-8）。值得注意的是，八大可持续发

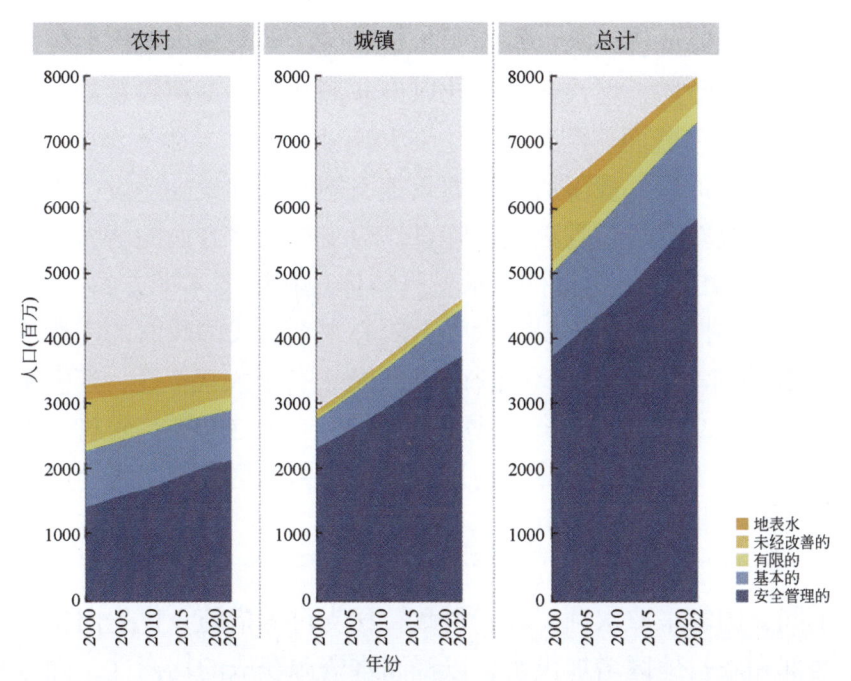

图 1-7 2000~2022 年间全球农村、城市和总人口饮用水服务水平（百万）[8]

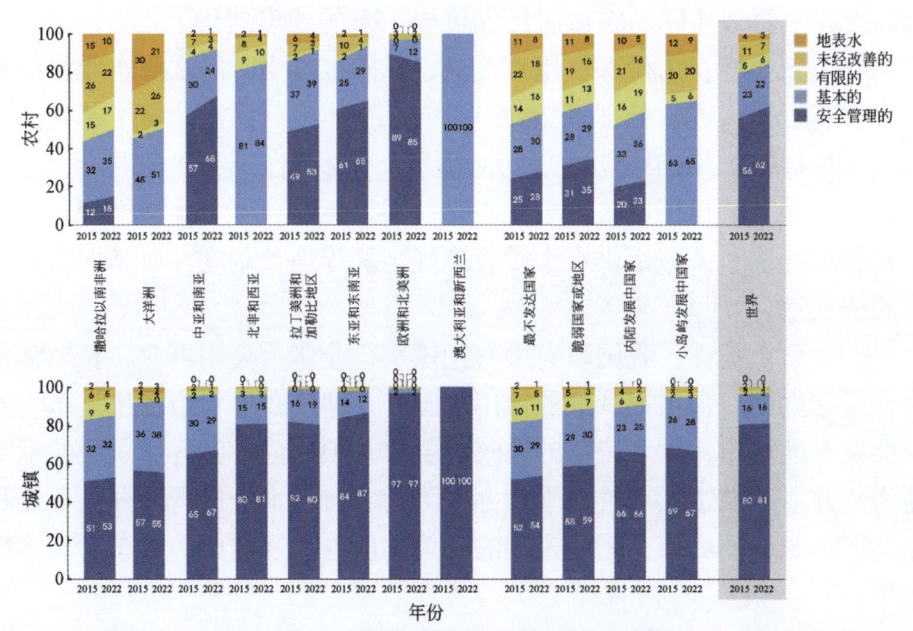

图 1-8 2015~2022 年农村和城市地区饮用水覆盖率（%）[8]

展目标区域均提供了城市安全管理饮用水的估算数据，但只有五个区域提供了农村地区的相应数据。在大多数地区，城市覆盖率仍然较高，而农村覆盖率通常增长更快。撒哈拉以南非洲和拉丁美洲以及加勒比地区的城市和农村覆盖面差距最大，中亚和南亚近年来差距逐渐缩小。

对比全球进展，我国通过规划政策引领、基础设施建设、水质监测与管理、公众教育与参与以及国际合作与支持等多方面的努力，已提前10年完成了SDG 6.1的目标要求，具体体现在以下4个方面：

（1）普遍性："让人民群众喝上放心水"是我国政府的庄严承诺。在过去20年来，公共供水（自来水）普及率有了大幅提高，其中城市自来水普及率由91%（2005年）提高到99.4%（2023年），农村自来水普及率提高到76%（2015年）。特别是老少边穷地区（与实现全国脱贫攻坚目标一致）也普及了公共供水服务。

（2）公平性：我国水资源时空分布不均、不同地区获得饮用水困难程度不同，国家采取水利工程、财政转移支付等措施，优先向相对缺水的中西部和农村地区增加供水，以提高水资源获取的均衡性，确保所有人都享有平等的权利。特别是在农村供水中，2005~2015年政府资金的85%投向中西部地区，农村居民仅负担15%的建设费用。

（3）安全性：为确保饮用水安全，我国根据当时的水源水质状况和社会经济发展水平，分别于2006年和2022年先后两次修订了《生活饮用水卫生标准》（GB 5749），水质指标不仅符合WHO的要求，还与国际发达国家的目标接轨。与此同时，国家还出台了《生活饮用水卫生监督管理办法》《城市供水水质管理规定》等规章制度，以确保饮用水水质安全达标。

（4）可负担性：我国政府一直把供水行业作为公用事业，长期坚持为普通家庭用户提供福利性的饮用水服务，即使在进行市场化改革引入社会资本的城市，供水价格的调整也要求必须充分考虑普通居民的承受能力，并受《城镇供水价格管理办法》《农村供水价格管理办法》及其相关监审制度的约束，居民家庭的水费支出占收入的比例低于世界平均水平。

1.4.2　存在问题及解决途径

在可持续发展目标期间的前五年，安全管理饮用水服务的全球覆盖率仅增加了 4%。按照目前的进展速度，到 2030 年，全球覆盖率将仅达到 81%，届时仍将有 16 亿人无法获得安全管理的服务（图 1-9、图 1-10）。如何将 SDG 6.1 承诺转化为行动，为所有人提供安全饮用水，时间紧迫、挑战巨大。目前全球实现 SDG 6.1 存在的主要问题与挑战包括以下方面：

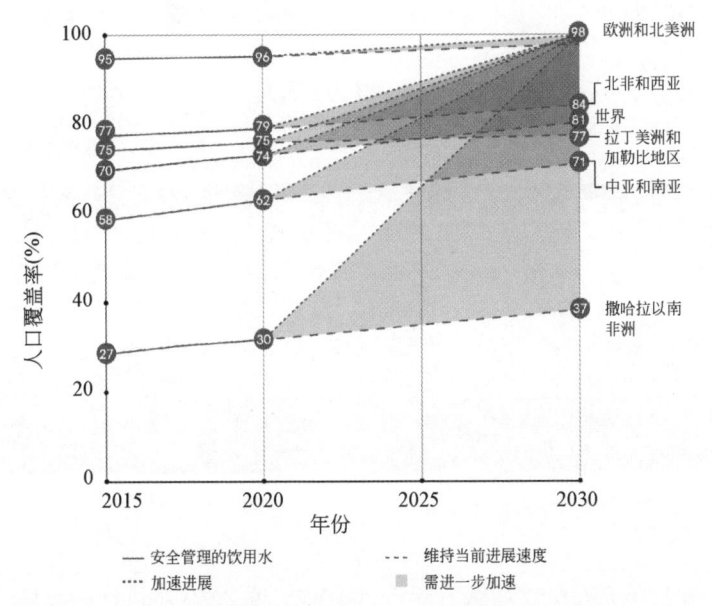

图 1-9 2015～2022 年可持续发展目标区域安全管理的饮用水服务进展情况以及到 2030 年实现全民覆盖（99%）所需的增速分析[8]

1）地域差异大

2020 年，全球近四分之三的人口用上了安全管理的饮用水。然而，仍有高达 20 亿人口未能享受到安全管理的饮用水服务，7.71 亿人没有用上基本的饮用水服务，地域差异很大。农村地区获得安全管理饮用水服务的人数远远少于城市地区。但由于人口增长，城市地区没能用上安全管理饮用水的人口实际上也在增加。

2）水资源缺乏

在全球范围内，缺水问题在许多地区日益严峻，而地区冲突与气候变化的影响更是加剧了这一挑战。2020 年，全球缺水程度总体上维持在 18.2% 这一相对安全的水平线上，但这一统计数据未能充分揭示背后存在的巨大区域差异。事实上，从 2015 年至 2020 年间，缺水比例已经上

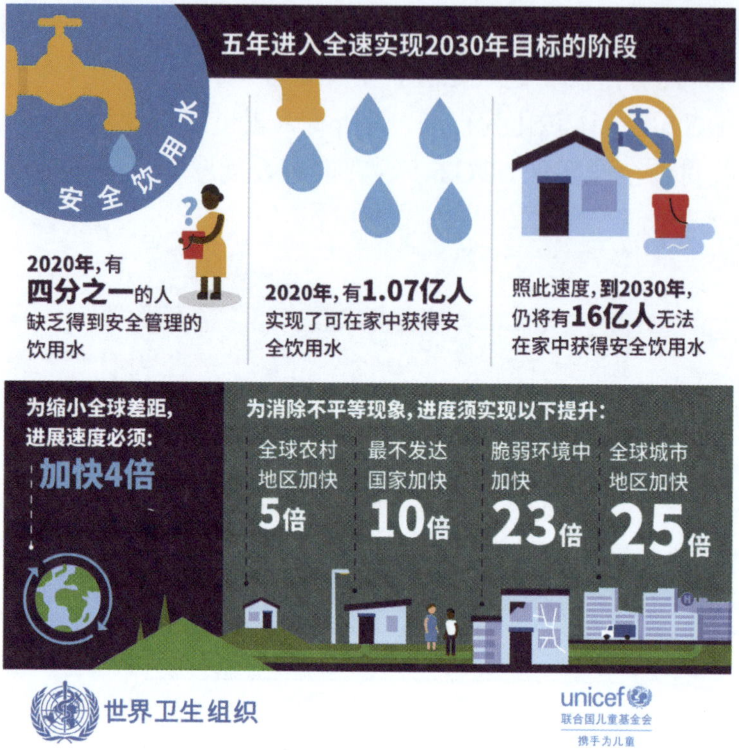

图 1-10　安全饮用水五年进入全速实现 2030 年目标的阶段[9]

升了 1.2 个百分点。具体而言，2020 年的数据显示，中亚和南亚的缺水程度为高度缺水，北非则处于危急状态。北非和西亚的情况尤其令人担忧，从 2015 年到 2020 年，该地区的缺水程度增加了 18%[10]。更令人担忧的是，目前全球每两个国家中就有一个尚未建立起有效的可持续水管理框架。

3）水污染严重

在许多国家，水污染是影响民众健康和环境的重大挑战。根据 140 个国家和地区的数据，在 2022 年家庭产生的废水中，估计有 42% 未得到适当处理[11]。这一趋势表明，在"实现到 2030 年将不安全排放比例减半"的目标方面，全球进展甚微。

4）基础设施和资金不足

很多国家，尤其是低收入国家，缺乏足够的资金和技术来建设和维护安全饮用水的基础设施，导致水资源的浪费和饮用水供应的不稳定。

根据 Strong Systems and Sound Investments: Evidence on and Key Insights into Accelerating Progress on Sanitation, Drinking-Water and Hygiene (Un-Water Global Analysis and Assessment of Sanitation and Drinking-Water GLAAS 2022 Report),只有不到 25%的国家报告有足够资金实施 WASH 计划,只有不到 30%的国家估计可获得足够资金来实现国家目标。

5)数据稀缺

目前,联合国会员国已经掌握了约三分之二的 SDG 6 全球指标的数据,相较前几年已有了显著进步。然而,不容忽视的是,在信息获取与共享方面,依然存在着巨大差距,不仅影响对全球 WASH 服务现状的全面理解,也对制定有效策略、推动 SDG 6 目标的实现构成障碍。

截至目前,SDG 6.1 的进展仍远低于实现 2030 年目标所需的速度,必须全面推进执行。2020 年,联合国水机制推出了 SDG 6 全球加速框架(GAF),作为一项统一的倡议,旨在扩大规模,迅速取得成果,实现到 2030 年确保为所有人提供并以可持续方式管理水和环境卫生的目标。五个 SDG 6 全球框架"加速器"包括融资蓝图、数据和信息蓝图、能力发展蓝图、创新蓝图、治理蓝图,为推动 SDG 6 取得进展和实施《水行动议程》提供指引。结合我国在实现 SDG 6.1 方面的实践经验,全面达成这一目标可从以下几个方面重点推进:

(1)强化政策引领与战略规划。制定科学、系统的城乡供水政策规划是实现 SDG 6.1 的基础。应将城乡供水安全纳入国家可持续发展战略,明确阶段性目标、实施路径,并通过完善法律法规和政策工具,确保规划的有效落实与持续推进。同时,建立跨部门协调机制,推动城乡供水一体化发展。

(2)创新水处理技术与设备。当前,许多国家水处理基础设施薄弱、处理效率低,难以实现人人获得安全和负担得起的饮用水需求。研发从源头到龙头全链条高效、低成本的水处理技术和智慧化监测设备,通过技术创新与设备升级,全面提升饮用水处理的效率和质量,为实现 SDG 6.1 目标提供坚实的技术支撑。

(3)优化融资机制与资金保障。据世界银行估算,要实现 SDG 具体目标 6.1 和 6.2,每年的资金成本为 1140 亿美元,不包括运行和维护、监测、机构支持、部门加强和人力资源等费用。弥补财政缺口需提高现有财政资源效率，同时增加融资的创新渠道。

（4）深化国际合作与能力建设。目前，许多发展中国家，尤其是撒哈拉以南非洲和南亚及东南亚国家，普遍面临水资源开发与管理能力不足的挑战。构建多利益相关方联盟和伙伴关系，全面推动技术、资金和知识经验的交流与合作，有助于实现目标。联合国系统应发挥核心作用，依托其主要机构、联合国实体及联合国水机制，积极促进和支持政府间合作，为实现 SDG 6.1 提供有力保障。

参 考 文 献

[1] 联合国. 千年发展目标报告 [R]. https://www.undp.org/zh/china/publications/2015nianqiannianfazhanmubiaobaogao.2015.

[2] 联合国水机制. 可持续发展目标 6 综合监测指南-具体目标和全球指标[R]. https:// munimpact.org/wp-content/uploads/2021/02/ZH_G2_SDG-6-targets-and-indicators_Version-2017- 07-14.pdf. 2017.

[3] 国家发展改革委，水利部，卫生部. 全国农村饮水安全工程"十一五"规划 [R]. https://www.ndrc.gov.cn/fggz/fzzlgh/gjjzxgh/200804/P020191104623807231247.pdf. 2006.

[4] 国家发展改革委，水利部，卫生部，环境保护部. 全国农村饮水安全工程"十二五"规划[R]. https://www.ndrc.gov.cn/xxgk/zcfb/ghwb/201402/P020190905497697638020.pdf. 2012.

[5] 水利部，国家发展改革委，财政部，国家卫生计生委,环境保护部，住房城乡建设部. 水利部等关于印发《农村饮水安全巩固提升工作考核办法》的通知[R]. http://www.jsgg.com.cn/Files/Picture Document/20171119165749876460710790.pdf. 2017.

[6] 田学斌. 让亿万农村居民喝上放心水[J]. 中国水利,2022,3:1-4.

[7] 《中国农村供水发展历程》编委会. 中国农村供水发展历程[M]. 北京: 中国水利水电出版社, 2023.

[8] WHO/UNICEF Joint Monitoring Programme Team. Progress On Household Drinking Water, Sanitation And Hygiene 2000-2020: Five Years into the SDGs[R]. https://www.unwater.org/publications/who/unicef-joint-monitoring-program-update-report-2023. 2020.

[9] 世界卫生组织. 安全饮用水五年进入全速实现 2030 年目标的阶段[R]. [2025-3-10]. https://www.who.int/zh/multi-media/details/5-years-into-the-race-to-the-2030-targets-safe-drinking-water.

[10] 联合国. 可持续发展目标 6:22 亿人缺乏安全管理的饮用水服务[R]. https://news.un.org/zh/story/2023/07/1119647.2023.

[11] 联合国. 提速的蓝图: 联合国变革我们的世界: 2030 年可持续发展议程执行摘要[R]. https://www.unwater.org/sites/default/files/2023-07/sdg6_synthesisreport2023_executivesummary_chinese.pdf. 2023.

第 2 章
我国饮用水安全保障科技布局与技术进步

饮用水安全保障是饮用水科技项目布局的核心目标,通过优化水处理技术和设备,有效去除水中的有害物质,保障人体健康。我国在饮用水科技项目的布局与实施,整体上完善了我国饮用水处理技术、监测与管理体系,全方位改进从源头到龙头、从集中到分散、从检测到监管相关的技术和设备,并大幅提升了饮用水处理效率和质量,对推动饮用水行业的创新和发展乃至保障民生具有重要意义。

2.1 改革开放以来我国饮用水科技总体布局

2.1.1 国际进展

经济社会的快速发展及人口不断增长,导致环境污染日益严峻,水源污染、水质恶化及淡水短缺成为全球性问题。2018年,达沃斯世界经济论坛发布的《全球风险报告》显示,水危机在全球风险影响程度上已经超越网络攻击、传染病等,被列为世界第五大最具影响力的风险问题,成为影响人体健康、可持续发展甚至社会稳定的重要因素。

在此背景下,联合国将水治理、水安全上升到全球层面,并在2015年将水污染防治纳入《2030年可持续发展议程》,增加"获得安全饮用水"的普适性要求(SDG 6),保护水资源、呵护水生态已经成为全球共识。饮用水安全保障始终是全球关注的核心议题,其科技发展脉络在国际水协(IWA)年度会议主题中得到充分印证。作为行业风向标,历届会议聚焦水处理技术创新、可持续水系统构建、水务数字化转型、智慧水资源管理等关键领域,深刻影响着全球饮用水科技的发展轨迹。

目前,全球饮用水科技创新领域的研究热点主要包括:新污染物识别与控制、饮用水综合健康风险评估、融合前沿科技的水质净化工艺、智慧化供水系统以及基于自然的水资源解决方案等。全球饮用水科技正朝着绿色低耗和智能高效的方向不断发展，推动着供水行业的巨大变革。

与此同时，国际饮用水科技正经历着由"效率优先"向"风险防控"、"单一技术"向"系统集成"、"人工干预"向"自然协同"的战略转型。这种变革不仅驱动着供水行业的转型升级，更在重塑全球水安全治理的新范式，为应对气候变化背景下的水资源挑战提供创新解决方案。未来发展趋势将更加突出多尺度协同创新，在分子级污染物识别、城市级智慧水务、流域级生态修复等不同维度形成技术突破。

2.1.2 国内需求

截至 2020 年，我国实现了全面建成小康社会的历史性跨越，系统推进"五位一体"总体布局取得重大阶段性成果，开启了全面建设社会主义现代化国家的新纪元。饮用水安全保障工作处于重要战略机遇期，发展环境错综复杂，机遇和挑战都有新的变化。

从国家战略和公众需求层面，国家高质量发展和人民日益增长的美好生活需要都对饮用水提出了更高要求，需要更稳定、更安全、更优质的饮用水保障。从全球气候变化角度，我国水资源、水环境、水生态和水安全面临的不确定因素进一步增加，对饮用水安全保障工作造成了复杂且多层次影响，构建韧性可靠的供水系统需求十分迫切。在科技发展上，全球新一轮科技革命和产业变革持续深入，新技术应用为饮用水安全保障不断注入活力，对我国饮用水安全保障科技水平和创新能力升级的要求日益强烈。此外，新冠疫情、经济全球化逆流等动荡变革，也为饮用水安全保障工作敲响警钟。

在生态文明建设与数字中国战略双重驱动下，我国供水行业正经历着从"合格水"向"品质水"的范式跃迁。面对人民日益增长的美好生活需求，供水系统现代化转型呈现多维突破态势，国内多个城市在面向 2035 年的规划中明确提出，饮用水整体水质要达到或优于发达国家城市。伴随全球饮用水安全保障技术的深刻变革。我国呈现多学科交叉融合催生技术创新突破态势，绿色低碳、数字智能、精准管控等发展方向日益明晰。我国上海、深圳、北京等特大城市通过构建智慧水务平台、试点高品质水全覆盖等举措，推动供水系统向更高可靠性的韧性体系升级。未来，提高供水行业科技创新能力，促进行业技术进步，真正实现"让百姓喝上放心水"，依然是行业的艰巨任务和持续动力。

2.1.3 总体布局

我国拥有世界上最复杂的水源水质和最庞大的供水系统，让人人喝上"放心水"是一项极具挑战的任务。为此，国家始终高度重视，从"预警—水源—水质—龙头"的供水全流程、全方位开展科技布局，为系统解决从源头到龙头、从监测到管控的重大技术难题提供全方位支撑，持续保障饮水安全。我国关于饮用水科技重点专项布局，涵盖水质风险识别与预警、水源修复与水质提升、水质净化新技术新工艺、管网水质与水量保持及水质检测/监测与安全管理等领域，涉及国家重点基础研究发展计划（"973"计划）、国家高技术研究发展计划（"863"计划）、国家自然科学基金、国家科技重大专项（水专项）、国家重点研发计划等重点科技项目（表2-1）。

表2-1 我国饮用水科技重大项目布局

序号	项目名称	项目属性	执行期（年）
水质风险识别与预警研究			
1	水质风险控制工程学	国家自然科学基金基础科学中心项目	2024~2028
2	长江黄河饮用水源风险优控污染物清单与风险源分布热点图	国家重点研发计划	2021~2024
3	长江黄河流域饮用水病原微生物数据库构建及风险管控技术	国家重点研发计划	2023~2025
4	饮用水水质自动监测预警设备及致毒物甄别新技术		2023~2027
水源修复与水质提升技术			
5	京津渤区域复合污染过程、生态毒理效应及控制修复原理	国家重点基础研究发展计划（"973"计划）	2007~2012

续表

序号	项目名称	项目属性	执行期（年）
6	饮用水质复合污染过程与调控原理	国家自然科学基金重大项目	2013~2017
7	微污染水源近自然修复与水质原位调控研究及示范	国家重点研发计划	2022~2025
8	重点流域水源污染特征及饮用水安全保障策略研究	国家科技重大专项（水专项）	2014~2016
水质净化新技术新工艺			
9	饮用水深度净化与地下水污染控制技术及示范	国家高技术研究发展计划（"863"计划）	2012~2014
10	环境微界面过程与污染控制研究（连续3期）	国家自然科学基金创新研究群体项目	2007~2015
11	饮用水净化的膜组合工艺优化调控原理	国家自然科学基金重点基金	2012~2016
12	化学-物理过程耦合的水处理微场构造原理与作用机制		2018~2022
13	新型多功能混凝剂及其微污染有机物强化絮凝原理		2014~2018
14	基于河岸过滤的饮用水无药剂净化新技术原理	国家自然科学基金国际（地区）合作交流项目	2019~2023
15	东部河网地区农村供排水一体化技术及应用	国家重点研发计划	2016~2020
16	村镇饮用水水质提升关键技术研究与装备开发		2019~2022
17	饮用水新污染物风险控制关键技术研究与应用示范		2022~2026
18	新国标下饮用水典型有害无机物控制与深度净化技术		2023~2026

续表

序号	项目名称	项目属性	执行期（年）
管网水质与水量保持技术			
19	高品质饮用水质量控制与检测关键技术及标准研究	国家重点研发计划	
20	城镇供水管网漏损监测与控制技术应用		
21	供水管网水质关键风险因子识别及厂网协同控制技术		2023~2027
22	供水管网智能调控关键技术与装备系统		2022~2026
23	高龄服役管线输配安全劣化机制及系统调控技术与装备		2023~2027
水质检测/监测与安全管理			
24	饮用水水质监控预警及应急技术研究与示范	国家科技重大专项（水专项）	2008~2012
25	突发性水污染事件应急处理预案		2009~2011
26	饮用水供水安全保障管理技术体系研究与示范项目		
27	给水系统稳定运行关键技术研究与示范		2011~2015
28	饮用水安全保障技术体系综合集成与实施战略		2017~2020

2.2 主要科技计划的成果与贡献

2.2.1 主要科技计划的重要成果

1. 水质风险识别与监测预警

水质风险识别与预警是保障水质安全的前提。大型、精密的在线水质监测预警设备是关键。此前我国对相关设备严重依赖进口，成为我国供水行业的一大痛点。在国家自然科学基金、国家重点研发计划等科技项目的持续资助下，我国饮用水水质监测及预警等相关科技计划取得以下主要成果：

（1）突破快速气相色谱和三维离子阱质谱技术，成功研制具有自主知识产权的便携式气相色谱-质谱联用仪，能快速响应现场不同环境中多组分有机物检测的需求。该设备可实现气态、液态和固态样品的分析，其灵敏度、准确度等关键性能指标均达到国际先进水平，价格较国外同类产品降低30%以上。

（2）研制全固态高功率射频电源、四极杆质量分析器等核心模块，攻克高效率碰撞反应池等关键技术，开发出电感耦合等离子体质谱仪器，完成仪器车载模式的工程设计与专项技术改进，产品在环境、水质监测部门得到广泛应用，技术指标接近国外同类产品，运行成本显著降低，具有显著竞争优势。

（3）通过模块化集成饮用水检测/监测关键设备并装载辅助公共工程系统、控制系统和信息采集通信系统等，开发水质移动监测站，可以进行水样自动采样、自动预处理、自动分析和处理数据等，同时具备远程信息通信和监控调度等功能，可高效开展饮用水水质区域性的移动检测/监测，快速应对水质突发应急事件，为全流程监管饮用水水质提供技术支撑。

（4）基于生物传感的毒性监测技术，应用先进的双通道取样监测平台，依据ISO 11348标准方法，研发生物毒性监测仪，实现无人值守情况下水体中综合毒性的自动监测，监测结果可靠、准确，对于应对突发性水质污染事件具有重要意义。该仪器产品性能已达到国外同类产品水平，价格大幅降低。

（5）成功研发颗粒计数仪（包括在线与台式两种），采用硬件电路实现8通道设计，有效提高了测试响应速度，颗粒计数仪的敏感度规划为1 μm，测量范围为1.5～400 μm，产品获得"国家重点新产品"证书，性能达到国外同类产品水平，同时价格显著降低。

上述技术和设备系统，已应用于上海金泽水库等大型水源避污取水及突发污染应对（图2-1）；3万多台套业务化已应用于南水北调中线工程等3000多个水质在线监测站。项目同时主持/参编《城镇供水水质在线监测技术标准》等标准规范10项，相关成果分别获得环境保护科学技术奖一等奖（2021年）、浙江省科学技术进步奖一等奖（2015年）、中国仪器仪表学会科学技术进步奖一等奖（2021年）等。

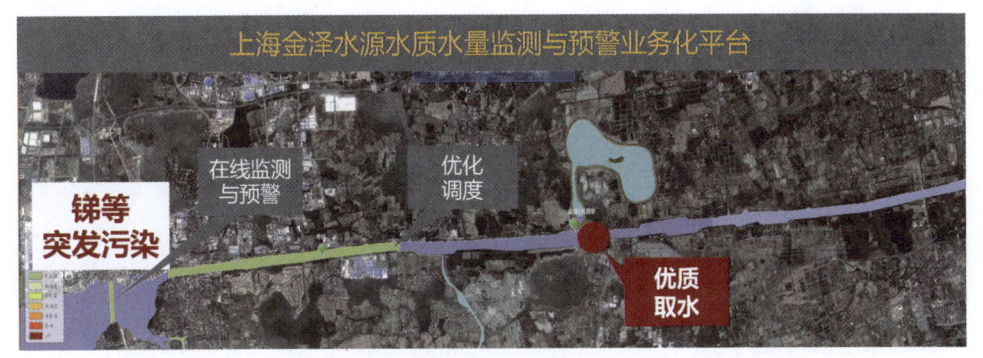

图 2-1　上海金泽水源水质水量监测与预警业务化平台

2. 水源近自然修复与水质调控

水源污染是我国饮用水安全保障的首要问题和难点。通常采用传统人工湿地等技术进行水源修复和水质改善，但实效有限。为此，依托国家重点研发计划、国家"水体污染控制与治理"科技重大专项等饮用水科技项目，我国已在水源地"活区"净水、调光抑藻、优质调度等关键技术领域取得突破，创建水源近自然修复及水质调控技术系统，解决水源微污染、产嗅藻滋生、咸潮入侵与突发污染等重大水源水质问题，其创新性主要体现在：

（1）发现水源地存在基质、植物根孔和微生物共同作用下的净水"活区"，通过人造根孔与生物铁锰强化、多塘-湿地等复合式构造将原理工程化，建设天津泰达、嘉兴石臼漾等微污染水源近自然修复先导性工程（图 2-2），建成浙江省北部生态化水源湿地群，日处理水量为 313 万 m^3。

（2）发现湖库水源中丝状产嗅藻由于受光面积大、易在中等水下光强的浅水区底部生长，结合水源水文学特征及产嗅藻类型提出调光抑藻工程化方案，建设上海青草沙（500 万 m^3/d）等大型水源原位控嗅工程示范。

（3）针对咸潮入侵和锑等突发性污染问题，开发启发式与梯度算法耦合的调度决策模型，创建跨区域、跨部门水质监测预警及上下游联动调水的多级网络，保障上海市超大水源（880 万 m^3/d）的优质取水。

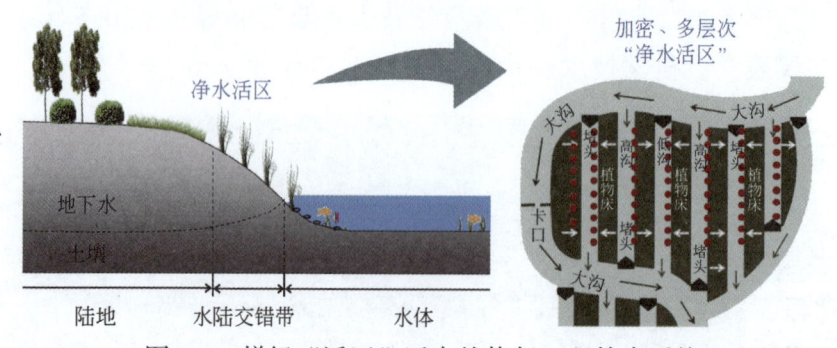

图 2-2　梯级"活区"近自然修复工程技术系统

上述项目还牵头编制了《水源净化湿地系统技术指南（试行）》等 2 项指南，获中国水协科学技术奖特等奖（2022 年）、联合国人居署迪拜国际改善居住环境最佳范例奖（2012 年）和中国人居环境范例奖（2017 年）等。

3. 水质净化技术工艺创新

净水厂是保障供水安全的中枢。此前我国普遍采用的常规水处理工艺以浊度和细菌去除为主，无法应对原水有机复合污染、嗅味及净水过程产生的有害副产物和耐氯生物等水质难题。为此，依托国家高技术研究发展计划（"863"计划）、国家重点研发计划等项目支持，相关科研项目在净水工艺创新领域取得以下成果：

（1）研制纳米铁铝及复合净水剂和富微孔、高石墨化除嗅活性炭等新材料。

（2）创建了基于氧碳比调控、物质形态匹配及 pH 精准控制的强化常规净水新工艺，余铝可降低 20%～50%。

（3）采用臭氧-活性炭深度处理是去除水中微量有害污染物、微生物的有效手段，但溴酸盐生成和生物泄漏成为其推广应用的技术瓶颈。为此，研发构建溴酸盐化学还原、微型动物定点消杀及多级拦截技术，突破上述技术瓶颈，已应用于上海 18 座水厂的深度处理。

（4）针对跨区域调水的耐氯生物风险和微污染控制需求，开发万吨/日级高充填度超滤膜堆及浸没式超滤膜集成装备，创建以膜滤与强化常规及深度处理技术组合的净水新工艺，已应用于以南水北调为水源、日处理规模 50 万 m³ 的北京市郭公庄水厂以及其他 20 项净水工程。

（5）针对劣质水源，攻克饮用水砷、氟去除世界难题，突破劣质水源净化系列关键技术，创建适应农村水源特征的安全供水技术系统。依托国家高技术研究发展计划（"863"计划）等项目，发明一步法氧化-吸附除砷方法，攻克传统两步法除砷存在的流程长等技术难题（图 2-3）；针对除氟，创建吸附、凝聚、膜滤等系列工艺，为农村饮用水除砷除氟提供最佳实用技术。

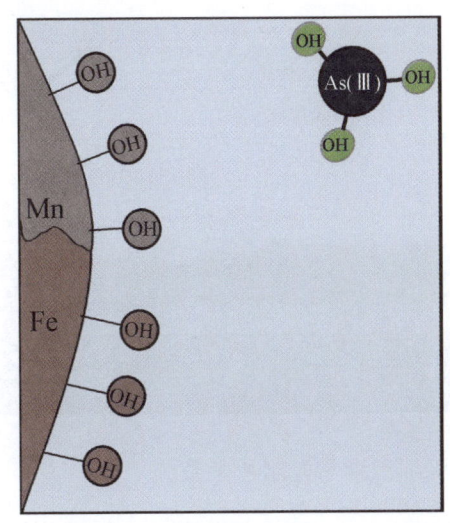

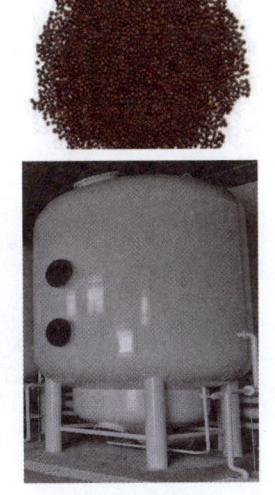

图 2-3 "氧化-吸附"一步法除砷原理、药剂和设备

上述科研计划的产出还包括主持/参编《饮用水嗅味控制与管理技术指南》等标准规范 7 项；成果已在 318 个净水水厂得到应用，总规模超过 3800 万 m³/d，产品推广至东南亚等地 10 多个国家。

4. 管网水质与漏损控制

供水管网是稳定水质并保证水质达标的关键。但供水管网中复杂的化学和生物反应，是导致管材腐蚀、水质下降和用户龙头水不达标的关键因素。依托国家重点研发计划等项目，国内相关科研力量以管材提质和管网优化为核心，研制出高强度耐腐蚀新型管材和抗偏转管道连接新技术，实现供水管网韧性增强；揭示管垢失稳主导的铁致"黄水"及 Mn(Ⅱ)催化氧化主导的锰致"黄水"成因，开发出基于"黄水"敏感区识别的厂-网水质协同调控技术系统,支撑北京市南水北调水源供给。针对管网漏损控制,创建管网健康诊断与漏损评估方法,开发高精度智能水表及漏点精准识别、定位设备,定位精度达 1.5 m(图 2-4);创新非开挖管网修复方法,实现漏损快速处置。管网漏损识别控制技术已在北京应用,管网漏损率已由 2011 年的 14.2%降至 2023 年的 8.4%。创建节能型叠压二次供水设备和智慧管控平台,创新管网末端水龄调控方法,打通供水"最后一公里"技术堵点,支撑龙头水达标。

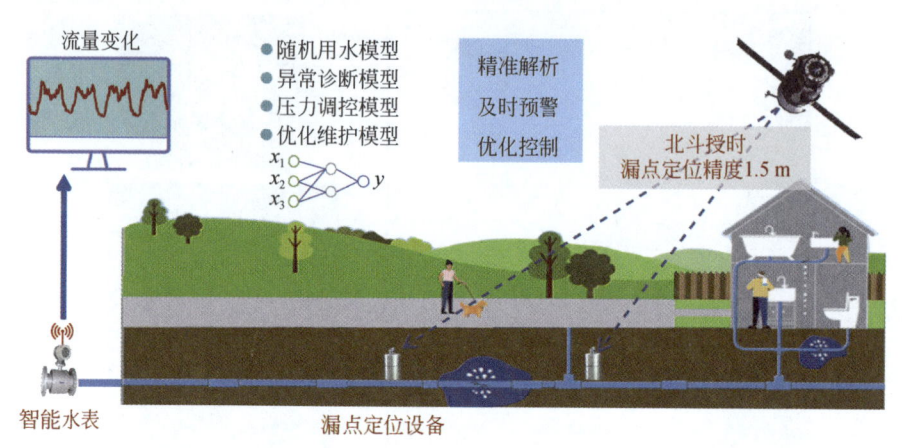

图 2-4　管网漏损识别与控制技术系统

上述项目还主持/参编《城镇供水设施建设与改造技术指南》等标准规范 6 项,供水管网漏损控制在管网健康评估、分区管理、漏损识别预警等方面的成果获得国际水协东亚区项目创新奖(2014 年)、华夏建设科学技术奖一等奖(2021 年)等。

2.2.2　科技成果对我国饮用水安全保障的贡献

依托我国饮用水科技专项布局,经过持续"产—学—研—用"联合攻关,我国已攻克饮用水安全保障的系统性重大难题,产生水质预警、水源修复、水质净化及管网水量保持等一大批重要科技成果,创建了从源头到龙头、从城市到农村、从监测到管控的饮用水安全保障技术体系,取得理论、技术和工程应用全链条重大创新成果,显著促进饮用水标准体系建设,推动我国水科技进步和产业创新发展,支撑城乡居民喝上"放心水"。同时，形成一支高水平的"产—学—研—用"创新团队，为我国饮用水安全保障事业储备大量专业技术人才。由中国科学院生态环境研究中心曲久辉院士领衔的"饮用水安全保障技术体系创建与应用"成果获2023年度国家科学技术进步奖一等奖。

1. 水质监测预警设备及平台

开发水质监测预警关键技术与设备，创建水质督察和风险评估技术系统，打造供水全场景数字化运管与服务模式。重点解决我国水质监测设备严重依赖进口、缺乏供水全过程业务化监管措施的痛点和短板问题，自主创制水质在线监测预警-移动应急-实验室自动化检测全场景系列装备，实现设备从依赖进口到出口的跨越式转变。相关产品已应急支持40多起饮用水源地污染事件，并已在柬埔寨、巴基斯坦、土耳其等"一带一路"共建国家及俄罗斯、韩国等国家实现批量应用，实现高端水质监测设备的全链条自主可控，有力带动国内高端水质监测仪器产业发展（图2-5）。

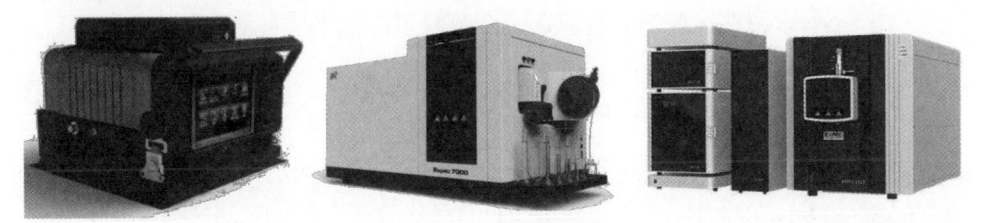

图2-5　车载式气相色谱-质谱联用仪、电感耦合等离子体质谱仪和液相色谱-质谱联用仪

依托水质监测与预警平台（图2-6），我国已构建了覆盖全国所有设市城市和县城4500个公共供水厂的水质督察与信息管理平台；创建数字孪生水厂和全场景数字化运管系统，应用于88座水厂，取得节能、节水、节支等多重效益；在线水质监测技术应用于南水北调中线工程等3000多个站点，支撑20多起突发水源污染事件应急，以及2008年夏季奥运会、2022年冬季奥运会、全国两会等重大活动。在风险评估方面，支撑识别高氯酸盐等新污染物，纳入新修订的《生活饮用水卫生标准》（GB 5749—2022），化解重点流域饮水健康风险。

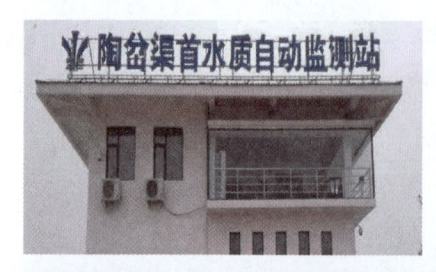

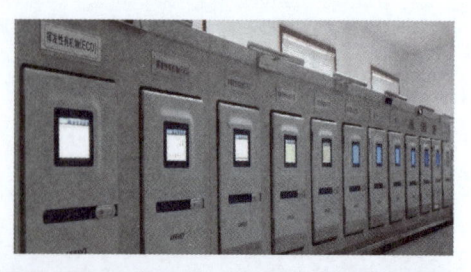

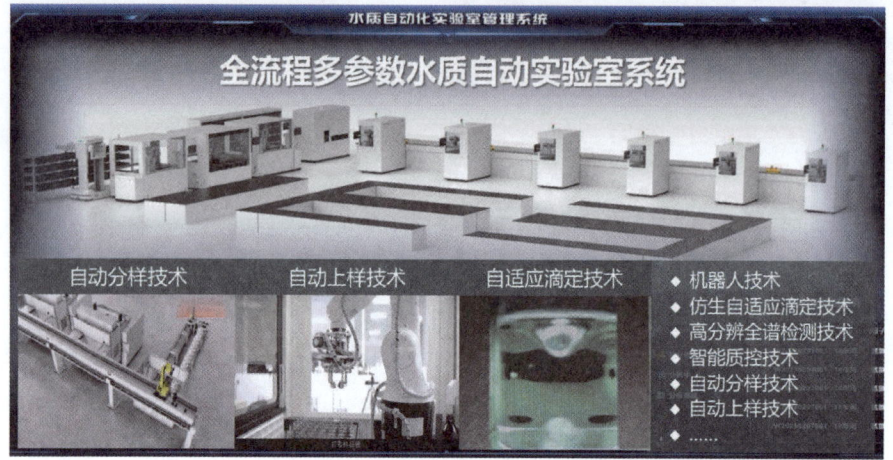

图2-6　水源在线监测装备应用及全流程多参数水质自动实验室系统

2. 水源嗅味识别与原位调控

水体嗅味往往原因不明，难以精准控制，是我国居民饮用水投诉率最高的水质指标。在饮用水相关科技项目的支撑下，我国逐步建立起饮用水嗅味感官评价标准方法以及致嗅物高通量识别技术，历时十年开展全国水质调查，发现重点城市80%的地表水源存在嗅味，以腥臭味和土霉味为主，其中硫醚是腥臭味主要致嗅物，2-甲基异莰醇（MIB）是土霉味主因。

针对水厂应对MIB往往存在滞后问题，相关项目提出原位控制产嗅藻实现嗅味源头削减的新思路。相关研究颠覆了产嗅藻生长主要由营养盐驱动的传统认识，在此基础上发明原位调光抑藻控嗅技术，结合水库水文学特征及产嗅藻类型提出工程化策略。调光抑藻控嗅技术被国际同行评价为"经济、简洁、无害"，将嗅味控制从水厂延伸至水源，改变此前被动应对的局面。目前已应用于19项水源控藻降嗅工程（共670万 m^3/d）；研制硫醚类基准值及嗅味感官评价法被国标采纳，编制《饮用水嗅味控制与管理技术指南》为供水行业提供指引，为上海、北京等地嗅味控制难题提供系统性解决方案，培训技术骨干 1400 余人。

3. 毒害污染物处理工艺技术突破

毒害污染物强化去除是饮用水安全保障的根本，因此阐明吸附除污作用机制并研发高性能吸附材料至关重要。依托国家自然科学基金等支持，相关科研项目揭示了铝水解聚合过程中混凝剂优势形态（Al_{13}）生成与转化的动力学机制，建立精准加碱微界面调控方法，创建高稳定纳米 Al_{13} 混凝剂生产工艺；发现了天然有机质中氧碳比高、电负性强的分子是三卤甲烷等致癌消毒副产物的主要前驱物，建立基于高正电荷 Al_{13} 混凝剂选择性去除消毒副产物前驱物的强化混凝技术；开发用于土霉味物质去除的适配孔容活性炭吸附技术和高亲水性硫醚类物质去除的选择性氧化技术，构建针对不同类型嗅味的系统化解决方案。

针对砷氟等劣质水源，阐明铁-锰微界面形成及其氧化-吸附协同除砷机制，阐明氟铝配位形态作用关系与羟基交换机制，创建铁锰复合氧化物氧化-吸附一步法除砷、羟基铝"络合-吸附"除氟等关键技术和成套装备，突破欠发达地区砷氟污染控制的世界性难题；开发新型药剂结晶-软化与流化床诱导结晶新技术，实现硬度低成本去除；开发前置主动成垢防污堵的低压反渗透脱盐技术、MnO_x 自循环快速启动除铁除锰技术等，形成面向村镇劣质地下水源处理的系统化方案（图 2-7）。

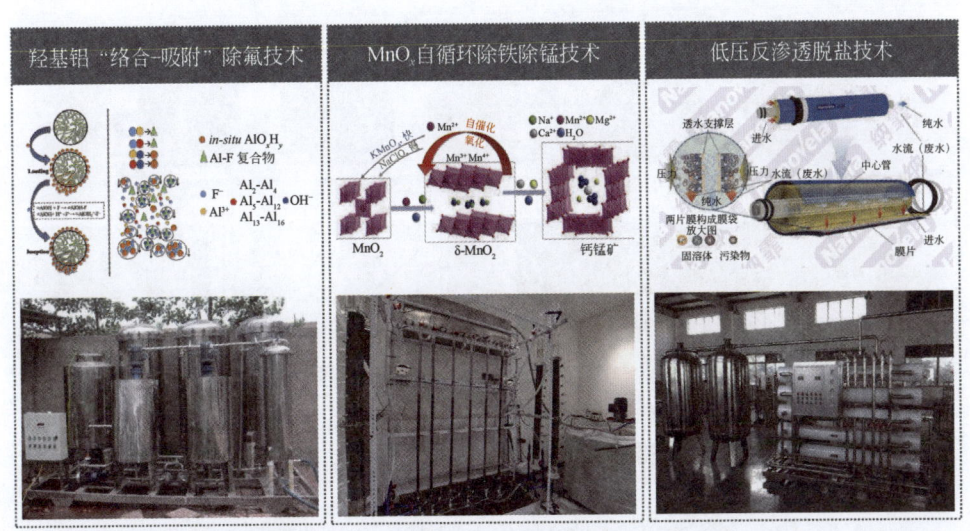

图 2-7 系列除氟、除铁锰及低压反渗透脱盐技术和设备

应用上述技术成果，在天津、山东等地建成 7 座纳米 Al_{13} 混凝剂生产厂（年产＞60 万吨），产品用于北京等地 36 个供水企业（792 万 m^3/d）；嗅味、消毒副产物控制技术应用于上海等地 10 项净水工程（351 万 m^3/d）；劣质地下水处理技术在内蒙古等 7 省区及"一带一路"共建国家的 67 项工程中应用（45 余万 m^3/d），助力村民告别饮水砷、氟、咸不达标历史；为全国 1.92 亿人饮水安全提供了技术支撑。

4. 管网水质保持与漏损管控体系构建

通过深度融合互联网+技术，将供水系统运管经验与智能物联感知、机器学习算法、5G 等 AI 技术深度融合，相关科研计划构建了以"漏损监控—报警—处置"为核心的数字供水管网、以二次供水低耗运行为核心的二供泵房数字化监管平台、以危害分析及关键控制点（HACCP）管理为核心的供水全流程智能监控预警网，建造了从源头到龙头供水全流程数字化运管系统，有效提升我国城市供水管网漏损控制水平。以深圳为例，深圳水务智能供水系统覆盖全市 88 座水厂（980 万 m^3/d），厂站运营效率提高 20%，管网漏损率从 10.1%下降至 7.9%，2021～2023 年共计减少漏损水量 5677 万 m^3（图 2-8）。同时，项目主持/参编《城镇供水水质数据采集网络工程设计要求》等标准规范 7 项，有效服务国家"双碳"战略。

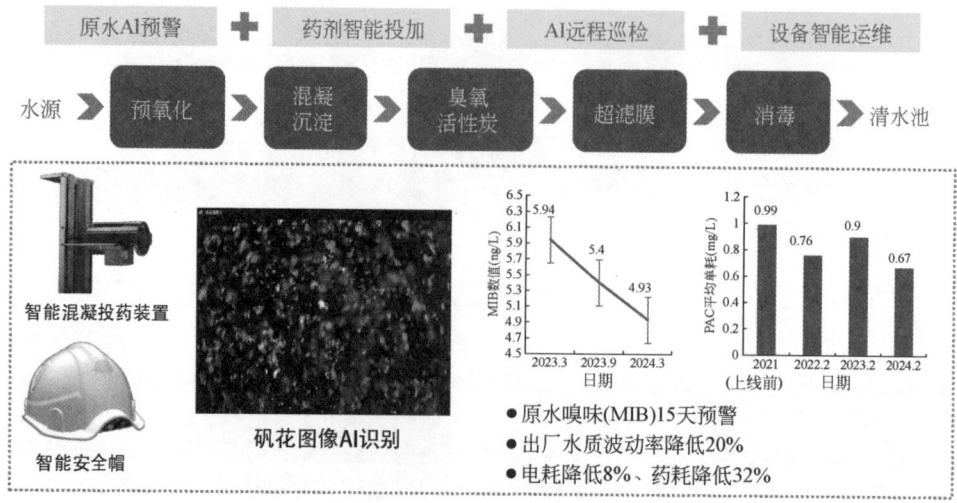

图 2-8　深圳智慧化水厂体系及应用效果

2.3 饮用水安全保障关键技术进展

2.3.1 饮用水水源保护与修复

1. 地表饮用水源防护与治理策略

国家高度重视饮用水水源污染防治，专门出台《饮用水水源保护区污染防治管理规定》指导水源保护[1]。首要任务是合理划分保护区，应结合水域特点和当地条件，确保水质达到规定标准。在一级保护区内，严禁任何可能污染水源的活动，确保水质符合《地表水环境质量标准》Ⅱ类标准及《生活饮用水卫生标准》的要求。二级保护区则应确保水质达到《地表水环境质量标准》Ⅲ类标准，并严格控制污染源。准保护区则作为缓冲地带，限制污染严重的建设项目，防止污染蔓延。

为有效保护水源地，生态屏障的建设至关重要。其中，水源林的建设有助于减少土壤侵蚀、降低面源污染；湿地修复作为天然净水屏障，能够吸收氮、磷等污染物，改善水质；生态护岸技术能减少水土流失，并增强水源地的生态稳定性。

污染源控制也是水源保护工作的重要组成部分。农业面源污染是水源地污染主要来源之一，应通过推广测土配方施肥、减少化肥和农药使用、发展有机农业等措施，减少农田径流污染。畜禽养殖应在一级保护区内全面禁止，二级保护区内实施废水循环利用和生态处理。同时，应建设高效的污水处理设施，并严格控制垃圾倾倒，确保固体废弃物无害化处理。

水源保护的成效还依赖于完善的监测与预警系统。通过在线水质监测、遥感、无人机巡查和物联网技术，可以实时监控水质变化，及时发现污染并快速响应。同时，鼓励公众参与和社会监督，形成合力推动水源地保护。

对于已受污染的水源地，需要采取修复技术以恢复水质。物理修复技术包括清淤疏浚和曝气复氧，能够去除水底污染物和增加水体溶解氧，促进污染物降解。化学修复技术则主要依赖混凝沉淀和吸附技术，通过投加混凝剂如明矾、聚合氯化铝等，去除水中的悬浮物和有害物质。此外，生物修复技术也在水源地修复中发挥重要作用，水生植物通过吸收水中氮、磷等物质，降低水体富营养化程度，而微生物则能加速有机污染物的降解。除了常规修复技术，近年来也逐渐发展出基于有害藻生态位特征的近自然原位调控技术，目前在产嗅藻的防控上取得了一定进展并应用。利用产嗅藻生长在亚表层/底层、受制于水下光照、生长速率慢等特点，可利用水下光照与水力停留时间调节的水源产嗅藻防控[2]，是一种"绿色"的有害藻防控技术，具有较强的应用前景。

2. 地下饮用水源的保护与修复路径

地下水作为饮用水的重要来源，其保护与修复工作同样至关重要。《饮用水水源保护区划分技术规范》（HJ 338—2018）中将水源补给区和径流区划分为准保护区，但并未提供明确的补给区划定方法。

在已经设立准保护区的水源中，常依据流域范围、水源井开采漏斗边界、地下水隔水边界、地表水分水岭、灰岩基岩裸露区、采空塌陷坑聚集区等因素进行划定。近年来，一些地方在水源保护方面开展探索。例如，辽宁省采用经验公式法和开采井影响半径法来划定水源补给区；河南、重庆、安徽等地通过水文地质分析法进行补给区划定；黑龙江省则运用数值模拟法，通过模拟水源开采条件下的地下水流场，识别出主要的补给区，为其他地区提供可借鉴的经验。

由于地下水本身不易受到藻类等地表水污染的直接影响，污染物的原位修复是关键[3]。常见的地下水修复方法包括抽提技术、气提技术、空气吹脱技术、生物修复技术、渗透反应墙技术和原位化学修复等。其中，抽提技术通过将地下水抽出并在地面净化处理后回注地下，但无法完全清除岩层中的污染物；气提技术利用负压或正压将污染物转化为气相并抽取至地面进行处理，特别适用于挥发性有机物；空气吹脱通过压缩空气注入污染区，驱赶挥发性化合物并进行生物降解；生物修复技术则利用微生物降解污染物，通过原位强化修复和生物反应器法有效应对有机污染；渗透反应墙技术通过在污染区域设置活性材料墙体，将污染物降解或吸附，达到水质净化的效果；原位化学修复使用还原剂处理污染物，适用于铬酸盐、硝酸盐等污染物。结合上述不同技术的优点，可有效治理地下水污染，恢复水源。

2.3.2 水厂净水关键技术突破与工艺创新

经济社会的快速发展及加剧气候变化，导致全球生态环境问题逐渐突出。种类繁多的污染物及长期暴露引起的未知健康风险，致使净水工艺流程不断延长，能耗药耗量不断增加。随着实现"碳中和"目标及"零污染地球"理念成为全球共识，如何实现净水处理工艺的低碳、清洁、短程，成为供水行业迈向绿色道路进程中的重要技术需求。

1. 集中式净水工艺

1）混凝-超滤短流程净水工艺

传统的饮用水处理工艺流程为混凝—沉淀—过滤—消毒，其中过滤单元主要为砂滤池或碳滤池。与砂滤或碳滤相比，膜滤占地面积更小、运行管理更方便、水质更稳定。理论上，超滤孔径能有效截留水中细菌、病毒等微生物，因此逐渐被用来替代传统的过滤单元（混凝—沉淀—超滤—消毒）。由于与传统水处理工艺类似，该工艺也被称为常规超滤净水工艺。

而在常规超滤净水工艺中，粒径较大的絮体颗粒物优先沉淀并被去除，致使粒径较小的絮体颗粒物进入膜池。一般情况，与大粒径絮体颗粒物相比，长期运行后较小粒径絮体颗粒物在超滤膜表面形成的滤饼层相对致密，膜污染程度严重。与此同时，城市化与经济的快速发展使得城市用地日趋紧张，集成化、占地小的工艺越来越受到重视。

因此，在充分发挥超滤膜优异截留特性的基础上，进一步省去常规超滤净水工艺中的沉淀单元，即混凝预处理后出水直接进入超滤膜池（即混凝—超滤—消毒工艺），简称为短流程超滤净水工艺。由于混凝反应后絮体颗粒物粒径较大，此时超滤膜表面形成的滤饼层疏松、多孔，不仅出水水质能得以保证，膜污染程度较常规超滤净水工艺也更低。同时，吸附饱和后的絮体作为污泥也能拦截、阻碍后续污染物到达超滤膜表面，一定程度上减少了排泥量。该工艺克服了传统超滤净水工艺流程长、膜污染严重等难题，省去沉淀和砂滤单元，促使絮体参与到滤饼层形成过程，调控形成丰富的水通道结构，提升水通量并增强污染物截留，实现工艺流程缩短、絮凝剂消耗和污泥产量降低、膜水通量提升的显著成效。

目前，应用该工艺建成并运行了我国首座短流程超滤饮用水厂——南通芦泾水厂（图 2-9，2.5 万 t/d），服役时间最长的短流程超滤饮用水厂——北京 309 水厂（8 万 t/d）；并已在浙江、江苏等地饮用水处理工程中广泛应用且实现长期、稳定运行。超滤短流程膜组件产品入选国家"十二五"水专项重大科技成果、"国家火炬计划项目"、"国家鼓励发展的重大环保技术装备"等。

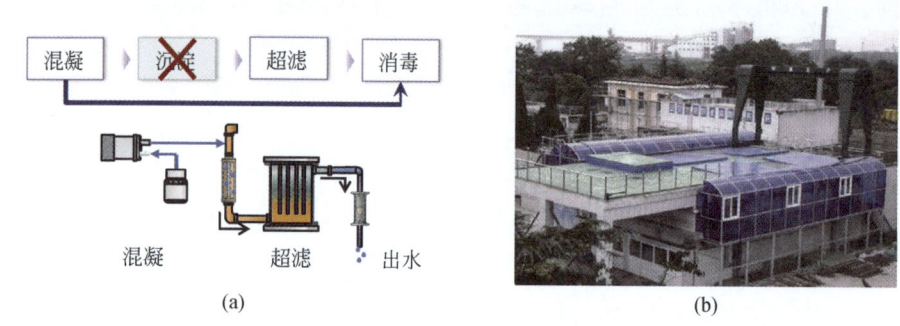

图 2-9　（a）混凝-超滤短流程净水工艺示意图；（b）南通芦泾水厂

2）重力驱动式超滤短流程净水工艺

重力驱动膜滤（gravity-driven membrane filtration，GDM）技术是一种利用静水压力作为驱动力的膜滤净水工艺，使原水流经膜组件进行过滤处理，原水中的微生物、胶体物质、有机物和无机物等被截留，膜表面形成的生物滤饼层被认为是 GDM 净水技术的核心。该工艺在长期运行中通量可保持稳定，无需采用水力反冲洗、曝气和化学清洗来控制膜污染，是一种绿色、低碳、短程的水处理技术。长期运行过程中，膜表面生物滤饼层对水中污染物具有预过滤效应，也能实现可生化有机物的降解代谢。GDM 同时耦合了生物滤饼层和膜滤截留的双重功效，大幅提高了对水中有机污染物、致病微生物等的去除效能。

针对重力驱动膜滤净水工艺，相关研究进一步提出了调控微絮凝滤饼层降污增效的膜污染控制策略，开发了低"三耗"（能耗、药耗和水耗）、高稳定膜通量的重力驱动超滤组合净水新工艺：通过微絮凝促进絮凝剂水解形态与膜表面有机物凝聚，形成更多更小微絮体，提高生物滤饼层孔隙率与微生物活性，实现絮凝、吸附、生物降解与截留协同除污。相比常规重力驱动式超滤净水工艺，该微絮凝-生物过滤-重力驱动超滤组合工艺，膜产水量可提高1.5~3倍，膜污染降低70%~90%。

上述成果支撑了国内多家大型短流程重力驱动超滤饮用水厂建设，如宁波桃源水厂（图2-10，20万t/d）、云南首个县级城乡供水一体化宣威热水镇水厂（1.5万t/d）、河南新乡长垣水厂（1.5万t/d）等城乡供水新建项目中，有效解决饮用水中有机物、藻类等问题，实现无动力免维护超滤系统稳定运行。

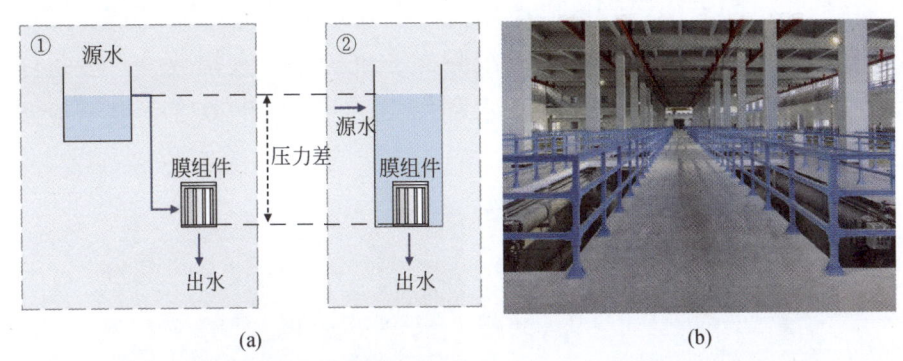

图2-10 （a）两种重力驱动式超滤净水工艺；（b）宁波桃源重力驱动式超滤水厂

2. 分散式净水装备

我国有6亿农村人口的日常饮用水依赖于乡村水源地。由于国情水情复杂，区域差异性大，当前全国农村供水保障水平总体仍处于初级阶段，部分农村地区还存在水源不稳定和水量水质保障水平不高等问题。随着农村经济社会发展，顺应农村居民对美好生活的向往，需要有效提升农村供水水平。

尽管我国集中式大规模水处理技术已较成熟，但其在面对分散式水处理时仍存在不少弊端，如基建成本巨大、操作复杂、需要定期加药和技术人员维护等。因此，对于农村等偏远地区的分散式水处理，其工艺应当在满足水质水量要求前提下尽可能操作简便且低成本。

为此，针对农村分散型水处理点多面广、水质水量波动大、技术管理水平较低等特点，相关课题开发了电化学-膜分离净水技术和模块化分散式净水装备与低维护运行技术，提出基于电絮凝-超滤的无药剂-短流程水处理新工艺，研制出旋喷式微阻型管道混合器、抗钝化的复极式电极组模块及电絮凝-超滤膜一体式组件，构建了系列化、模块化（100~

2000 t/d）的装配式自来水厂装备；研发了复极感应电氧化-电絮凝一体式组件，作为预处理单元替代外加絮凝剂、消毒剂，开发出电化学-双膜法脱盐新工艺及装备。上述低维护-短流程分散型水处理系列装备是对现有水处理模式的重要补充。

系列产品已成功应用于浙江、江苏等村镇分散型供水工程，近3年累计处理水量超过1000万吨（图2-11），并在斯里兰卡、尼泊尔等"一带一路"共建国家中得到推广应用。与常规净水设施/装备相比，模块化的装配式水厂产水水质稳定，运维频次、维护人员大幅减少，装备体积显著缩小。该技术成果连续入选水利部2021年度和2022年度《成熟适用水利科技成果推广清单》。

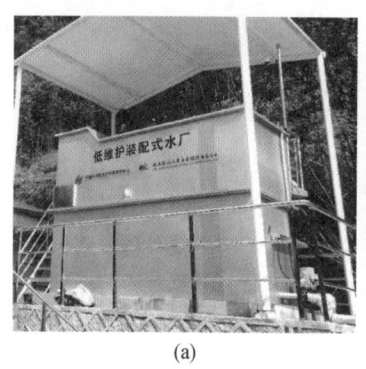

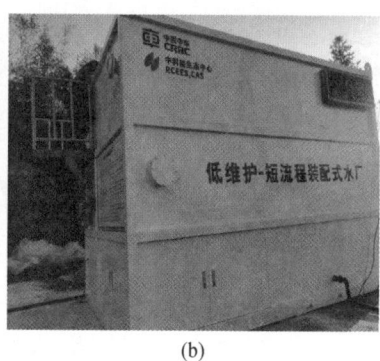

图2-11 （a）电絮凝-沉淀-沙滤工艺低维护装配式水厂（杭州楂岭，120 m^3/d）；（b）电絮凝-超滤工艺低维护-短流程装配式水厂（湖南宁乡，100 m^3/d）

2.3.3 供水生物安全保障

1. 病原微生物监测

《生活饮用水卫生标准》（GB 5749—2022）和《生活饮用水标准检验方法》（GB 5750—2023）规定了菌落总数、总大肠菌群、耐热大肠菌群、大肠埃希氏菌、贾第鞭毛虫、隐孢子虫、肠球菌和产气荚膜梭状芽孢杆菌的标准检测方法，其中病原菌的检测以培养法为主，"两虫（贾第鞭毛虫、隐孢子虫）"则主要依赖免疫荧光染色结合微分干涉显微镜观察。

高通量、高准确度、低成本检测技术是饮用水病原微生物监测的主要研发方向。由于水中病原微生物含量低，需要对样品进行富集浓缩预处理。研究发现，载阳电荷滤料、铝盐混凝等方法对水中病毒的富集具有良好效果；细菌的富集则主要使用膜过滤法。基于靶标基因选择性扩增的高通量定量聚合酶链式反应（polymerase chain reaction，PCR）、巢式 PCR 等分子生物学方法，在饮用水病原微生物筛查与检测方面具有潜力。近年来，介水传播原虫的研究已经广泛使用巢式 PCR，提高了物种的鉴别精度和物种潜在风险（是否为人畜共患型等）的识别能力。

针对"两虫"检测成本高、依赖进口设备耗材等问题，中国科学院生态环境研究中心开发了滤膜浓缩/密度梯度分离荧光抗体法，并实现了仪器装备化，突破国外技术垄断并已经纳入我国生活饮用水标准检验方法。针对高浊度水，采用沉淀离心的方法，对于低浊度水，自动采用膜过滤溶解纯化的方法；在样品浓缩阶段，采用微孔滤膜替代美国垄断的囊过滤纯化方法，在分离阶段用 Percoll-蔗糖替代磁珠，大幅降低了检测耗材成本。样品前处理设备还实现了多重通路创新设计，效率也有了大幅提升。同时，基于人工智能图片自动识别代替人工肉眼识别，提高了原虫的检测通量和准确性，形成可实现自动化富集浓缩检测的自动识别系统（图 2-12）。

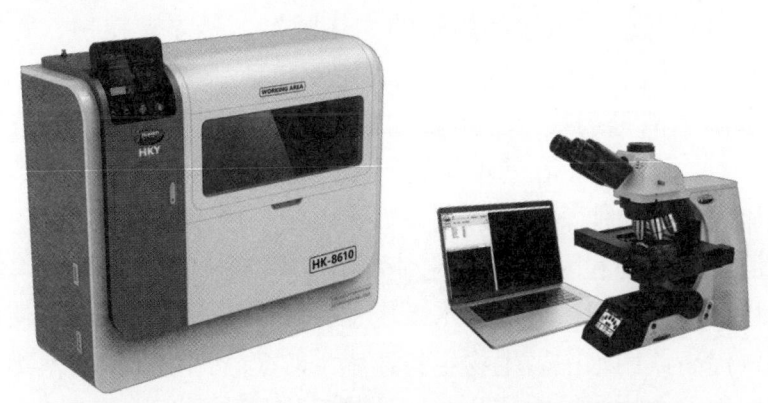

图 2-12　基于人工智能的"两虫"自动识别系统

2. 生物风险控制策略

供水系统的生物风险受水源、水厂、管网等多个环节影响，二次供水水箱与家用淋浴系统的生物风险也不容忽视。饮用水源微生物群落与龙头水微生物群落有密切联系。对我国 29 个城市的 46 座饮用水厂开展细菌群落溯源研究，发现龙头水细菌群落平均有 49.7%来自相应的水源水细菌群落，尽管经历了一系列水处理工艺（包括氯消毒），水源水对龙头水仍有不可磨灭的"烙印"[4]。市政污水、医院污水、畜禽粪污等是饮用水源中病原微生物的主要污染源，农业面源污染的贡献也不容忽视，饮用水源地保护对供水生物安全具有重要意义。

在水厂净水工艺中，混凝、过滤、消毒等环节对病原微生物控制发挥作用，其中混凝、过滤在去除水体颗粒物的同时可大幅削减微生物生物量，消毒则进一步灭活病原微生物。其中，氯气/次氯酸钠价格低廉、使用简便，是国内外最广泛使用的消毒剂，在管网中保留一定浓度的余氯是抑制微生物再生的有效手段；紫外、臭氧等是杀灭"两虫"等耐氯微生物的有效手段，但没有持续的消毒效果。近年来，有研究表明，某些水厂处理工艺可能存在次生生物风险。砂滤池、活性炭池中定殖生长的微生物可能"泄漏"进入处理后的水体中，使得过滤过程可能向水体中引入新的机会致病菌类群[5]。因此，各类滤池的生命周期评价与反冲洗策略研究对提升水厂处理环节对病原微生物的削减效能具有指导意义。

输配过程是供水微生物风险的"热区"。悬浮颗粒物、管壁生物膜和管网沉积物中存在许多微生物，主要包括细菌和阿米巴虫等原虫；管材、水温、消毒剂残留等是影响输配过程中微生物再生的关键因素（图 2-13）。阿米巴虫在管网生物膜中具有特殊角色，绝大多数阿米巴虫无明显致病性，但某些致病菌（如军团菌）可以寄生在阿米巴虫体内以抵御消毒剂等不利因素的影响，起到了"特洛伊木马"作用[6]。此外，输配过程中管网漏损造成的污水入侵也会向饮用水中引入有机质和病原微生物，提高饮用水中微生物生长速率，改变管网生物膜群落组成，对龙头水生物安全构成潜在威胁[7]。为提升出厂水质生物稳定性，需要加强管网水质在线监测，定期实施管网冲洗与维护，以期有效管控输配过程的生物风险。

二次供水是指将城市公共供水经储存、加压，通过管道再供用户使用的方式，七层以上的高层建筑均需二次供水。二次供水使饮用水在输配系统中的滞留时间延长，消毒剂损耗增加，尤其是夏季水箱温度升高，微生物再生长潜力明显提高。因此，二次供水水箱易形成生物膜，使用户龙头水中细菌生物量和病原微生物丰度升高[8]。余氯监控与二次加氯、输配管网末端紫外消毒、住户端净水器等手段能够有效防范二次供水的微生物风险。

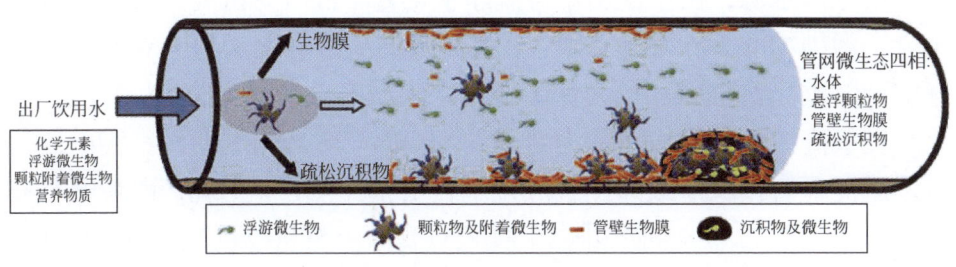

图 2-13　饮用水输配系统中微生物的存在形式

2.3.4　饮用水中关键新污染物控制

饮用水中新污染物的广泛检出已成为全球饮用水安全保障的重要挑战之一。当前，在饮用水中检出的新污染物主要包括药物类（如抗生素、镇痛药）、内分泌干扰物、微塑料、全氟及多氟烷基化合物（PFAS）以及消毒副产物等。这些污染物的来源复杂多样，涉及农业养殖、工业排放、医疗废水、生活污水以及塑料制品的广泛使用。尽管这些污染物在饮用水中的浓度通常较低（ng/L～μg/L），但由于其具有持久性、生物累积性和潜在毒性，长期暴露可能对生态系统和人体健康（如内分泌系统、免疫系统和生殖系统）产生深远的不良影响。

饮用水新污染物的控制面临诸多技术挑战。首先，新污染物种类繁多、来源复杂，部分污染物的毒理机制尚未完全明确；其次，现有水处理技术对某些污染物的去除效率有限，难以满足日益严格的水质标准。经过多年的技术攻关，我国在饮用水新污染物的风险评估与强化控制方面取得了显著进展。新修订的《生活饮用水卫生标准》（GB 5749—2022）增加了对部分新污染物的限值要求，同时发布的《新污染物治理行动方案》（国办发〔2022〕15 号）进一步明确了治理目标和重点任务。在技术层面，高级氧化技术、膜分离技术、活性炭吸附技术等新型水处理技术的研发与应用，显著提升了饮用水处理工艺对新污染物的去除能力，为保障饮用水安全提供了有力支撑。

1. 药物类新污染物强化氧化

药物类新污染物（抗生素、农药等）是在环境中以低浓度存在但对人体健康和生态系统具有潜在危害的污染物。这些污染物通过点源、面源污染进入水源，由于饮用水常规净水工艺（混凝—沉淀—过滤）等对小分子污染物的去除效果有限，开发高效的高级氧化工艺（AOPs）强化降解药物类新污染物，成为保障饮用水水质安全的重要方向。

臭氧高级氧化是应用最为普遍的 AOPs，对药物类新污染物的氧化可通过臭氧直接反应或间接生成羟基自由基（•OH）实现，两者又具有协同作用[9]。二者不同之处在于臭氧对腐殖类有机物反应性强，而•OH偏好分解蛋白质类物质。

AOPs 能够有效降低药物类新污染物的浓度，并削减水体的毒性效应。然而这类高级氧化技术在降解目标药物类新污染物的同时，仍存在生成有毒副产物的风险。如臭氧氧化可造成醛类、亚硝胺以及溴酸盐等转化产物的生成，进而提升水体的遗传毒性与细胞毒性。Dudziak 等对比了不同紫外及其耦合工艺对药物类新污染物的降解以及毒性的削减，发现氧化出水对指示生物仍具有较高的毒性，并强调背景基质对毒性削减具有不可忽略的影响[10]。为此，后续研究人员开发新型高级氧化工艺时需综合评估毒性效应，以确保工艺处理的安全性。目前行业常用生物发光菌法、细胞毒性测试等指示评估 AOPs 中药物类新污染物副产物生物毒性。此外，乳酸脱氢酶（LDH）、酵母雌激素筛选（YES）和酵母雄激素筛选（YAS）、斑马鱼胚胎毒性和基于定量毒性基因组学的分析，也常用于评估药物类新污染物的潜在雌激素活性、细胞代谢活性、细胞活力等。

实践中，应用 AOPs 工艺降解药物类新污染物，需综合评估其能源效率、技术可行性与经济成本（图2-14）。臭氧及其组合工艺（如 O_3/H_2O_2）因能耗较低 [$E_{E/O}$ 中位值约为 0.2 kW·h/(m³·order)]，在饮用水去除难降解污染物时，展现出显著的成本优势。相较之下，紫外（UV）工艺虽无需金属催化剂，但受限于紫外光源的高能耗 [$E_{E/O}$ 中位值约为 0.75 kW·h/(m³·order)]。为了降低紫外工艺的运行成本，需采用计算流体力学来优化反应器设计构型，优化传质与光分布，进而减少能量损失。此外，研究人员在开发新型紫外耦合工艺过程中，发现相比于UV/H$_2$O$_2$工艺，紫外/氯工艺以及紫外/过硫酸盐工艺在降解磺胺类污染物时，能够有效降低降解单位能耗，然而在复杂水基质（如高溶解性有机物或高盐度）中药物类新污染物的降解效率易受到抑制，且会显著大量生成副产物（如卤代有机物等）。近年来，发光二极管（LED）因稳定、灵活以及寿命长等优势，被用于替代常规的汞灯光源，然而UV-LED技术虽提升了光量子效率，但其低光强输出仍有待进一步提升。

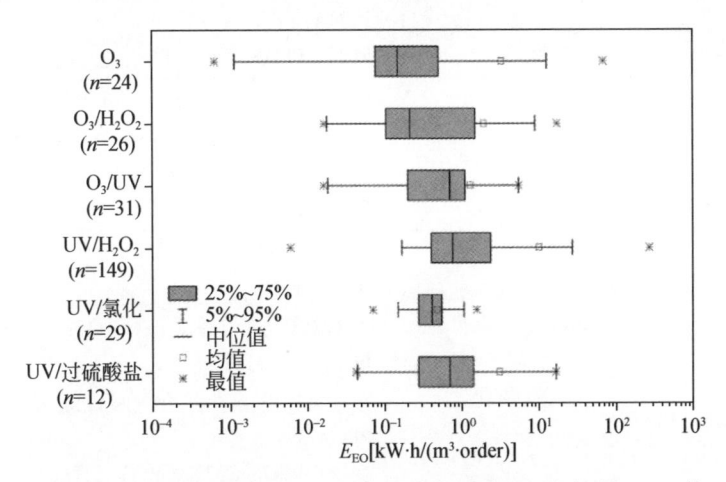

图 2-14 各种高级氧化工艺降解药物类新污染物的 $E_{E/O}$ 值

2. 全氟类新污染物极限去除

PFAS 是一类具有强稳定性、高生物蓄积性和潜在健康风险的新污染物，目前在世界范围内的水源水和饮用水中频繁检出，因此各国对其在饮用水中的监管力度逐渐加大。我国最新修订的《生活饮用水卫生标准》（GB 5749—2022）将 PFOA（全氟辛酸，浓度限值 80 ng/L）、PFOS（全氟辛烷磺酰基化合物，浓度限值 40 ng/L）列入了标准附录。美国于 2024 年 4 月正式发布针对 PFAS 的强制性国家饮用水标准，规定了针对公共供水系统中 PFOA、PFOS 的强制执行标准，要求两个物质的最高污染物水平（MCL）为 4 ng/L，同时还包括全氟壬酸（PFNA）、全氟己烷磺酸（PFHxS）、全氟丁烷磺酸（PFBS）、六氟环氧丙烷二聚酸（HFPO-DA，GenX）等其他 4 个 PFAS 物质的强制执行标准。

常规的水厂混凝-沉淀工艺对于氟表面活性剂的去除效能十分有

限，活性炭过滤工艺是目前水厂控制 PFAS 最为有效的技术手段。表 2-2 中总结了国内外不同饮用水厂实际使用的活性炭滤池工艺对于不同类型

表 2-2　国内外颗粒活性炭工艺去除氟表面活性剂的效能

原水	PFAS 种类	工艺	去除率	地点
地表水	PFOA、PFBA、PFPeA、PFHxA、PFHpA、PFNA、PFOS、PFHxS、PFBS	岸滤-软化-固体接触澄清器-沉淀-UV-H_2O_2-颗粒过滤器-颗粒炭	PFOA: 48%; PFBA: 33%; PFPeA: 74%; PFHxA: 91%; PFHpA: 89%; PFNA: 37%; PFOS: 89%; PFHxS: 96%; PFBS: 96%	美国科罗拉多州[11]
地下水	PFOA、PFBA、PFPeA、PFHxA、PFNA、PFOS、PFHxS	活性炭-氯化	PFOA: 92%; PFBA: -17%; PFPeA: 22%; PFHxA: 68%; PFNA: 37%; PFOS: 95%; PFHxS: 41%	美国明尼达苏州[11]
河水	PFOS、PFOA	快滤-臭氧-活性炭-氯化	夏季: PFOS7%, PFOA-132%; 冬季未检出 夏季未检出; 冬季: PFOS 11%, PFOA: -131% 夏季未检出; 冬季: PFOS 11%, PFOA 3% 夏季: PFOS-222%, PFOA21%; 冬季: PFOS50%, PFOA40%	日本大阪[12]
湖库水		快滤-活性炭-氯化	夏季: PFOS99%, PFOA90%; 冬季: PFOS98%; PFOA96%	
河水	PFOS、PFOA、PFBA、PFPeA、PFHxA、PFHpA、PFNA、PFDA、PFBS、PFHxS	活性炭	除 PFOS 大于 90%, PFOA70%外, 其余 PFAS 去除均<10%	荷兰阿姆斯特丹[13]
	PFOS、PFOA		PFOA: 45%±19%; PFOS: 64%±11%	西班牙[14]
			20%~55%	加拿大安大略省[15]
南水北调水	PFOS、PFOA、PFHxS、PFBS、PFDA、PFNA、PFHpA、PFHxA、PFPeA、PFBA	活性炭	均小于 20%	中国北京[16]

PFAS 的去除效果。可以看出，活性炭滤池工艺可以有效去除疏水性长链 PFOS，但对 PFOA 的去除可能有限，对全氟丁酸（PFBA）、PFBS、全氟己酸（PFHxA）和全氟庚烷酸（PFHpA）等短链 PFAS 去除效果较差。此外，一些研究发现，活性炭工艺出水中部分 PFAS 的浓度水平要高于进水中 PFAS 浓度，这可能是由滤池中活性炭使用年限较长导致吸附寿命饱和，部分吸附在活性炭上的 PFAS 浸出所致。因此，对于水厂中活性炭工艺实际去除 PFAS 的效能仍需进一步提升和优化。目前，一些研究针对活性炭、树脂等吸附材料的 PFAS 去除效能进行了改性优化。其中，阴离子交换树脂对 PFAS 具备更强的吸附能力，国外 Puorite 等公司已开发出针对 PFOS 的高效树脂，然而树脂价格昂贵，且受共存污染物的影响较大，尚未规模化应用。

此外，纳滤和反渗透等高压膜对于 PFAS 表现出较为优异的去除效果。膜滤去除 PFAS 的效果，主要受膜工作条件、污染物浓度、pH 值、膜材料及水质条件等因素的影响。同时，膜污染对 PFAS 去除效果的影响存在矛盾现象。有研究发现天然有机物引起的膜污染会降低 PFAS 去除效率，也有研究发现污染后的膜样品相对于原始膜对 PFAS 的去除效果更好，因此在实际应用中膜滤对于 PFAS 的去除效能及作用机制仍有待进一步研究。

3. 微塑料类新污染物强化去除

微塑料（microplastics，MPs）的概念首次在 2004 年 Science 期刊中被提出，一般指粒径在 5 mm 以下的小颗粒塑料。饮用水是 MPs 的重要暴露途径，但目前由于缺乏标准的微塑料检测方法，饮用水卫生标准中也未对 MPs 做出相应的规定限值。

作为饮用水厂最常用的处理工艺，混凝/絮凝-沉淀对于 MPs 具有优异的去除效果，但也根据混凝剂类型及微塑料类型有所差异。实际水厂的研究发现，混凝沉淀处理对 MPs 的去除效率为 40%~58%，且纤维状微塑料的去除率高于其他形状的微塑料，粒径大于 80 μm 的 MPs 去除率高于粒径小于 80 μm 的微塑料[17]。因此，在饮用水中应重点关注小尺寸 MPs 的混凝-沉淀去除率低的问题。此外，还有研究发现使用了大量聚丙烯酰胺（PAM）助凝剂后，PAM 的残留会造成出水 MPs 二次污染。

饮用水处理过程中的砂滤对于微塑料也具有一定的截留效果，微塑料可以通过物理截留或吸附而被砂滤去除。研究发现，相比于小尺寸MPs，砂滤对于大尺寸MPs去除更为有效。此外，过滤介质的性质也会影响MPs的去除效果，研究发现孔隙率较低的过滤介质对MPs去除效果优于孔隙率大的介质；且由无烟煤和石英砂组成的双介质过滤层对于MPs的去除也有一定差异[18]。针对不同粒径及性质的MPs，需要选择合适的砂滤滤料及过滤工艺。

膜滤技术是对微塑料具有较好截留效率的深度处理技术。不同过滤精度的膜滤技术包括微滤、超滤、纳滤以及反渗透，因膜孔径不同而对不同MPs去除效果存在差异，目前饮用水实际工程中多应用超滤技术。膜处理技术虽然对于MPs具有良好的去除效果，但是聚合物膜材料本身是否会在使用过程从其结构中释放MPs，仍存争议。实验室模拟研究也发现物理冲洗、化学试剂、机械应力、老化和磨损都可能导致膜滤系统中微塑料的释放，因此需要进一步关注膜滤技术本身对饮用水MPs的二次污染。

4. 消毒副产物生成控制

化学消毒剂（如自由氯）能够有效灭活水中的病原微生物，但不可避免地与天然有机物（NOM）、卤素离子等反应生成消毒副产物（DBPs）。DBPs具有较高的细胞毒性、遗传毒性和致突变性，长期暴露可能与膀胱癌、结肠癌等疾病相关[19]。因此，控制DBPs生成对饮用水安全至关重要。

NOM是水中DBPs的主要前驱物，藻类有机物（AOM）和微污染物（如药物、农药、抗生素等）也能在消毒过程中转化为DBPs。为减少DBPs生成，强化前驱物去除显得尤为重要。强化混凝是去除DBP前驱物的有效手段之一。混凝剂的种类、投加量及NOM的理化性质等均会影响混凝效果。活性炭由于较大的比表面积，也能有效吸附去除DBP前驱物，尤其臭氧-生物活性炭（O_3-BAC）联合工艺，将O_3氧化与活性炭吸附和生物降解作用相结合，可显著提高水中有机物的去除效果。膜过滤技术可去除大部分有机物，但其应用受膜污染和低分子量有机物去除效率低的限制。AOM 芳香性低、亲水性强且富含有机氮，混凝前预氧化（如 O_3、高锰酸钾等）是强化高藻水处理效果的主要途径。氧化技术，尤其是涉及自由基生成的高级氧化技术（如紫外和 O_3），能够有效降解微污染物，但降解产物的产生也可能影响后续消毒中 DBPs 的生成。

消毒方法的优化（如消毒剂种类、剂量和反应时间）是控制 DBPs 生成的另一重要途径。其中，氯是最常用的消毒剂，但会生成 DBPs［如三卤甲烷（THMs）和卤乙酸（HAAs）］。氯胺（NH_2Cl）与有机物的反应性较低，能显著减少 DBPs 尤其是 THMs 和 HAAs 的生成，但可能促进含氮及碘代 DBPs 的生成。二氧化氯（ClO_2）具有较高的消毒效率且生成较少的有机 DBPs，但生成无机 DBPs（如亚氯酸盐和氯酸盐）的问题限制了其应用。O_3 消毒几乎不生成卤代 DBPs，但在处理含溴离子水体时，O_3 氧化可能生成致癌性的溴酸盐。UV 作为一种环境友好的物理消毒技术，不生成 DBPs，已被广泛应用。但由于 UV 消毒后水中没有残留消毒剂，因此常需要后续氯化处理以确保水系统的微生物安全。近年来，消毒剂组合使用以及物理和化学消毒联合应用技术得到了关注。例如，UV 消毒与氯氧化剂联合使用，能够在提高消毒效率的同时，减少 DBPs 生成。

饮用水消毒过程中 DBPs 的生成受到水质条件（如 NOM 及卤素离子浓度）和处理工艺（如消毒剂类型和剂量）等多种因素的影响。尽管多种技术方法能够减少 DBPs 的生成，但需在保障饮用水微生物安全的基础上，充分考虑工艺适用性及经济性，合理选择消毒前端处理技术和优化消毒工艺，以最大限度降低 DBPs 生成（图 2-15），确保水质安全[20]。

2.3.5 供水管网水力水质安全保障

为终端用户保障充足的水量和水压以及优质的水质是供水管网的根本目标。然而由于管网老化破损、结构变化等原因，管网水力和水质条件都会发生变化甚至恶化。为了解决这些问题，国内外从管网漏损控制、爆管防治、水力建模、韧性提升等水力条件方面，以及管网化学和生物稳定性等水质条件方面，开展了相关研究。

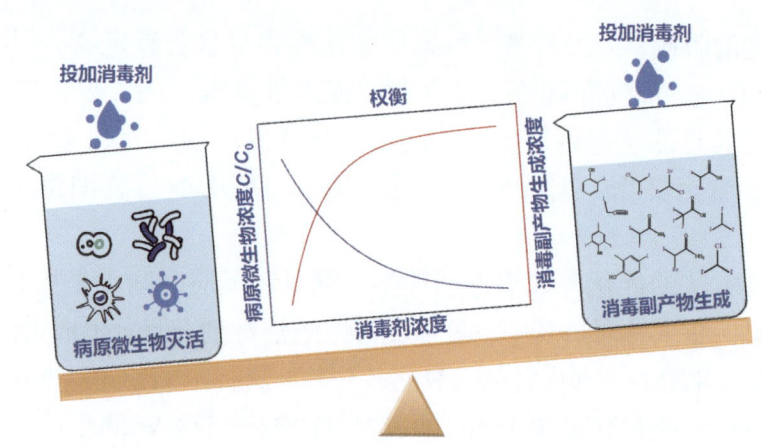

图 2-15　饮用水消毒过程中 DBPs 的生成：病原微生物灭活与 DBPs 控制的权衡

1. 供水管网水力安全

饮用水在管网输配过程中，由于管网破损、管网内壁摩阻增加等因素，水量和水压均有一定程度的下降。为了满足最不利点用户的水量和水压达标，水厂不得不提高供水压力，这就进一步造成管网压力不均衡以及漏损量过高等问题。为此，国内外开展了相关的研究，主要包括如下内容。

在漏损控制方面，主要研究进展涵盖漏损评估、漏损机制、漏损控制效能评估等方法论方面的内容，漏损识别、漏损定位、压力调控、分区管理等漏损控制技术方面的内容，以及传感器应用、管理平台开发等信息化方面的内容[21]。其中，方法论方面的内容侧重于漏损的宏观管理。2000 年国际水协会提出了水量平衡分析方法，我国 2016 年在《城镇供水管网漏损控制及评定标准》（CJJ 92—2016）中引入并修正了该方法，推动了行业对管网漏损构成的认识。管网漏损发生的规律，以及管网漏损与压力的关系，也是研究的热点，它们对管网漏损控制策略的制定具有重要的支撑作用。

在漏损控制技术方面，漏损识别与定位、分区管理及压力调控是主要的研究内容，特别是一些新的漏损探测技术与装备研发，逐步提高了供水行业漏损识别与定位能力。除此之外，通过监测压力、流量、瞬态压力波等参数，采用人工智能方法研发基于水力数据的漏损识别方法，也得到快速发展。在压力调控方面，主要研究了压力优化模型以及压力调控的实施模式，并在多地开展了实际应用，取得了较好的节水效果。近年的研究表明，管网漏损研究的体系已相对比较完善，未来由于管网传感器布设密度的逐步增加，基于实时水力数据的漏损识别与控制技术开发具有较好的发展前景。

"十一五"以来，我国在国家科技重大专项、国家重点研发计划等科技项目中设置了多个供水管网漏损控制相关任务，科研单位、供水企业、设备厂家等联合开展科研攻关，研发出漏损控制的相关理论、方法、技术与装备（图2-16），使我国控制理论体系逐步完善，相关的软硬件不断丰富，漏损控制的系统性逐步增强。总体上，我国供水行业的管网漏损控制的技术水平得到了极大提升。

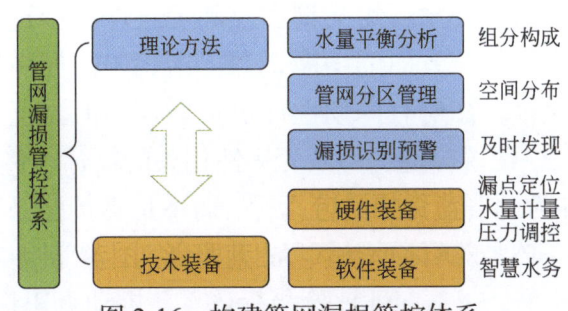

图 2-16 构建管网漏损管控体系

管网漏损的更严重形态是爆管。在爆管防治方面，主要的研究进展包括爆管预测、爆管探测、爆管机制、传感器应用等四个方面[22]。其中，爆管预测是最核心的方面，包括管网状态评估、基于机器学习和统计方法的爆管预测等内容，受到持续关注，预测的精度也不断提升；爆管探测包括数据驱动的方法和压力波检测的方法，通过甄别爆管导致的水力状态变化来识别爆管；爆管机制研究则重点关注水锤的产生机制及其对管网的危害，进而提出水锤的监测与防治方法；传感器应用则包括传感器的优化布设、监测范围、数据采集及应用等内容。这些研究提高了行业对爆管的认识与防治能力。

在水力建模方面，以EPANET为代表的稳态模型仍是基础工具，但近年来的研究主要集中于计算方法的改进与高效模型校核等方面，并且随着实时数据可用性的增强，在线水力模型也得到了较快的发展。用水节点流量确定是水力建模的重要步骤，管网不同位置用水节点的流量实际上是不同数量用户用水的叠加,越靠近管网末端,用户用水的随机性越强,节点流量设置的不确定性以及对相连管道水力状态的模拟误差就会越大。为了解决这一问题,开发了基于随机模拟的用户用水模式确定方法[23],从而可支撑节点水量设置,实现末端管网的精细化水力与水质模拟。上述提及水力模型均是基于流体力学基本原理的物理机制模型,鉴于这种方法的复杂性以及所需参数的不确定性,近年来随着人工智能方法的兴起,基于实时数据与人工智能方法融合的管网水力模拟方法也开始得到探索[24],其应用效果未来值得深入研究。

供水管网系统韧性的研究起步较晚,至 2014 年才逐渐增多。通常认为韧性是抵御风险以及从灾害中恢复的能力,但由于管网面临的风险多种多样,从系统的角度定义韧性及确定其评价指标非常困难。前期研究多关注管网某一方面的功能,并提出相关的韧性评价指标。但近期的研究认为,以往所有的韧性评价指标均不能真正反映管网作为一个系统的韧性,建议应进一步区分韧性相关的指标,并在名称上加以区别,比如可称为期望指标或响应指标,而不是直接称为韧性指标[25]。可见,未来仍有必要对管网韧性开展深入研究,从管网功能分析、风险分析等方面入手,完善韧性评价指标体系,推动真正提升管网韧性。

2. 供水管网水质安全

饮用水安全保障必须统筹考虑从水源到用户龙头的各个环节。避免出厂水在输配过程中发生二次污染,是确保用户终端水质安全的重要环节。出厂水经过管网输配系统到达用户端过程中会发生一系列复杂的物理、化学和生物反应,这些反应过程往往对水质产生重要影响。水与金属管道接触所发生的腐蚀反应可导致腐蚀产物释放到水中,从而影响水的色度、浊度以及水中金属元素的含量,严重时可导致明显的"黄水"。腐蚀产物在管壁累积也容易形成层状或瘤状管垢层。管垢形成后一方面会影响输水能力,另一方面也为微生物的生长繁殖提供有利条件,加速生物膜形成,影响消毒效果。生物膜在水力条件变化的情况下还容易脱落进入管网水体,导致微生物风险。另外,微量污染物在管网颗粒物/沉积物上可发生吸附富集等迁移转化反应,还会影响消毒副产物的生成及微生物的生长。

供水管网中普遍使用的铁质管材为铸铁管和镀锌钢管。铁质管材中铁的释放是导致管网"黄水"的重要因素。由于对释放到水相中铁的来源认识不同，对铁的释放机理也有不同的认识。有研究认为，由铁基体腐蚀产生的亚铁离子释放和腐蚀层中亚铁组分的溶解，是造成水相中铁浓度升高的主要原因，并提出了 $FeCO_3$ 模式以解释铁的释放机理。而进一步的研究则认为，铁的释放是由管壁上腐蚀氧化物层的物理化学性质控制的，并且腐蚀层的结构从外到内并不相同。当前的研究结论主要为：

（1）管垢腐蚀层的致密性以及腐蚀产物的结构直接影响管网水质。相关研究已证实，$Fe_3O_4/\alpha\text{-FeOOH}$ 比值可作为腐蚀层稳定性的判定指标之一，以科学预测、预防水源切换条件下管网铁腐蚀产物释放而引发的"黄水"问题。Fe_3O_4 含量较高，两者比值大于 1 的腐蚀产物比较致密稳定，管网对水源切换的耐受能力较强。

（2）管垢生物膜中硝酸盐还原菌和铁还原菌厌氧呼吸代谢同时引发 Fe(Ⅲ)还原和 Fe(Ⅱ)氧化，加速管网腐蚀层中 Fe_3O_4 的形成，抑制腐蚀产物铁离子的释放[26]。硝酸盐还原菌和铁还原菌对管网的腐蚀起到抑制作用，是控制管网腐蚀的关键因子。

（3）管网进水的微生物组成和硝酸根浓度是影响饮用水管网腐蚀层结构特性的关键因素。当管网进水 $NO_3^-\text{-N}$ 浓度较高（大于 7 mg/L）时，硝酸盐还原菌引发硝酸盐还原的铁氧化过程，使管垢中形成大量 $\alpha\text{-FeOOH}$，管垢不稳定，水源切换时易发生"黄水"。

随着研究的深入，人们也逐渐认识到来自水源的锰尤其是溶解态二价锰离子在水厂净化工艺中难以被完全去除，残余锰进入给水管网后被消毒剂或微生物氧化形成颗粒态锰氧化物（MnO_x），并在管壁上累积形成疏松沉积物，当水力、水质等条件变化时，沉积物突然释放可造成自来水色度、浊度大幅升高，引发用户投诉。针对锰导致的水质变色问题，研究人员揭示了微量共存金属催化氯消毒剂氧化 Mn(Ⅱ)以及管壁生物膜介导的 Mn(Ⅱ)氧化作用下颗粒态锰氧化物形成并加速累积的过程机制，提出了通过水厂深度除锰-管网消毒调控保持 Mn(Ⅱ)在管网中稳定传输而不氧化的厂-网协同锰沉积物控制方法[27]，为认识和应对锰沉积物造成的水质问题特别是锰致"黄水"问题提供了新思路。

关于管网中消毒副产物的生成，以往的研究主要集中于天然有机物在管网中与氯持续反应生成消毒副产物。研究发现，铜管中生成的腐蚀产物 CuO 可以催化溴酸盐、天然有机物和氯的反应，并且能够生成更多的溴代消毒副产物[28]。随着研究的不断深入，特别是新污染物成为研究热点以后，目前主要聚焦新污染物，特别是全氟化合物、邻苯二甲酸酯类污染物、微塑料等在管网中迁移转化及其导致的消毒副产物的生成。当塑料管材用于市政管网和建筑给水系统时，应重点考察管材制造过程中添加成分（如增塑剂）等的释放。研究表明，塑料管材可显著释放邻苯二甲酸酯类（PAEs）污染物[29]。塑料管释放 PAEs 类物质对生物膜的影响直接关系饮用水的安全。同时，在消毒剂共同作用下，塑料管材随着自身不断老化导致的微塑料释放风险也应引起关注。

因此，为保障用户龙头水稳定达标甚至更高品质，应构建厂-网协同的管网水质保持技术体系，因地制宜地建立管网水质敏感区识别与水质智能监控体系，及时发现、预警并处置潜在水质风险，确保管网输配水质的稳定性与安全性。

参 考 文 献

[1] 中华人民共和国生态环境部. 饮用水水源保护区污染防治管理规定[EB]. https://www.mee.gov.cn/gzk/gz/202111/t20211125_961782.shtml. 2010.

[2] Lu J P, Su M, Su Y L, et al. MIB-derived odor management based upon hydraulic regulation in small drinking water reservoirs: Principle and application[J]. Water Research, 2023, 244: 120485.

[3] Hou D Y, Al-Tabbaa A, O'Connor D, et al. Sustainable remediation and redevelopment of brownfield sites[J]. Nature Review Earth Environment, 2023, 4: 271-286.

[4] Han Z M, An W, Yang M, et al. Assessing the impact of source water on tap water bacterial communities in 46 drinking water supply systems in China[J]. Water Research, 2020, 172: 115469.

[5] Pinto A J, Xi C W, Raskin L. Bacterial community structure in the drinking water microbiome is governed by filtration processes[J]. Environmental Science & Technology, 2012, 46(16): 8851-8859.

[6] Delafont V, Mougari F, Cambau E, et al. First evidence of amoebae-mycobacteria association in drinking water network[J]. Environmental Science & Technology, 2014, 48 (20): 11872-11882.

[7] Fan M Q, Ren A R, Yao M C, et al. Disruptive effects of sewage intrusion into drinking water: Microbial succession and organic transformation at molecular level[J]. Water Research, 2024, 266: 122281.

[8] Li H, Li S, Tang W, et al. Influence of secondary water supply systems on microbial community structure and opportunistic pathogen gene markers[J]. Water Research, 2018, 136: 160-168.

[9] Hoigne J, Bader H. Ozonation of water - role of hydroxyl radicals as oxidizing intermediates[J]. Science, 1975, 190(4216): 782-784.

[10] Dudziak M, Kudlek E, Burdzik-Niemiec E. Decomposition of micropollutants and changes in the toxicity of water matrices subjected to various oxidation processes[J]. Desalination and Water Treatment, 2018, 117: 181-187.

[11] Appleman T D, Higgins C P, Quiñones Q, et al. Treatment of poly- and perfluoroalkyl substances in U.S. full-scale water treatment systems[J]. Water Research, 2014, 51: 246-255.

[12] Takagi S, Adachi F, Miyano K, et al. Perfluorooctanesulfonate and perfluorooctanoate in raw and treated tap water from Osaka, Japan[J]. Chemosphere, 2008, 72: 1409-1412.

[13] Eschauzier C, Beerendonk E, Scholte-Veenendaal P, et al. Impact of treatment processes on the removal of perfluoroalkyl acids from the drinking water production chain[J]. Environment Science & Technology, 2012, 46: 1708-1715.

[14] Flores C, Ventura F, Martin-Alonso J, et al. Occurrence of perfluorooctane sulfonate (PFOS) and perfluorooctanoate (PFOA) in N.E. Spanish surface waters and their removal in a drinking water treatment plant that combines conventional and advanced treatments in parallel lines[J]. Science of the Total Environment, 2013, 461: 618-626.

[15] Yuan J, Mortazavian S, Passeport E, et al. Evaluating perfluorooctanoic acid (PFOA) and perfluorooctanesulfonic acid (PFOS) removal across granular activated carbon (GAC) filter-adsorbers in drinking water treatment plants[J]. Science of the Total Environment, 2022, 838: 156406.

[16] Chen R Y, Huang X, Li G W, et al., Performance of in-service granular activated carbon for perfluoroalkyl substances removal under changing water quality conditions[J]. Science of the Total Environment, 2022, 848: 157723.

[17] Wang Z F, Lin T, Chen W. Occurrence and removal of microplastics in an advanced drinking water treatment plant (ADWTP)[J]. Science of the Total Environment, 2020, 700: 134520.

[18] Cherniak S L, Almuhtaram H, Mckie M J, et al. Conventional and biological treatment for the removal of microplastics from drinking water[J]. Chemosphere, 2022, 288(part 2):132587.

[19] Richardson S D, Plewa M J, Wagner E D, et al. Occurrence, genotoxicity, and carcinogenicity of regulated and emerging disinfection by-products in drinking water: A review and roadmap for research[J]. Mutation Research/Reviews in Mutation Research, 2007, 636: 178-242.

[20] Dong H Y, Zhang H F, Wang Y, et al. Disinfection by-product (DBP) research in China: Are we on the track?[J]. Journal of Environmental Sciences, 2021, 110: 99-110.

[21] 王晨婉,强志民,徐强. 供水管网漏损研究知识结构与发展趋势分析[J]. 给水排水, 2020, 56(10): 141-149.

[22] Wang C, Xu Q, Qiang Z M, et al. Research on pipe burst in water distribution systems: knowledge structure and emerging trends[J]. AQUA - Water Infrastructure, Ecosystems and Society, 2022, 71(12): 1408-1424.

[23] Zhang J X, Savic D, Xu Q, et al. Poisson rectangular pulse (PRP) model establishment based on uncertainty analysis of urban residential water consumption patterns[J]. Environmental Science and Ecotechnology, 2024, 18: 100317.

[24] Zanfei A, Menapace A, Brentan B M, et al. Shall we always use hydraulic models? A graph neural

network metamodel for water system calibration and uncertainty assessment[J]. Water Research, 2023, 242: 120264.

[25] Lestakova M, Logan K T, Rehm I S, et al. Do resilience metrics of water distribution systems really assess resilience? A critical review[J]. Water Research, 2024, 248: 120820.

[26] Wang H, Hu C, Zhang L L, et al. Effects of microbial redox cycling of iron on cast iron pipe corrosion in drinking water distribution systems[J]. Water Research, 2014, 65: 362-370.

[27] Li G W, Pan W Y, Zhang L L, et al. Effect of Cu(Ⅱ) on Mn(Ⅱ) oxidation by free chlorine to form Mn oxides at drinking water conditions[J]. Environmental Science & Technology, 2020, 54: 1963-1972.

[28] Liu C, Croué J P. Formation of bromate and halogenated disinfection byproducts during chlorination of bromide-containing waters in the presence of dissolved organic matter and CuO[J]. Environmental Science & Technology, 2016, 50(1): 135-144.

[29] 冯湘钰, 李玉琦, 牛志广. 塑料供水管向自来水中释放邻苯二甲酸酯的规律及影响因素研究[J]. 环境科学学报, 2022, 42(10): 314-322.

第 3 章

标准的修订与发展

我国政府始终高度重视饮用水安全问题，1955年卫生部发布《自来水水质暂行标准（修正稿）》，这是新中国成立后第一部管理生活饮用水的技术文件，随后该标准经历了不断修订完善。1985年卫生部批准并发布《生活饮用水卫生标准》（GB 5749—1985），并先后进行了两次修订；2022年3月15日发布了第二次修订的新版《生活饮用水卫生标准》（GB 5749—2022，2023年4月1日已正式实施）。近年来，通过实施水污染防治行动、饮水安全工程等重大措施，我国城乡饮用水水质不断改善提升，并在净水工艺和检测技术等方面有了长足进步和发展。同时，全国饮用水水质监测大量数据和先进科研成果，特别是人体环境健康风险评估结果，为标准修订提供了有力的数据支撑和科学证据。本章将从科学、政策、技术等多个角度，介绍饮用水标准的科学基础，全面回顾国内外饮用水标准的发展历程，深入分析各国和地区的标准制定经验；探讨在新的社会环境、科技进步及水质挑战下，如何进一步完善我国饮用水质量标准体系，以应对日益严峻的水资源安全和水污染防治挑战。

3.1 饮用水标准的科学基础

3.1.1 饮用水标准的基本功能

饮用水卫生标准是现代社会公共卫生体系的核心技术规范之一，其通过法定化、科学化的指标设定，构建起从水源保护到终端供水的全链条安全屏障。其基本功能主要有以下几个方面。

1）保障公众饮水安全

安全的饮用水是人体健康的最基本保障，是关系国计民生的重要公共卫生资源。来自世界卫生组织和联合国儿童基金会的资料表明，目前全球有 11 亿人不能获得足量的安全饮用水，发展中国家 80%的疾病及死亡与水有关[1]。联合国可持续发展目标中提出，到 2030 年人人应普遍和公平获得安全和负担得起的饮用水。通过制定和实施科学的饮用水标准，明确安全水质的参数范围，控制不同风险因素对人类健康的潜在威胁，对于保障公众健康具有重要意义。

2）促进供水行业规范化发展

饮用水标准为供水行业提供了明确的生产规范和产品质量标准，供水企业需对照标准要求开展水源选择、水处理工艺设计以及运行管理等工作。通过规定水质指标、检测方法及限值要求，推动水处理技术的研发和应用，促进供水单位建设与运营管理的规范化和标准化。同时，饮用水标准也为供水企业的行业监管提供了技术依据，行业监管部门依据标准对供水企业的生产过程以及出水水质等进行了检查，促使供水企业不断提高供水质量和服务水平。

3）助力饮用水卫生监督监测

饮用水标准是依据《中华人民共和国传染病防治法》《城市供水条例》《生活饮用水卫生监督管理办法》等法律法规、部门规章制定的，具法律效力，不仅是市政设计院和供水企业进行设计、生产、检测、评价、管理的依据，也是卫生行政部门开展饮用水卫生监督监测等执法行为的依据。

3.1.2 科技发展对标准制定的支撑作用

1. 饮用水卫生监测

2007 年 7 月 1 日，《生活饮用水卫生标准》（GB 5749—2006）[2]开始实施。以此为契机，原卫生部开展了全国城市饮用水卫生监测网络的试点建设工作，监测范围为 2007 年 7 个省、2008 年扩大到 15 个省、2011 年该项工作在全国全面推开，最初为 20%地市级与 20%县级辖区的监测全覆盖，之后逐年增加覆盖范围，2018 年全国城市饮用水卫生监测网络实现了省、地、县三级的 100%全覆盖,年均监测饮用水样品 7 万余份,多年累积的时序性监测数据为全面了解和分析我国饮用水卫生安全状况提供了重要的科学依据,为修订饮用水标准提供了强有力的数据支撑,在水质指标删减等工作中发挥了重要作用。依据监测数据,《生活饮用水卫生标准》(GB 5749—2022)[3]将目前暴露水平已不足以带来健康风险的水质指标进行了移除。与 2006 版《生活饮用水卫生标准》相比,新标准删除了 13 项水质指标。与标准内水质监测网络相对应,2015 年卫生部门另组织搭建了标准外污染物风险监测网络,先后开展了以抗生素为代表的药品及个人护理品(PPCP)、以 PFOS 和 PFOA 为代表的全氟和多氟烷基化合物(PFAS)以及高氯酸盐、农药、新消毒副产物、微塑料、致臭物质等标准外污染物的水质监测及健康风险评估工作,这些成果在标准制定过程中的水质指标增加等工作中发挥了重要作用,依据风险监测结果,2022 版饮用水标准中新增了对高氯酸盐、土臭素、二甲基异莰醇(2-MIB)、乙草胺以及 PFOS 和 PFOA 等污染物的控制要求。

2. 水质检测技术发展

对饮用水开展水质检测是评估饮用水安全与否的关键手段,也是制定和修订饮用水标准的重要技术支撑。近年来,随着科学技术的不断进步,水质检测技术得到了长足的发展,从传统的以光谱分析为主的单一模式逐渐发展为光谱、色谱、质谱等多技术融合的新模式;从传统的化学分析技术逐渐扩充为化学、生物、物理等多学科并存的新业态。这些技术的进步不仅提高了检测的灵敏度、精密度和准确度,还扩展了可检测的污染物种类和通量,为高效开展饮用水监测/检测工作,贯彻落实饮用水标准提供了重要的技术支撑。

3. 净水处理工艺提升

1)强化混凝、沉淀/澄清、过滤技术有效控制了出厂水浊度

浊度是饮用水的核心水质指标之一,控制浊度的水处理技术主要包括强化混凝、沉淀/澄清、过滤技术。强化混凝的措施包括使用高效的混凝剂和絮(助)凝剂、调节 pH 值来实现最优的混凝反应条件,借助预氧化或预吸附工艺来降低水中有机物对混凝沉淀反应的干扰,采用预杀藻措施来降低藻类对混凝沉淀反应的干扰[4]；另外借助流动电流监测、矾花分型、数据驱动等智能加药技术也可以有效提高混凝反应效果。强化沉淀/澄清技术主要是通过改进沉淀池或者澄清池构型、增加微砂等辅助材料来提高颗粒物和矾花的沉淀去除，水平管沉淀池、高密度澄清池在国内很多水厂得到了应用，在提高沉淀池通量的同时也保障了出水浊度[5]，先进水厂的沉淀池出水浊度能控制在 1 NTU 左右，大大减轻了后续滤池或者膜处理池的负担。强化过滤技术主要是通过改进砂滤池构型（如V型滤池、翻板滤池）、增加自动控制、改进滤料级配、增加在线浊度或颗粒计数仪、采用超滤膜新工艺等措施来进一步提高对残余颗粒物和微矾花的去除，先进水厂的滤池出水浊度能控制在 0.1～0.2 NTU，还有不少水厂采用了超滤膜工艺来替代砂滤池，其出水浊度能控制在 0.1 NTU 以内[6]。

2）臭氧-活性炭、纳滤等深度处理技术显著提升了有机物去除能力

有机物是饮用水中的一类核心控制指标。去除有机物主要包括臭氧-活性炭、纳滤等深度处理技术，另外强化混凝也有助于提高对有机物的去除。臭氧-活性炭工艺综合利用了臭氧氧化、活性炭吸附、微生物降解三重去除有机物的机制，初期依靠活性炭吸附能去除40%以上的有机物，后期依靠微生物作用能维持10%～30%的去除率[7]，出厂水高锰酸盐指数浓度能控制到 3 mg/L 以内，有些水厂甚至能控制在 1.5 mg/L 以内；同时对农药、抗生素、内分泌干扰物等微量有机物也有很好的去除效果。纳滤工艺是近十年来发展的新型深度处理工艺，得益于纳滤膜致密的膜孔径和电荷，纳滤工艺对高锰酸盐指数的去除率可达到60%～90%，对消毒副产物、抗生素、内分泌干扰物等微量有机物的去除率也很高[8]。但限于纳滤工艺存在浓水处置、成本过高等问题，当前其主要应用于长三角地区。

3）新技术的应用确保了对病毒和原虫的消杀能力

根据国内外的大量实践经验，净水厂一般选择浊度和消毒剂余量两个指标对病原微生物消杀效果进行评估和监测[9]。液氯、次氯酸钠等常规消毒剂对致病菌具有很好的杀灭效果，可通过消毒剂余量的浓度评估去除效果，对于病毒和原虫而言，浊度的控制尤为重要。当滤后水浊度小于 0.3 NTU 时，对肠道病毒的去除率可以达到99%以上，对隐孢子虫、贾第鞭毛虫的去除率也可分别达到 99%和 99.7%以上；若进一步降低滤后水浊度到 0.1 NTU 时，去除能力会更高。同时，紫外对"两虫"也有高效灭活能力，40 mJ/cm^2 的剂量可实现对贾第鞭毛虫 99.99%和隐孢子虫 99.9%的灭活效果[10]。

4）深度处理和优化消毒技术降低了消毒副产物的暴露风险

支撑消毒副产物标准提升的主要是水厂深度处理、优化消毒技术的发展，另外对痕量消毒副产物检测能力的大幅提升也有助于及时发现问题和优化工艺。臭氧-活性炭、纳滤等深度处理工艺以及强化混凝工艺对包括消毒副产物前体物在内的有机物有很好的去除效果，臭氧-（生物）活性炭对三卤甲烷、卤乙酸前体物的平均去除率分别为 24%和 48%[11]；纳滤能够去除大部分的三卤甲烷前体物腐殖酸和富里酸。将游离氯消毒更换为氯胺，可降低三卤甲烷、卤乙酸等消毒副产物的生成量，二氧化氯、臭氧、紫外等替代消毒技术的应用，以及多种消毒方式的联用，水厂多点加氯、管网中途补氯等措施都能降低消毒副产物的生成量。

5）活性炭吸附和高级氧化技术解决了饮用水的异嗅异味问题

异嗅异味是居民投诉最多的饮用水水质问题，活性炭吸附、高级氧化技术能有效解决异臭异味问题。土臭素和 MIB 是典型的两种致嗅物质，其主要与浮丝藻、假鱼腥藻等丝状产嗅蓝藻代谢有关[12]，具有季节性暴发的特点。颗粒活性炭滤池可去除致嗅物质，但其吸附容量会在一年左右基本耗尽，因而对两种致嗅物质的去除能力存在不确定性；粉末活性炭因为使用灵活、剂量可调、固定投资低的优势被广泛用于吸附去除水源水中季节性的致嗅物质。但是当原水中致嗅物质浓度超过 100 ng/L 或者持续时间较长时，投加粉末活性炭的成本过高，出水浓度难以稳定达标，此时臭氧-双氧水、紫外（UV）-双氧水等高级氧化工艺可以更好达到去除 MIB 和土臭素的目的，保障出水水质稳定达标[13]。

3.2 国际饮用水标准的发展

3.2.1 WHO《饮用水水质准则》

世界卫生组织（World Health Organization，WHO）所制定的饮用水

标准，在全球各国饮用水标准体系构建中占据着基础性与指导性的关键地位。自 1984 年伊始，WHO 围绕饮用水质量规范开展了一系列系统且深入的工作，相继发布了 4 版《饮用水水质准则》[14]，全面覆盖了病原微生物、感官特性、毒性危害（涉及致癌与非致癌因素）、综合水质表征[如化学需氧量（COD）、总有机碳（TOC）等参数]、工业过程控制相关指标（如絮凝剂使用相关指标）以及消毒剂相关指标等多个维度[3]。

1984 年，WHO 首次发布《饮用水水质准则》第一版，该版本对水质指标进行了初步规范，共设定了 31 项指标。在微生物指标方面，重点关注粪便大肠菌数和总大肠杆菌数这两项，它们是反映水体受粪便污染程度以及微生物安全性的关键指标；无机物指标涵盖了砷、镉、铬、氰化物、氟化物、铅、汞、硝酸盐和硒等 9 种，这些物质在自然环境与人类活动影响下可能进入饮用水，对人体健康产生潜在危害；有机物指标则列举了艾氏剂和狄氏剂、苯、苯并[a]芘、四氯化碳、氯丹、氯仿、2,4-D、DDT、1,2-二氯乙烷、1,1-二氯乙烯、环氧氯丙烷和环氧氯丙醇、六氯苯、林丹、甲氧氯、五氯酚、四氯乙烯、三氯乙烯和 2,4,6-三氯苯酚等 18 种，这些有机污染物来源广泛，部分具有持久性、生物累积性和高毒性；放射性指标包含总α活性和总β活性 2 项，用于衡量水中放射性物质的潜在风险。此外，还提出了 12 项用于描述饮用水感官性状的指标，这些指标虽然不直接关乎健康危害，但对饮用水的可接受性和用户体验具有重要影响。

1993～1997 年期间，WHO 发布了第 2 版《饮用水水质准则》，该版本在结构和内容上有了显著拓展，以 3 卷的形式呈现，分别为建议书（1993 年）、健康标准及其他相关信息（1996 年）和公共供水的监控（1997 年）。此版准则大幅扩充了水质指标体系，共规定了 157 项水质指标。其中，微生物指标仍保留 2 项；化学指标方面，具有健康意义的指标增加到 124 项，进一步细分为 24 项无机物、31 项有机物、41 项农药以及 28 项消毒剂及消毒副产物，这种细致分类有助于更精准地评估不同化学物质对饮用水安全的影响；放射性指标维持在 2 项；感官性状指标增加到 31 项。自 1995 年起，WHO 采用滚动修订机制，通过定期出版附录的方式不断更新准则内容，附录中既包含对前版内容的补充与替换信息，也涵盖了准则筹备发展过程中关键议题的专家评论。例如，在 1996 年、1998 年对第 2 版的修订中，纳入了微囊藻毒素等重要指标，体现了对饮用水中新兴污染物关注度的提升。1998 年、1999 年和 2002 年分别出版的附录，进一步丰富了化学污染物和微生物等方面的内容。

2004 年，第 3 版《饮用水水质准则》正式出版。该版本在饮用水安全保障方面进行了更为深入的阐述，明确了确保饮用水安全的要求，详细介绍了最低要求水平的确定程序、特定准则值的设定依据以及准则值的实际运用方法等内容。基于微生物危险性评价及风险管理领域的研究进展，对保障微生物安全性的方法进行了修订和完善。在指标设定上，该版本包含 25 项致病微生物指标（这些微生物可引发介水传播疾病）、143 项具有健康意义的化学指标（其中 94 项确定了准则值，49 项因各种原因尚未建立准则值）、3 项放射性指标，同时给出了 30 项感官性状指标。值得注意的是，我国《生活饮用水卫生标准》（GB 5749—2006）在制定过程中，此版本的 WHO 准则是主要参考依据之一，体现了其在国际饮用水标准领域的重要影响力。

2011 年，WHO 发布了第 4 版《饮用水水质准则》。该版本整合了第 3 版准则以及 2006 年和 2008 年出版的第 1 附录和第 2 附录，全面取代了早期版本。此版准则列出了 28 项致病微生物指标（包括 12 项细菌、8 项病毒、6 项原虫和 2 项寄生虫，虽未给出具体指导值，但从健康影响、感染源、暴露途径等多方面进行了详细阐述）、162 项具有健康意义的化学指标（其中 90 项建立了准则值，72 种因现有资料不足或饮用水中浓度水平低于健康影响阈值而未建立准则值）、2 项放射性指标，以及 26 项感官性状指标。2017 年，WHO 发布了第 4 版《饮用水水质准则》的第 1 次修订版。此次修订依据新的研究资料对第 4 版准则进行了全面修改，并提供了更为详细的说明。主要更新内容集中在部分指标的风险评估内容更新、部分指标准则值或健康指导值的修订。例如，钡的准则值从 0.7 mg/L 修订为 1.3 mg/L；灭草松虽未建立准则值，但给出了 0.5 mg/L 的健康指导值；对二氧化氯、氯酸盐和亚氯酸盐的相关资料进行了修订，二氧化氯虽未建立准则值但给出了 0.2~0.4 mg/L 的味阈值；新增敌敌畏、三氯杀螨醇、敌草快等物质，分别给出了相应的健康指导值和急性健康指导值；对铅提供了风险管理和监测方面的指南；2-甲-4-氯苯氧基乙酸（MCPA）删除原准则值（0.002 mg/L），给出新的健康指导值（0.7 mg/L）和急性健康指导值（20 mg/L），目前尚未建立准则值；对硝酸盐和亚硝酸盐的资料进行了修订；新增高氯酸盐并建立了 0.07 mg/L 的准则值。此外，还提供了关于微生物风险评估的新指南，全面梳理了水处理方法和微生物检测方法，旨在建立多重屏障防范微生物污染，进一步提升饮用水的安全性。

3.2.2　美国国家饮用水标准

1.《安全饮用水法》

美国在饮用水水质标准的发展进程中占据着重要地位。早在 1914 年，美国便颁布了首个具备现代意义的饮用水水质标准——《公共卫生署饮用水水质标准》。自颁布以来，该标准历经了四次修订。然而，美国早期的水质标准在全国供水行业的法律约束效力方面存在局限性。

1974 年，美国国会通过了《安全饮用水法》（Safe Drinking Water Act，SDWA），目标极为明确，即全力保障居民饮用水的安全。该法案适用于服务接点数量达到 15 个及以上，或者服务人数超过 25 人的供水系统。《安全饮用水法》构建了地方、州和联邦三级合作的基本框架，明确要求所有饮用水标准以及法规的制定，均应以确保用户饮用水安全为核心目标。此后，该法案分别在 1986 年和 1996 年经历了两次修订。依据《安全饮用水法》，美国环境保护署（United States Environmental Protection Agency，USEPA）被赋予了制定饮用水水质标准的权力。USEPA 于 1975 年首次发布了具有强制性的《国家饮用水一级标准》（National Primary Drinking Water Regulation，NPDWR），并在 1979 年发布了非强制性的《国家饮用水二级标准》（National Secondary Drinking Water Regulation，NSDWR）。自此之后，美国的饮用水水质标准在《安全饮用水法》及其修正案所规定的框架内持续进行修订与完善。

2. 污染物识别与筛选策略

为有效应对不断变化的环境污染问题，1996 年《安全饮用水法》修正案构建了污染物识别与筛选策略，建立起一套动态更新的优先污染物筛选制度，以此确保饮用水能够实现从源头到末梢的全过程管理。

美国国家一级饮用水标准的制定主要遵循三个步骤：

一是确定污染物：首先需确定对哪些污染物进行管控，制定污染物候选名单（Contaminant Candidate List，CCL）。在制定 CCL 的过程中，需要按照先后顺序规划相关程序，并开展一系列与饮用水相关的研究工作，这些研究涵盖健康危害研究、工艺处理效果研究以及分析方法研究等多个方面。

二是设定优先权：基于 CCL，根据"未制定标准污染物监测规则"（Unregulated Contaminant Monitoring Rule，UCMR），以此评估候选污染物在水体中的存在状况，进而为制定新的标准提供有力依据。该监测程序每 5 年重复进行一次，UCMR 得出的监测数据会被存储在国家污染物数据库中。USEPA 运用经过同行验证的科学方法和数据进行了细致的技术评估，评估所涉及的因素包括：污染物在环境中的出现频率及浓度水平；人体对该污染物的暴露途径与暴露剂量；对一般人群以及敏感人群可能产生的健康危害；现有的检测分析方法的可行性与准确性；控制该污染物的技术可行性；标准实施对供水系统运行、经济成本以及公共卫生等方面的影响等。

三是制定标准：在综合考虑污染物基本数据以及第二步中所获取的健康危害数据的基础上，做出是否对该污染物进行管控的决定，并进一步制定最大污染物浓度限值或处理技术要求以及相应的监测要求。特别地，对于 1996 年后制定的所有饮用水标准，USEPA 必须进行成本效益分析，同时还需向公众公布相关信息。

除了上述 CCL、UCMR 以及标准确定等关键步骤外，美国饮用水水质标准制定过程中还包含一个重要程序，即六年复查评估。该程序要求在标准实施 6 年后，对标准的适用性进行全面评估，以确保标准能够持续有效地保障饮用水安全。

美国饮用水水质标准的修订同样遵循一套严谨的程序。其中，一个重要环节便是由 USEPA 定期制定和公布 CCL，并依据该清单中的指标来修订水质标准。根据 1996 年《安全饮用水法》修正案的规定，USEPA 必须定期制定并公布 CCL，以此作为相关标准修订的重要依据。USEPA 分别于 1998 年发布了 CCL1，其中列出了 60 种污染物候选指标；2005 年发布了 CCL2，包含 51 种污染物候选指标；2009 年发布了 CCL3，列出了 116 种污染物候选指标；2015 年给出了 CCL4 的候选名单建议稿，包含 112 种污染物候选指标，这些指标主要涵盖氯酸盐、亚硝胺类等消毒副产物；微囊藻毒素-LR；嗜肺军团菌、鸟分枝杆菌、福氏耐格原虫等微生物；锰；壬基酚等。

USEPA 通过未制定标准污染物监测规则（UCMR）来收集饮用水中候选污染物的监测数据，该项目中大部分污染物指标的选取是以污染物候选清单（CCL）为基础。UCMR 要求每 5 年监测的污染物数量不超过 30 种，监测分析结果存储在国家污染物数据库中。UCMR1 在 2001～2005 年期间实施，共监测了 25 种污染物；UCMR2 在 2007～2011 年实施，同样监测了 25 种污染物。2012～2016 年实施的第三期未制定标准的污染物监测规则（UCMR3）中的污染物指标主要包括 1,2,3-三氯丙烷、1,3-丁二烯等挥发性有机物；1,4-二氧六环（二噁烷）等人工合成有机物；钒、钼、钴、锶、六价铬、氯酸盐等无机物；全氟辛烷磺酸、全氟辛酸等全氟化合物；雌三醇、雌素酮等激素；肠道病毒和诺瓦克病毒等微生物。第四期未制定标准的污染物监测规则（UCMR4）的建议名单于 2015 年提出，并在 2017～2021 年期间实施，其监测指标主要包括蓝藻毒素；锗、锰等金属；α-六六六、毒死蜱等农药；溴化卤乙酸类；醇类；叔丁基羟基茴香醚等半挥发性有机物；TOC 等指示性指标。这些指标充分反映了当前美国在饮用水污染物指标方面的关注热点以及标准制定的发展趋势。

3. 污染物最大浓度目标值和污染物最大浓度值

从美国饮用水一级标准的具体内容来看，目前给出污染物指标限值或者处理技术要求的指标共计 87 项[15]，近年来该指标总数保持稳定。修订指标主要集中在微生物指标、消毒副产物指标和重金属指标等方面。基于 1996 年《安全饮用水法》修正案的要求，美国现行饮用水一级标准制定了两个不同的浓度值：污染物最大浓度目标值（maximum contaminant level goals，MCLGs）和污染物最大浓度值（maximum contaminant levels，MCLs）。MCLGs 值的确定仅考虑在该浓度下不会对人体产生任何已知的或潜在的健康影响，该限值作为一种理想的目标值，不具有强制执行性，且在制定过程中不考虑经济因素，即不考量达到该浓度值所需投入的成本。而 MCLs 是具有强制性的指标，其制定尽可能地接近 MCLGs，在制定 MCLs 时，需要综合考虑成本-收益分析、最佳可行性技术以及检测分析方法等多方面因素。

在现行的美国饮用水一级标准的 87 项指标中，有机物占 53 项，无机物 16 项，微生物 7 项，放射性 4 项，消毒副产物 4 项，消毒剂 3 项。一级标准中规定的微生物学指标包括隐孢子虫、贾第鞭毛虫、军团菌、病毒等，这些指标在其他国家的水质标准中相对较少见。此外，美国还将浑浊度列入微生物学指标范畴，这一举措反映了对浑浊度相关属性认识的转变。早在 20 世纪 70 年代初，美国就已开展饮水消毒副产物相关研究，认识到消毒副产物对人体健康的潜在风险。因此，美国饮用水水质标准对氯、二氧化氯和氯胺等消毒剂以及三卤甲烷、卤乙酸、亚氯酸盐、溴酸盐等消毒副产物提出了严格的浓度限值和控制要求。

美国现行的饮用水水质标准中，非强制性的二级标准 NSDWRs 共有 15 项。二级标准主要针对水中会对人体美容（如皮肤、牙齿等方面）或感官（如颜色、气味、味道等）产生影响的污染物设定了浓度限值，涵盖的污染物指标包括铝、氯化物、色度、铜、氟化物、味道、pH 等。

3.2.3　欧盟《饮用水水质指令》

欧盟在饮用水水质管理领域构建了一套较为完善且不断发展的标准体系。1980 年，欧盟发布了具有重要影响力的《饮用水水质指令》（80/778/EEC），成为欧洲各国制定本国水质标准的主要参照依据。该指令所涵盖的内容广泛，涉及微生物指标、毒理学指标、一般理化指标以及感官指标等多个类别。值得注意的是，对于大部分项目，指令同时设定了指导值和最大允许浓度，这为各国在水质管理方面提供了明确且具有操作性的量化标准。

1991 年，欧盟成员国供水协会对《饮用水水质指令》（80/778/EC）的实施情况展开了全面总结。基于此次总结所获取的经验和发现的问题，1995 年，欧盟启动了对 80/778/EC 的修订工作。经过数年的努力，1998 年 11 月，新的《饮用水水质指令》（98/83/EC）正式通过[16]。相较于旧版指令，该版水质指令在污染物指标数量上进行了调整，从原有的 66 项减少至 48 项。2015 年 10 月 7 日，欧盟（EU）发布了 2015/1787 号法规，主要聚焦对 98/83/EC 的附录Ⅱ和Ⅲ进行修订，并明确要求各成员国在 2017 年 10 月 27 日起，其法律、法规以及行政规章必须与该指令要求保持一致。欧盟指令 98/83/EC 的附录Ⅱ和Ⅲ在整个饮用水水质管理体系中占据着重要地位，详细制定了饮用水监测要求和参数的分析方法技术说明等关键内容。尽管法规进行了修订，但欧盟指令 98/83/EC 中各污染物指标限值目前仍然有效且适用。

其中，98/83/EC 指令的附录Ⅱ在监测频次设定方面做出重要调整，赋予各成员国在实践中的一定程度的灵活性，可依据实际情况对监测频率进行合理调整，但前提是必须清晰说明所处的特定环境条件以及所采用监测方法的适用范围。指令 98/83/EC 附录Ⅲ中对实验室分析方法有了更为严格和科学的要求。要求按照国际认可的程序或基于标准的方法进行操作，并且尽量使用经过验证的分析方法。此次修订引入了国际通行的最低定量检测浓度和测量不确定度的验证指标，推动分析方法验证与国际接轨。考虑到各成员国实验室的实际情况，欧盟给予了一定的过渡时间，允许成员国在有限时间内继续使用指令 98/83/EC 附录Ⅲ下原有的准确度、精密度和检出限等验证指标，以便实验室有足够的时间适应这种技术上的进步。值得一提的是，目前大量关于微生物参数分析的国际标准化组织（ISO）标准已经建立，这些新标准和技术发展成果在指令 98/83/EC 附录Ⅲ中得到了体现。

3.2.4　日本饮用水水质标准

日本在生活饮用水水质标准的制定与完善方面有着较为系统的发展脉络。1958 年，日本依据本国的《水道法》构建了第一部生活饮用水水质标准。该标准在指标选取上，着重聚焦于对人体健康产生直接危害，或者存在较高危害发生可能性的项目，涵盖了微生物指标、无机物指标以及感官指标等类别。自标准发布后，在一段时期内仅对个别指标进行了数次修订。

为有效应对水源水质污染加剧以及水体富营养化等环境问题，1992年日本政府对生活饮用水水质标准展开了全面修订，并于 1993 年 1 月正式实施。此次修订将水质指标数量从原有的 26 项扩充至 46 项。其中，与人体健康密切相关的指标达到 29 项，针对管网水也明确了 17 项必须满足的指标。此后，日本厚生劳动省不断对本国的饮用水水质标准进行更新与完善。目前，最新修订的标准[17]自2017年4月1日起实施，法定项目水质标准共计有51项。

日本现行的饮用水水质标准体系较为复杂，由法定项目、水质管理目标设定项目以及讨论项目三大部分构成。法定项目是依据日本《水道法》第4条的明确规定，在饮用水供应过程中必须严格达到的标准，其数量为51项。这些项目是保障饮用水安全的基本底线，对于维护公众健康起着关键作用。

水质管理目标设定项目是指在自来水中有可能被检测出，并且在水质管理过程中需要予以密切关注的项目，此类项目共有26项。值得注意的是，在水质管理目标设定项目中，农药类这一个项目就涵盖了120种具体的农药指标。而且，对于大部分农药指标，不仅要求测定其母体农药的含量，还需要测定其主要代谢产物的含量。这一规定充分体现了日本在饮用水农药污染防控方面的严谨态度，旨在更全面地评估和控制农药对饮用水水质的潜在影响。

讨论项目则有47项。这类项目的特点在于其毒性评价尚未最终确定，或者在自来水中的存在水平以及对水质的贡献水平尚不清晰。基于这些不确定性，目前这类指标还未被确定为法定项目或水质目标管理项目。但随着科学研究的深入和检测技术的进步，这些讨论项目有可能会被纳入更严格的管理范畴，从而进一步完善了日本的饮用水水质标准体系。

3.3　我国饮用水标准的制修订

《生活饮用水卫生标准》从保护群众身体健康和保证生活质量出发，对饮用水中与公众健康相关或影响水质感官性状的各种因素作出量值规定，对集中式供水单位生产、供应和运输等各环节的行为进行了规范，做到了有章可循、有规可依、有据可查。

我国《中华人民共和国标准化法》中规定，对保障人身健康和生命财产安全、国家安全、生态环境安全以及满足经济社会管理基本需要的技术要求，应当制定强制性国家标准。因此，《生活饮用水卫生标准》

属于我国保障饮用水安全的强制性国家标准，具有法定效力。我国目前还没有专门的饮用水卫生法，但我国的基本法律《中华人民共和国刑法》、一般法律《中华人民共和国传染病防治法》等法律条文中，都有与饮用水标准相关的法律规定。中华人民共和国卫生部、中华人民共和国建设部联合颁布的《生活饮用水卫生监督管理办法》围绕着饮用水卫生标准，对饮用水的卫生管理、卫生监督和处罚等做出了具体规定。

《生活饮用水卫生标准》在卫生法制管理中的地位和作用非常明确，是供水单位和管理机构从事饮用水生产、销售、检测、评价、监督、管理的重要依据。作为我国生活饮用水法制管理的重要内容，对改善和提高我国生活饮用水水质、保障公众健康发挥着重要的作用。

3.3.1 发展历程

我国政府对饮用水卫生安全十分重视，持续组织开展相关研究，不断制定、修订生活饮用水水质的相关标准。我国生活饮用水标准的发展历程经历了多个阶段，随着科技的进步、公众健康意识的提升以及对水质安全认知的深化，饮用水标准不断得到完善和提高。

1. 初步建立阶段（20世纪50年代）

《自来水水质暂行标准》：是新中国成立后最早的一部管理生活饮用水的技术标准，由卫生部于1954年发布，1955年5月在北京、天津、上海等12个城市开始试行。

《饮用水水质标准》（草案）：由卫生部和国家建设委员会共同审查批准，于1956年发布，1956年12月1日实施。该标准是在《自来水水质暂行标准》试行的基础上，参考国外相关标准制定的。标准中规定了四个方面的15项指标，其中微生物指标包括细菌总数、总大肠菌群等2项；毒理学指标包括氟化物、铅、砷等3项；感官性状和一般化学指标包括透明度、色度、臭和味、pH、总硬度、铜、锌、总铁、酚等9项；消毒剂指标包括余氯等1项。该标准基本构建了我国饮用水标准中的微生物指标、毒理学指标、感官性状和一般化学指标以及消毒剂指标的体系架构。

《集中式生活饮用水水源选择及水质评价暂行规则》：由卫生部和

国家建设委员会于 1956 年 12 月 28 日共同审查批准，1957 年 4 月 1 日起实施。其对水源选择、水质评价的原则以及水样采集和检验要求进行了规定。

《生活饮用水卫生规程》：由卫生部和建筑工程部于 1959 年 8 月 31 日联合发布，1959 年 11 月 1 日开始实施。该规程包括水质指标、水源选择和水源卫生防护三部分内容，是在《饮用水水质标准》（草案）和《集中式生活饮用水水源选择及水质评价暂行规则》基础上修订完成的，水质指标由 15 项调整为 17 项，在原有指标的基础上进一步增加了 2 项指标，即浑浊度和水中不得含有肉眼可见的水生生物及令人嫌恶的物质。

2. 逐步发展阶段（20 世纪 70～80 年代）

《生活饮用水卫生标准》（试行，TJ 20-760）：由卫生部和国家建设委员会于 1976 年共同审查批准，1976 年 12 月 1 日实施，该标准包括总则、水质标准、水源选择、水源卫生防护和水质检验五部分内容，在《生活饮用水卫生规程》基础上修订而成，水质指标由 17 项调整为 23 项，主要包括细菌总数、总大肠菌群等 2 项微生物指标；砷、汞、铅、镉、六价铬、硒、氟化物、氰化物等 8 项毒理学指标；浑浊度、色度、臭和味、肉眼可见物、总硬度、pH、酚、阴离子合成洗涤剂、铁、锰、铜、锌等 12 项感官性状和一般化学指标以及余氯等 1 项消毒剂指标，毒理学指标从 3 项增至 8 项，补充了多项重金属及氰化物的控制要求，感官性状和一般化学指标从 9 项增至 12 项，增加了阴离子合成洗涤剂、锰等指标的控制要求。同时将标准名称修改为《生活饮用水卫生标准》，该名称一直沿用至今。

《生活饮用水卫生标准》（GB 5749—1985）：由卫生部于 1985 年发布，1986 年 10 月 1 日实施。标准中包括总则、水质标准和卫生要求、水源选择、水源卫生防护和水质检验五部分内容，提出限值的水质指标增至 35 项，增加了硫酸盐、氯化物、溶解性总固体、银、硝酸盐、三氯甲烷、四氯化碳、苯并[a]芘、六六六、滴滴涕、总α放射性和总β放射性等 12 项指标，将总α放射性和总β放射性等放射性指标和与人体健康密切相关的三氯甲烷、四氯化碳、苯并[a]芘、六六六、滴滴涕等有机化合物指标纳入标准，自此我国饮用水标准中的体系架构由原来的微生物指标、毒理学指标、感官性状和一般化学指标以及消毒剂指标四类扩增至微生物指标、毒理学指标、感官性状和一般化学指标、消毒剂指标以及放射性指标五类，该指标体系架构一直沿用至今。

3. 全面提升阶段（21世纪初）

《生活饮用水卫生标准》（GB 5749—2006）：由卫生部和国家标准化管理委员会于2006年12月29日联合发布，2007年7月1日实施。该标准是在《生活饮用水卫生标准》（GB 5749—1985）基础上，参考世界卫生组织（World Health Organization，WHO）、欧盟和美国等国际组织或国家的水质标准，并结合我国实际情况修订而成，水质指标从35项增加至106项，其中常规指标42项，非常规指标64项，另在资料性附录中列出参考指标28项。进一步加强了对微生物指标、有机物指标和消毒剂指标的卫生要求。该标准适用于城乡各类生活饮用水的水质评价，结合我国的实际情况，对浑浊度、硝酸盐和耗氧量等3项指标提出了限定性要求，对农村小型集中式供水和分散式供水中菌落总数等14项指标采取了暂时放宽的过渡性要求。

4. 修订完善阶段（2018～2023年）

《生活饮用水卫生标准》（GB 5749—2022）：由国家市场监督管理总局和国家标准化管理委员会于2022年3月15日联合发布，2023年4月1日开始实施。该标准主要包括生活饮用水水质要求、生活饮用水水源水质要求、集中式供水单位卫生要求、二次供水卫生要求、涉及饮用水卫生安全的产品卫生要求、水质检验方法等内容，水质指标从106项调整到97项，其中常规指标43项，扩展指标54项。在资料性附录中列出了55项水质参考指标及限值。《生活饮用水卫生标准》（GB 5749—2022）真正实现了城市和农村生活饮用水水质标准的统一。我国饮用水水质标准的发展历程及水质指标变化情况见表3-1。

表3-1 我国饮用水水质标准的发展历程

名称	水质指标数量	发布单位	实施日期	指标名称
自来水水质暂行标准	—	卫生部	1955年5月	—

续表

名称	水质指标数量	发布单位	实施日期	指标名称
饮用水水质标准（草案）	15项	国家建设委员会和卫生部	1956年12月	透明度、色度、臭和味、细菌总数、总大肠菌群、总硬度、pH、氟化物、酚、余氯、砷、铅、铁、铜、锌
集中式生活饮用水水源选择及水质评价暂行规则	—	国家建设委员会和卫生部	1957年4月	—
生活饮用水卫生规程	17项	卫生部和建筑工程部	1959年11月	浑浊度、透明度、色度、臭和味、细菌总数、总大肠菌群、肉眼可见物、总硬度、pH、氟化物、酚、剩余氯、砷、铅、铁、铜、锌
生活饮用水卫生标准（TJ 20-760）	23项	国家建设委员会和卫生部	1976年12月	浑浊度、色度、臭和味、细菌总数、总大肠菌群、肉眼可见物、总硬度、pH、氟化物、酚、阴离子合成洗涤剂、氰化物、剩余氯、砷、汞、铅、铁、锰、硒、镉、六价铬、铜、锌
生活饮用水卫生标准（GB 5749—1985）	35项	卫生部	1986年10月	色度、浑浊度、臭和味、肉眼可见物、pH、总硬度（以碳酸钙计）、铁、锰、铜、锌、挥发酚类（以苯酚计）、阴离子合成洗涤剂、硫酸盐、氯化物、溶解性总固体、氟化物、氰化物、砷、硒、汞、镉、铬（六价）、铅、银、硝酸盐（以氮计）、三氯甲烷、四氯化碳、苯并[a]芘、滴滴涕、六六六、细菌总数、总大肠菌群、游离余氯、总α放射性、总β放射性
生活饮用水卫生标准（GB 5749—2006）	106项	卫生部和国家标准化管理委员会	2007年7月	常规指标： 总大肠菌群、耐热大肠菌群、大肠埃希氏菌、菌落总数、砷、镉、铬（六价）、铅、汞、硒、氰化物、氟化物、硝酸盐（以N计）、三氯甲烷、四氯化碳、溴酸盐、甲醛、亚氯酸盐、氯酸盐、色度、浑浊度、臭和味、肉眼可见物、pH、铝、铁、锰、铜、锌、氯化物、硫酸盐、溶解性总固体、总硬度（以 $CaCO_3$ 计）、耗氧量（COD_{Mn}法，以 O_2 计）、挥发酚类（以苯酚计）、阴离子合成洗涤剂、总α放射性、总β放射性、氯气及游离氯制剂（游离氯）、一氯胺（总氯）、臭氧、二氧化氯

续表

名称	水质指标数量	发布单位	实施日期	指标名称
生活饮用水卫生标准（GB 5749—2006）	106项	卫生部和国家标准化管理委员会	2007年7月	非常规指标： 贾第鞭毛虫、隐孢子虫、锑、钡、铍、硼、钼、镍、银、铊、氯化氰（以CN⁻计）、一氯二溴甲烷、二氯一溴甲烷、二氯乙酸、1,2-二氯乙烷、二氯甲烷、三卤甲烷、1,1,1-三氯乙烷、三氯乙酸、三氯乙醛、2,4,6-三氯酚、三溴甲烷、七氯、马拉硫磷、五氯酚、六六六（总量）、六氯苯、乐果、对硫磷、灭草松、甲基对硫磷、百菌清、呋喃丹、林丹、毒死蜱、草甘膦、敌敌畏、莠去津、溴氰菊酯、2,4-滴、滴滴涕、乙苯、二甲苯（总量）、1,1-二氯乙烯、1,2-二氯乙烯、1,2-二氯苯、1,4-二氯苯、三氯乙烯、三氯苯（总量）、六氯丁二烯、丙烯酰胺、四氯乙烯、甲苯、邻苯二甲酸二（2-乙基己基）酯、环氧氯丙烷、苯、苯乙烯、苯并[a]芘、氯乙烯、氯苯、微囊藻毒素-LR、氨氮（以N计）、硫化物、钠
生活饮用水卫生标准（GB 5749—2022）	97项	国家市场监督管理总局和国家标准化管理委员会发布，国家卫生健康委员会提出并归口	2023年4月	常规指标： 总大肠菌群、大肠埃希氏菌、菌落总数、砷、镉、铬（六价）、铅、汞、氰化物、氟化物、硝酸盐（以N计）、三氯甲烷、一氯二溴甲烷、二氯一溴甲烷、三溴甲烷、三卤甲烷、二氯乙酸、三氯乙酸、溴酸盐、亚氯酸盐、氯酸盐、色度、浑浊度、臭和味、肉眼可见物、pH、铝、铁、锰、铜、锌、氯化物、硫酸盐、溶解性总固体、总硬度（以$CaCO_3$计）、高锰酸盐指数（以O_2计）、氨（以N计）、总α放射性、总β放射性、游离氯、总氯、臭氧、二氧化氯

续表

名称	水质指标数量	发布单位	实施日期	指标名称
生活饮用水卫生标准（GB 5749—2022）	97项	国家市场监督管理总局和国家标准化管理委员会发布，国家卫生健康委员会提出并归口	2023年4月	扩展指标：贾第鞭毛虫、隐孢子虫、锑、钡、铍、硼、钼、镍、银、铊、硒、高氯酸盐、二氯甲烷、1,2-二氯乙烷、四氯化碳、氯乙烯、1,1-二氯乙烯、1,2-二氯乙烯（总量）、三氯乙烯、四氯乙烯、六氯丁二烯、苯、甲苯、二甲苯（总量）、苯乙烯、氯苯、1,4-二氯苯、三氯苯（总量）、六氯苯、七氯、马拉硫磷、乐果、灭草松、百菌清、呋喃丹、毒死蜱、草甘膦、敌敌畏、莠去津、溴氰菊酯、2,4-滴、乙草胺、五氯酚、2,4,6-三氯酚、苯并[a]芘、邻苯二甲酸二（2-乙基己基）酯、丙烯酰胺、环氧氯丙烷、微囊藻毒素-LR（藻类暴发情况发生时）、钠、挥发酚类（以苯酚计）、阴离子合成洗涤剂、2-甲基异莰醇、土臭素

3.3.2 《生活饮用水卫生标准》（GB 5749）内容及特点

1. GB 5749—1985

《生活饮用水卫生标准》适用于城乡供生活饮用的集中式给水（包括各单位自备的生活饮用水）和分散式给水。标准系统地涵盖了生活饮用水的各个方面，从水质要求到水源保护，再到供水单位的卫生管理，形成了一个完整的标准体系。在《生活饮用水卫生标准》（试行，TJ 20-760）的基础上，参考世界卫生组织（WHO）的《饮用水水质准则》和美国《国家饮用水一级标准》和《国家饮用水二级标准》编制而成。具备以下特点：在符合国情的前提下，尽量吸取了国际组织和发达国家饮用水标准中的先进部分，在与世界接轨方面有了很大进步；使水质指标从23项增至35项，增加了硫酸盐、氯化物、溶解性总固体、银、硝酸盐三氯甲烷、四氯化碳、苯并[a]芘、滴滴涕、六六六、总α放射性和总β放射性。并首次列入了与人体健康有关的有机化合物标准限值和放射性指标的参考水平；同时颁发了GB/T 5750—1985《生活饮用水标准检验法》，提供 40 项检验指标的 71 个检验方法。

2. GB 5749—2006

1985 年版《生活饮用水卫生标准》的颁布对提高和保障生活饮用水的卫生安全发挥了重大作用。但随着我国经济社会快速发展，带来了一些新的水质问题。为了更好地保障人民饮水安全，卫生部和国家标准化管理委员会于 2006 年 12 月 29 日联合发布《生活饮用水卫生标准》（GB 5749—2006）。标准中包括范围、规范性引用文件、术语和定义、生活饮用水水质卫生要求、水源水质卫生要求、集中式供水单位卫生要求、二次供水卫生要求、涉水产品卫生要求、水质监测和水质检验方法等十部分内容，水质指标增至 106 项，其中常规指标 42 项，非常规指标 64 项。该标准具有以下特点。

1）提高对水质的要求

该标准水质指标项目由原标准的 35 项增至 106 项，增加了 71 项，修订了 8 项。其中，微生物指标由 2 项增加至 6 项；饮用水消毒剂由 1 项增加至 4 项；毒理指标由 15 项增至 74 项；感官性状和一般理化指标由 15 项增至 20 项。另外，由于一氯胺、臭氧、二氧化氯等消毒剂在一些水处理工艺使用，新版标准增加了对这些消毒剂余量及其副产物的要求。一些对健康危害大、原标准偏宽的如铅、镉、四氯化碳等指标限值从严修订。新版标准还增加了资料性附录，列出了 28 项水质参考指标及限值，其中微生物指标 2 项，无机物指标 2 项，有机物指标 24 项。当饮用水中含有这些指标时，可参考资料性附录指标限值进行评价。

2）实现饮用水标准的国际接轨

根据我国社会经济发展水平、检验技术能力等条件，依据标准制定或者修订可等同、修改或参照采用国际标准和国外先进标准的原则，本次修订工作主要参考了世界卫生组织《饮用水水质准则》（2004）及补充本（2006）、欧盟《饮用水水质指令》（1998）、美国《饮用水标准和健康参考值》（2004）、俄罗斯《国家饮用水卫生标准》（2002）和日本《饮用水水质基准》（2004）。由于各地区生活饮用水水质和水处理工艺存在差异，新版标准选择了较多项目以尽可能涵盖不同情况，一方面力求与国际标准发展趋势保持一致，另一方面结合我国现状，反映我国实际问题。

3）统筹考虑城乡饮用水卫生问题

在该标准颁布之前，我国农村饮水一直参照《农村实施〈生活饮用水卫生标准〉准则》进行水质评价。该标准在修订过程中统筹考虑城乡饮用水卫生问题，将城乡饮水安全的要求纳入同一个标准文本中。该标准适用于城乡各类集中式供水和分散式供水。但由于我国地域广大，城乡发展不均衡，农村地区受经济条件、水源及水处理能力等限制，实际尚难达到与城市相同的饮用水水质要求。本着以人为本和实事求是的原则，该标准对农村小型集中式供水和分散式供水采用了过渡办法，在保证饮用水基本安全的基础上对 14 项水质指标进行了适度放宽。

4）与国内相关标准协调一致

饮水安全保障是一项系统工程，水源保护、水质处理、饮水监测监督等各个环节缺一不可。该标准引用了 9 个与本标准内容有关的国家标准或行业标准、规范，涉及饮用水水源水质、二次供水、涉水产品、供水单位的卫生要求与水质监测等，使标准的内容与现有标准不重复，且内容上保持协调一致。

3. GB 5749—2022

随着我国经济社会快速发展，水源保护和水污染防治工作的不断推进，净水处理工艺和水质检测技术不断进步，污染物毒理学评价方法的不断完善，为生活饮用水标准的修订提供了重要的契机。2018 年，国家卫生计生委经过标准评估，启动了对《生活饮用水卫生标准》（GB 5749—2006）的修订工作，百余位来自卫生健康、生态环境、住建、水利、自然资源等相关部门的专家以及高等院校、科研机构等相关领域的专家参与了本次标准修订。

本次标准修订以保护人民群众饮水健康为根本目的，坚持"从源头到龙头"的系统化管理思路，依据城市与农村相结合、科学性与可实施性相结合、符合国情与国际接轨相结合、协调性与衔接性相结合四项原则，以健康风险评估为基础开展了水质指标遴选、限值制定等工作，完善了以健康风险评估为基础的标准制修订机制，吸纳"十一五"至"十三五"期间国家水体污染控制与治理科技重大专项中与饮用水相关的一批重要科研成果，对 150 项水质指标进行了专题研究和充分论证，保障指标修订的科学性、合理性、规范性，同时通过全文强制的管理性要求，对保证饮用水安全提出了新的技术依据和准绳。新标准按照常规指标和扩展指标进行分类，水质指标数量由 106 项调整到了 97 项，增加了 4 项指标，删除了 13 项指标。与 2006 版饮用水标准相比，具有以下特点：

1) 优化水质指标分类方式

2006 版饮用水标准将水质指标分为了常规指标（42 项）和非常规指标（64 项），新标准根据我国仍然存在着明显的水质地区性和季节性差异的实际情况，延续了将指标进行分类的方式，保留了常规指标，将非常规指标调整为扩展指标，以更便于标准使用者的理解和应用。其中，常规指标是指反映生活饮用水水质基本状况的指标；扩展指标是指反映地区生活饮用水水质特征及在一定时间内或特殊情况下水质状况的指标。

2) 统一城乡供水水质评价要求

2006 版饮用水标准鉴于当年我国农村的供水状况，从标准可实施性出发，对农村部分供水提出了 14 项指标的过渡性放宽要求。十余年来，我国政府持续强力推进农村饮用水安全保障工作，农村供水保障水平稳步提升，城乡供水差距逐年缩小。为全面推动我国饮用水安全整体水平，新标准删除了针对部分农村供水的过渡性要求，统一了城市和农村的饮用水水质评价要求；同时，鉴于现阶段我国城乡部分小型集中式供水和分散式供水仍存在的水处理工艺简单、处理技术落后、管理水平偏低等实际情况，从标准的可实施性出发，对菌落总数、氟化物、浑浊度和硝酸盐（以 N 计）等 4 项指标采取了过渡性要求。

3) 强化消毒的科学性及精准性

消毒是控制饮用水生物风险的最有效手段，但是消毒的过程中可能会生成三卤甲烷、卤乙酸等消毒副产物，部分消毒副产物的高水平暴露会带来化学风险，造成健康危害。新标准调低了出厂水和末梢水中余氯的高限值（从 4 mg/L 降至 2 mg/L），同时将常见的氯化消毒副产物、二氧化氯消毒副产物和臭氧消毒副产物都作为常规指标，强化了饮用水消毒的科学性及精准性。

4）提升对饮用水感官性状的要求

感官性状指标与公众喝水时的口感、舒适度密切相关。新标准一方面延续了对感官性状指标进行强制化管理的要求，另一方面还结合我国近几年比较突出的水质风险问题，如部分水源特定季节出现水体异臭异味等情况，在原有的感官性状指标和一般化学指标的基础上，又补充了土臭素和2-甲基异莰醇两项指标，进一步强化了对水质感官的管控要求。

3.3.3 与发达国家标准比较

1. 世界卫生组织

指标数量与分类：《饮用水水质准则》（第4版）[14]在化学指标等方面内容详尽，给出了准则值的指标众多，而我国《生活饮用水卫生标准》（GB 5749—2022）的指标体系是结合国情制定的，正文指标97项，包括常规指标和扩展指标。

微生物指标：WHO强调微生物安全性的综合评估和风险管理方法，对于一些新兴微生物风险关注较多。我国标准中规定了常规微生物指标如总大肠菌群、耐热大肠菌群、大肠埃希氏菌、菌落总数等，在实际检测和风险控制中也在不断加强对新的微生物风险的监测和防控。

化学物质指标：WHO的准则对化学物质的研究和规定较为全面和深入，会及时更新对各类化学物质的准则值。我国《生活饮用水卫生标准》（GB 5749—2022）在参考WHO标准的基础上，根据国内的水源情况、污染现状和处理技术等确定化学物质的指标限值，如在重金属指标方面，与WHO标准基本一致，但个别指标限值可能存在一定差异。

放射性指标：WHO制定了放射性指标的准则，我国《生活饮用水卫生标准》（GB 5749—2022）也有放射性指标的规定，并且随着对核安全等问题的重视，在不断完善放射性指标的监测和管理。

2. 美国

指标体系与分类：美国饮用水标准[15]分为一级标准和二级标准，一级标准为强制性标准，适用于公共给水系统，共87项指标；二级标准为非强制性标准，用于控制水中对美学或感官有影响的污染物浓度。我国《生活饮用水卫生标准》（GB 5749—2022）不分此类级别，统一规定各类指标限值。

微生物指标：美国把浑浊度列为微生物指标，不仅仅将其局限在感官上，更重视其作为细菌和病毒载体的属性。我国《生活饮用水卫生标准》（GB 5749—2022）中的微生物指标主要侧重于直接反映水体受粪便污染和微生物污染的情况。

化学物质指标：美国对水中的重金属、有机物、农药等化学物质的限值规定较为严格，特别是对于一些新兴污染物如全氟及多氟烷基化合物（PFAS）等建立了污染物最大浓度值（MCLs）。我国《生活饮用水卫生标准》（GB 5749—2022）在化学物质指标方面不断更新和完善，但在部分污染物的管控上与美国存在一定差异，如对PFAS类物质的管控目前尚未像美国那样全面和具体。

管道系统要求：美国只允许使用不锈钢和球墨铸铁管，更为坚固与卫生。而我国在管道系统方面，虽然对二次供水设施等有卫生要求，但在管材的规定上相对较为宽泛。

3. 欧盟

指标数量与分类：欧盟《饮用水水质指令》[16]对各项指标规定严格，且要求成员国建立严格的饮用水监测和管理体系。其在农药、全氟和多氟类物质等方面做了总量限定，且指标限值较低。我国《生活饮用水卫生标准》（GB 5749—2022）中未规定农药总量限值，在全氟化合物等指标管控上也存在一定差异。

微生物指标：欧盟对于微生物指标的规定与我国类似，但在具体的检测方法和限值要求上可能存在一定的细微差别，如在对一些特定微生物的检测频率和限值设定上可能不同。

化学物质指标：欧盟在重金属指标方面与我国标准相近，但在一些有机污染物和新兴污染物的管控上相对更为严格和细致，对部分化学物质的限值更低。

水源保护与管理：欧盟在水源保护方面要求成员国建立严格的监测和管理体系，从水源地到供水系统的整个过程都有严格的质量控制措施。我国《生活饮用水卫生标准》（GB 5749—2022）也强调水源保护，但在具体的管理措施和执行力度上可能与欧盟存在一定差距。

4. 日本

指标数量与分类：日本的饮用水水质标准中[17]，法律规定必须要达到的指标项目仅为 51 项，其他项目为水质目标管理项目和需要探讨的项目。我国《生活饮用水卫生标准》（GB 5749—2022）的指标数量相对较多，且分类更为细致。

微生物指标：日本在微生物菌类的检测等方面严格执行标准，与我国类似，但在具体的检测指标和限值上可能存在一定差异。

化学物质指标：日本在有机物的含量标准等方面有自己的规定，与我国《生活饮用水卫生标准》（GB 5749—2022）在部分有机污染物和重金属指标的限值上有所不同。例如，铅的限值方面，我国《生活饮用水卫生标准》（GB 5749—2022）规定铅（Pb）≤0.01 mg/L（即 10 μg/L），日本《饮用水水质基准》（2021 年修订）规定铅（Pb）≤0.01 mg/L（10 μg/L），但在特别附加条款中，对于老旧铅制供水管道的区域，允许过渡期（至 2036 年）内暂放宽至 0.05 mg/L。

水质目标管理：日本提出了一些快适水质指标和监视项目，虽然不作为强制性检验项目，但体现了对饮用水质量更高的要求。我国《生活饮用水卫生标准》（GB 5749—2022）目前主要侧重于保障饮用水的基本安全和卫生。

3.3.4 未来发展

自 1955 年 5 月我国发布了《自来水水质暂行标准》（试行）之后，经过多次修订和完善，我国饮用水卫生标准内容逐渐丰富，初步建立了"从源头到龙头"的饮用水标准体系，饮用水安全保障水平也逐步提升。但从饮用水卫生标准的长远发展来看，仍然存在诸如法律体系支撑不足、协调性不足、修订机制不完善、基础性研究相对薄弱等问题，针对这些问题提出以下建议。

1. 加强法制化建设

饮用水安全是人类健康的基本保障，是关系国计民生的重要公共资源。截至目前，我国尚没有颁布饮用水安全法。虽然在《中华人民共和国传染病防治法》《中华人民共和国水污染防治法》《中华人民共和国刑法》《中华人民共和国食品安全法》等多部法律中规定了饮用水安全的部分管理性要求，但因为上述法律各有侧重，对饮用水的管理要求难以做到全面、细致。

美国于1974年颁布《安全饮用水法》，该法被评价为"在美国饮用水安全管理发展史上具有里程碑意义"，日本更是早在1958年就颁布了《水道法》，规范对饮用水安全的管理要求，其后两个国家对相关条款和内容还进行过多次的修订和完善（日本《水道法》于2018年12月12日进行了修订；美国《安全饮用水法》分别于1986年和1996年进行了修订）。上述两部法律除了界定各部门在饮用水管理上的法定职责之外，还分别规定了饮用水国家标准的制修订程序和要求，为建立和强化两国的饮用水标准体系建设、提高饮用水安全保障水平发挥了重要作用。

我国的饮用水管理架构和管理环节相对复杂，涉及生态环境、住建、水利、卫生健康等多个行政管理部门，以及地方政府（水源保护）、供水企业（供水保障）和化学处理剂、输配水设备、防护涂料等涉水产品生产企业（涉水产品卫生安全）等多个机构或管理对象，通过法律文件界定各部门和各级政府管理职责，规范供水企业和涉水产品生产企业生产行为，确定饮用水标准的制修订程序和要求，将有助于我国饮用水安全保障工作的持续改进和稳步提升。

2. 明确协调性要求

饮用水安全保障工作是系统工程，涉及取水、净水、输配水、二次供水和龙头水等多个环节，其中水源水和龙头水作为饮用水安全保障链条上的起点和终点，意义尤为重大。1993年，建设部发布了行业标准《生活饮用水水源水质标准》（CJ 3020—93），但因年代久远，目前的水源水评价并未按此标准执行，而是执行《地表水环境质量标准》（GB 3838—2002，以地表水为水源时执行）和《地下水质量标准》（GB/T 14848—2017，以地下水为水源时执行）。这两个标准性质不同，《地表水环境质量标准》（GB 3838—2002）是强制性标准，《地下水质量标准》（GB/T 14848—2017）是推荐性标准。此外，由于两个标准的管理目标不仅限于水源，同时要兼顾水生生物保护、地下水质量保护等其他目标，且与自来水厂的工艺结合度不高，由此造成两个标准中规定的指标和限值要求与饮用水标准内容不匹配，个别指标甚至存在限值倒挂的情况，对标准执行单位造成了困扰。根据饮用水的水质要求及净水处理技术条件等制定专门的饮用水水源水质国家标准，统筹城市和农村不同水源类型的水质问题，确定水源水的指标和限值要求，将有助于开展目标明确的源头治理和污染控制。

3. 建立滚动修订机制

除了源头和龙头外，过程控制对饮用水安全也至关重要。目前，我国已基本建立了"从源头到龙头"的技术管理策略，在 GB 5749 中对水源、净水、输配水、储水等每个关键控制点都提出了卫生要求，分别引入了 GB 3838《地表水环境质量标准》和 GB/T 14848《地下水质量标准》（水源），《生活饮用水集中式供水单位卫生规范》、GB/T 17218《饮用水化学处理剂卫生安全性评价》和《生活饮用水消毒剂和消毒设备卫生安全评价规范（试行）》（净水），GB/T 17219《生活饮用水输配水设备及防护材料的安全性评价标准》（输配水），GB 17051《二次供水设施卫生规范》（储水）等文件。但从上述文件的现行有效版本可以看出，标准滞后情况普遍存在，GB 17051 发布于 1997 年，GB/T 17218 和 GB/T 17219 发布于 1998 年，GB 3838《地表水环境质量标准》发布于 2002 年，《生活饮用水集中式供水单位卫生规范》和《生活饮用水消毒剂和消毒设备卫生安全评价规范（试行）》尚未纳入标准体系。建立滚动的标准制修订机制，根据社会发展、技术进步和公众诉求，不断健全标准体系、完善标准内容，将有助于推动我国饮用水安全管理的系统化进程。

4. 强化基础性研究

随着经济社会的发展和检测水平的提升，越来越多的新污染物被发现，对新污染物暴露水平、健康效应、净化技术和检验技术等方面开展基础性研究的需求越来越迫切。目前，国家已搭建了完善的城乡饮用水水质监测网络，在全国范围内开展标准内污染物暴露水平的调查及管控工作。但对于种类数量繁多、来源错综复杂的新污染物，还有很多的工作盲区，虽然已初步搭建了新污染物风险监测网络，但相关筛查程序尚未确立，风险监测和健康评估体系尚不健全。新污染普遍存在浓度低、毒性大等特点，高灵敏度的检测方法开发和完善的污染物健康危害效应研究也成为重大需求。今年，我国全面启动了新污染物环境治理工作，以此为契机开展饮用水中新污染物的"筛、评、控"，将有助于使我国饮用水水质标准持续保持科学性和针对性。

3.4 我国地方饮用水标准的发展

3.4.1 地方对国家饮用水卫生标准的扩增

1. 深圳市

深圳地方标准主要包括《生活饮用水水质监督检查技术规范》（DB4403/T 435—2024）和《生活饮用水水质标准》（DB4403/T 60—2020）。与国家最新发布的《生活饮用水卫生标准》（GB 5749—2022）相比，深圳市，在保障饮用水安全方面采取了更为严格的水质控制措施。

在适用范围上，专注本地公共供水系统，包括二次供水，旨在确保全市范围内公共场所和居民用户自来水直饮目标的实现，体现了地方标准在特定地理和社会经济背景下的精细化管理和个性化需求。

在微生物指标方面，菌落总数的限值设定为 50 MPN/mL 或 CFU/mL，相较于国家标准的 100 MPN/mL 或 CFU/mL 更为严格。此外，保留了耐热大肠菌群（"不得检出"）这一检测项目。在毒理指标方面，普遍采用了更为严格的限值，如镉≤0.003 mg/L、汞≤0.0001 mg/L、氰化物≤0.01 mg/L、氟化物≤0.8 mg/L、亚硝酸盐（以 N 计）≤0.1 mg/L、溴酸盐（使用臭氧时测定）≤0.005 mg/L 等。

在感官性状和一般化学指标方面，提出更高要求，如浑浊度≤0.5 NTU、色度≤10 度、高锰酸盐指数（COD_{Mn}法，以 O_2 计）≤2 mg/L、溶解性总固体≤500 mg/L、总硬度（以 $CaCO_3$ 计）≤250 mg/L 等，以提升饮用水的视觉和口感体验。同时，增加"气味"这一量化指标，限值为≤3 TON，用于更全面地反映饮用水的实际感官特性。在消毒剂常规指标方面，对于总氯的限值更加严格，即≤2 mg/L。此外，还特别强调若干非常规指标，如双酚 A，设置了更严格的丙烯醛限量标准，并设定了相应的限值，即≤0.01 mg/L。这些额外增加或更为严格的指标反映了深圳市针对本地实际情况所采取的更为严谨的预防措施。在放射性指标方面，进一步明确了具体的核素分析评价方法，确保饮用水中放射性物质不会对人体健康构成威胁。

总体上，深圳市水质标准不仅涵盖了国家标准中的所有基本要求，而且通过提高现有项目的限值、增加新的检测项目等方式，实现了对饮用水质量更为全面和细致的管理。

2. 上海市

上海市地方标准《生活饮用水水质标准》（DB 31/T 1091—2018），是我国第一部地方水质标准，以国家《生活饮用水卫生标准》（GB 5749—2006）为基础，综合考虑了上海原水、饮用水水质特点，结合上海城市规划要求及经济发展能力，接轨全球主要发达国家和组织的饮用水水质要求，提出具有地方需求特征的生活饮用水水质标准。

1）对先进水质要求全面接轨

上海市地方标准主要基于我国国家标准（以下简称"国标"）、世界卫生组织（WHO）《饮用水水质准则》（第 4 版）、美国环境保护署（USEPA）饮用水标准和欧盟《饮用水水质指令》，并部分参考了日本饮用水水质标准，所有引入或提标的指标均通过与上海现状水质情况进行参照，复核其合理性，实现上海市地标和国际先进水质标准的全面接轨。

与国标（GB 5749—2006）相比，上海市地标控制指标由 106 项增加至 111 项（常规指标 49 项，非常规指标 62 项）。新增指标主要针对上海原水水质特点和饮用水水质安全需求，如锑、亚硝酸盐氮、三卤甲烷及其分量、氨氮等常规指标，以及 2-甲基异莰醇（MIB）、土臭素、N-二甲基亚硝胺（NDMA）、总有机碳（TOC）等非常规指标。同时，还对 40 项指标的限值进行了修订，其中常规指标提标 17 项，非常规指标提标 23 项。提标依据主要包括参照国际标准、国内标准、控制消毒副产物、改善水质等。例如，镉、亚硝酸盐氮、铁、锰等指标的限值参照 WHO、美国、欧盟、日本等国际标准进行了降低；溶解性总固体、总硬度、汞、阴离子合成洗涤剂等指标的限值参照我国《地表水环境质量标准》（GB 3838—2002）进行了调整；三卤甲烷（总量）、溴酸盐、甲醛等指标的限值则根据消毒副产物控制要求进行了优化。

2）持续修订

上海《生活饮用水水质标准》（DB31/T 1091—2018）发布实施以来，为提高上海市供水水质保障起到了重要作用。随着国家《生活饮用水卫生标准》（GB 5749—2022）颁布实施，地方标准亟待与上位标准衔接，需要开展修订工作。上海市市场监督管理局于 2022 年 12 月 9 日发文《关于下达 2022 年度第四批上海市地方标准制修订项目计划的通知》（沪市监标技〔2022〕524 号），批复同意对 DB31/T 1091—2018《生活饮用水水质标准》进行修订。

上海市地方标准 DB31/T 1091 征求意见稿在多个方面对国家标准 GB 5749—2022 进行了调整和补充：

在适用范围上，明确规定适用于全市公共供水系统，包括二次供水；增加更多地方性的规范文件引用，如 CJ/T 206《城市供水水质标准》，并明确了依据该标准进行水质评价，以适应本地特定的水源条件和技术要求。

在指标数量和分类方面，水质指标由原来的 111 项调整为 102 项，分为常规指标 48 项和扩展指标 54 项。与修订后的国标一致，新增高氯酸盐、乙草胺 2 项指标，并删除了耐热大肠菌群、甲醛等 13 项指标；将"常规指标和非常规指标"也调整为"常规指标和扩展指标"，但对部分指标名称进行了调整，例如耗氧量（COD_{Mn} 法，以 O_2 计）改为高锰酸盐指数（以 O_2 计），氨氮（以 N 计）改为氨（以 N 计）等，以确保术语的一致性和准确性。此外，还额外新增溴化物 1 项指标。

在限值调整方面，对若干关键指标设定更为严格的限值。例如，亚硝酸盐（以 N 计）、色度、铝、高锰酸盐指数（以 O_2 计）、亚硝基二甲胺等指标的限值均低于（严于）国标；根据监测意义、检出情况等因素，调整了 9 项指标的分类，如二氯乙酸、三氯乙酸、2-甲基异莰醇、土臭素等，进一步优化水质管理的重点领域。

此外，上海市地标修订稿中增加了水厂工艺过程水质要求章节，提出了浑浊度控制、消毒剂余量控制、臭氧-生物活性炭工艺运行等具体要求，以确保水处理过程的有效性和稳定性。针对四大水源地易受上游影响的特点，增加应急情况下强化检测的要求，特别是针对藻类增殖引发的异嗅味和化学品污染时的目标污染物检测，增强应对突发环境事件的能力。

在水质检验及考核要求方面，细化管网采样点设置要求，增加"末梢水采样点比例不少于10%"的规定，并对出厂水每日检测指标进行了调整，确保与行业管理规范一致。增加"考核要求应按照CJ/T 206进行评价"的规定，确保符合上级管理部门的要求。此外，强化水质安全管理，设立独立章节，涵盖涉及水质安全和政府监管的内容修订，确保用户终端水质达标。

3. 郑州市

郑州市地方标准《生活饮用水水质标准》（DB4101/T 123—2024）于2024年11月16日正式实施，在适用范围上，明确指出"该标准适用于集中式供水的生活饮用水，而小型集中式供水和分散式供水的生活饮用水可参照执行"，具体界定了标准的实施范围；在规范性引用文件方面，除引用国家标准中相关文件外，还额外引用了CJ/T 141《城镇供水水质标准检验方法》。

微生物学指标方面，对总大肠菌群及大肠埃希氏菌设定严格的检测要求，即不应检出；在菌落总数上，规定为不超过50 CFU/mL或MPN/mL，而国标则允许最大值为100 CFU/mL或MPN/mL。感官性状和一般化学指标方面，提出更严格要求，例如色度上限从国标的15度降低至10度；浑浊度的容许范围也更加严格，由国标的≤1 NTU收紧到了≤0.5 NTU。此外，铁含量的最大允许浓度被设定为0.2 mg/L，低于国标的0.3 mg/L；锰含量限值为0.05 mg/L，低于国标的0.1 mg/L。

4. 海口市

海口市地方标准《生活饮用水水质标准》（DB4601/T 3—2021）在微生物指标方面，对菌落总数设定了更为严格的限制，即不超过50 CFU/mL或MPN/mL。在感官性状和一般化学指标中，对于色度的要求是不超过10度，低于国标的15度；对浑浊度提出更高要求，即不超过0.5 NTU。另外，铁含量、锰含量的标准较之国标也更严格。毒理学指标方面，对镉含量的限制更加严格，设定为≤0.003 mg/L，低于国标的 0.005 mg/L；氟化物的上限也被调低至 0.8 mg/L，而国标则为 1.0 mg/L。

在放射性指标方面，海口市地标引用了 GB 5749—2022 中更为严格的规定，要求详细的评估，即放射性指标超过限值时应进行核素分析和评价以判定是否适合饮用，而国标 GB 5749—2022 要求扣除钾-40 后的总β放射性仍大于 1 Bq/L 时才需进行此类评估。

5. 张家口市

张家口市饮用水标准（DB1307/T 286—2019）作为地市级单位发布的生活饮用水标准，参照《生活饮用水卫生标准》（GB 5749—2006），综合考虑当地水质特点和经济发展水平，提出了地方特征的生活饮用水水质标准。

在微生物指标、感官性状和一般化学指标及毒理指标方面，相比国标，提出了一些更为严格的要求（表 3-2）。在感官性状和一般化学指标方面，色度要求的提高表明对饮用水的外观颜色要求更高，提升居民对饮用水感官品质的满意度；浑浊度（散射浑浊度单位）整体上严于国标，较低的浑浊度限值有助于减少水中悬浮物质，降低微生物附着载体，进一步保障水质安全，同时也能提升饮用水的清澈度和口感；对铁、锰含量的限制更严格，这是因为过量的铁、锰会影响水的口感，使水产生异色、异味，还可能在管道中沉积，影响管网使用寿命和水质稳定性；较低的耗氧量限值意味着对水中有机物含量的控制更为严格，可减少消毒副产物生成，降低潜在的健康风险，同时也反映出张家口市在水源水质管理和处理工艺上的特点，根据水源情况灵活调整耗氧量控制标准；较低的阴离子合成洗涤剂指标体现了对洗涤剂类物质污染饮用水风险的重视；对三氯甲烷限值和三卤甲烷总和的限制更严格，细化限值有助于更精准控制消毒副产物带来的健康风险。

此外，国标中对一些毒理指标如高氯酸盐、敌敌畏、林丹等仅在扩展指标中列出，而张家口市标准对部分此类指标（如林丹限值为 0.0002 mg/L，国标扩展指标限值为 0.002 mg/L）有更严格或不同的规定，体现了张家口市根据当地水源污染特征、工业农业活动影响等因素，对特定毒理物质进行重点管控的需求。

表 3-2　张家口地方标准与国家标准对比

指标类别	指标名称	张家口地方标准限值	国家标准限值
微生物指标	菌落总数	50 CFU/mL	100 CFU/mL 或 MPN/mL
感官性状和一般化学指标	色度（铂钴色度单位）	10 度	15 度
	浑浊度（散射浑浊度单位）限值	0.5 NTU（仅在水源与净水技术条件限制时可放宽至 3 NTU）	1 NTU
	铁	0.2 mg/L	0.3 mg/L
	锰	0.05 mg/L	0.1 mg/L
	耗氧量	2 mg/L（当水源限制且原水耗氧量＞4 mg/L 时可放宽至 3 mg/L）	3 mg/L
	阴离子合成洗涤剂	0.2 mg/L	0.3 mg/L
毒理指标	汞	0.0001 mg/L	0.001 mg/L
	氰化物	0.01 mg/L	0.05 mg/L
	三氯甲烷	0.05 mg/L	0.06 mg/L
	二氯一溴甲烷	0.06 mg/L	0.06 mg/L
	三溴甲烷	0.1 mg/L	0.1 mg/L
	三卤甲烷（总和）限值 各类化合物实测浓度与其各自限值比值之和	不超过 0.5	不超过 1

在水质监测及考核要求方面，国标未详细规定水质检验指标和检验频率的具体内容，而张家口市地方标准则明确规定了不同水样类别（出厂水、管网水、管网末梢水、二次供水）的检验指标和检验频率。例如，出厂水每日需检验浑浊度、色度、臭和味、肉眼可见物、余氯、菌落总数、总大肠菌群、耐热大肠菌群、耗氧量（COD_{Mn} 法，以 O_2 计）等指标，每月检验标准中表 1、表 2 全部指标，每年检验表 3 全部指标；管网水每月不少于两次检验浑浊度、色度、臭和味、余氯、菌总数、总大

肠菌群、耗氧量（COD$_{Mn}$法，以O$_2$计）等指标，每月不少于一次检验表1、表2全部指标；二次供水每半年不少于一次检验浑浊度、色度、臭和味、肉眼可见物、菌落总数、总大肠菌群、pH、游离氯等指标。此外，国标未提及水质考核要求，张家口市地方标准规定了出厂水合格率、管网水合格率、管网末梢水合格率、二次供水合格率、常规指标合格率和综合合格率的考核要求，均为≥95%，同时明确各项合格率的计算方式。

在水质检验方法，国标规定各指标水质检验的基本原则和要求按照GB/T 5750.1执行，水样的采集与保存按照GB/T 5750.2执行，水质分析质量控制按照GB/T 5750.3执行，对应的检验方法按照GB/T 5750.4～GB/T 5750.13执行；张家口市地方标准则在附录B中详细列出了水质常规指标检验方法、消毒剂指标检验方法和水质非常规指标检验方法，且部分检验方法来源与国标不同（如部分指标采用了GB 8538—2016、HJ 620—2011、EPA 552.2—1995、EPA 551.1—1995、CJ/T 146—2001、DB37/T 1778—2011、GB/T 21981—2008、GB/T 21911—2008、GB/T 32470—2016、ISO 8245—1999、EPA 544—2016等标准或方法）。

3.4.2 国标修订推动地方饮用水标准的扩展

1. 国标修订后地方标准存在的不匹配

首先，指标限值调整不同步。随着国标GB 5749—2022对部分指标限值的修订，地方标准在响应速度上存在差异。例如，国标对硝酸盐（以N计）限值的调整，旨在更严格控制水中硝酸盐含量，降低其对人体健康的潜在风险，尤其是对婴儿高铁血红蛋白血症的预防。然而，部分地方标准未能及时跟进这一变化，仍沿用旧的硝酸盐限值，导致在水质评估时与国标产生偏差，无法准确反映当地饮用水硝酸盐污染的真实风险，进而影响对居民健康的有效保护。

其次，检测方法更新的滞后性。国标修订往往伴随着检测方法的更新与优化，以提高检测的准确性和灵敏度。但地方标准在检测方法更新方面可能相对滞后。以微生物检测为例，国标可能引入先进的分子生物学检测技术，如聚合酶链式反应（PCR）技术，能够快速、准确地检测出特定病原体，提高检测效率和精度。而部分地方标准可能仍依赖传统的培养法，这种方法不仅耗时较长（通常需要数天时间才能获得结果），而且对于一些难以培养或生长缓慢的微生物可能无法有效检测，导致检测结果不准确，与国标在检测方法上存在明显差距，影响了水质监测数据的可靠性和时效性。

2. 地方标准对国标的补充

1）水质指标限值

微生物指标。国标规定总大肠菌群、大肠埃希氏菌和菌落总数的限值分别为不应检出、不应检出和 100 CFU/mL 或 100 MPN/mL。前述各市地方标准在微生物指标控制上更为严格，除了遵循国标对总大肠菌群和大肠埃希氏菌的要求外，将菌落总数限值降低至 50 CFU/mL。这种差异反映了地方根据当地水源污染状况、微生物分布特点以及居民健康需求，采取了更为严格的微生物风险防控措施，以确保饮用水微生物安全性达到更高水平。

毒理指标。一般情况下地方标准与国标相同，但在部分指标上基于当地实际情况做出了不同的决策，地方标准制定通常更加严格。例如，海口市标准对镉含量的限制更加严格，设定为 ≤ 0.003 mg/L（见 DB4601/T 3—2021 表 1），低于国标的 0.005 mg/L（见 GB 5749—2022 表 1）。氟化物的上限也被调低至 0.8 mg/L（见 DB4601/T 3—2021 表 1），而国标则为 1.0 mg/L（见 GB 5749—2022 表 1）。

2）指标体系

扩展指标的侧重点差异。国标扩展指标涵盖了如高氯酸盐、乙草胺等反映地区水质特征及特殊情况下水质状况的指标，旨在全面监控饮用水中各类潜在污染物。海口市地方标准（DB4601/T 3—2021）在扩展指标方面，除了包含国标部分指标外，可能更注重当地特定环境因素对饮用水源的影响。例如，由于海口市地处热带沿海地区，其标准更关注海洋环境对饮用水源的潜在污染，增加了与海洋污染相关的指标或对某些指标进行了更严格的限定。如在有机污染物指标中，加强对海洋来源的有机物质（如石油类污染物、海洋微生物代谢产物等）的监测，以更好地保障当地居民饮用水安全，体现了地方标准在扩展指标设置上的地域特色。

参考指标的个性化补充。国标水质参考指标为 55 项，为全面评估饮用水水质提供了广泛的参考依据。张家口市地方标准附录 A 中的水质参考指标则根据当地实际情况进行了个性化补充。例如，增加了肠球菌、粪链球菌、铜绿假单胞菌等微生物参考指标，这些微生物在当地水源或供水系统中可能具有特殊的指示意义，有助于更精准地评估当地饮用水微生物风险。同时，还增加了二（2-乙基己基）己二酸酯、二噁英等化学物质指标，可能是基于当地工业布局、环境特点等因素，对这些可能存在的潜在污染物进行监测，体现了地方标准在参考指标设置上的针对性和适应性，旨在更全面地反映当地饮用水水质潜在风险。

3）水质监测及考核要求

监测频率方面，国标未详细规定水质检验指标和检验频率，而张家口市地方标准明确了不同水样类型的检验频率。如出厂水每日需检验浑浊度、色度、臭和味、肉眼可见物、余氯、菌落总数、总大肠菌群、耐热大肠菌群、耗氧量等多项关键指标，这有助于及时发现出厂水水质的波动和潜在问题。管网水每月不少于两次检验浑浊度、色度、臭和味、余氯、菌总数、总大肠菌群、耗氧量等指标，通过高频次监测确保管网水在输送过程中的水质稳定性。二次供水每半年不少于一次检验浑浊度、色度、臭和味、肉眼可见物、菌落总数、总大肠菌群、pH、游离氯等指标，保障二次供水设施对水质无不良影响。这种详细的监测频率规定体现了地方标准在水质监测方面的主动性和精细化管理，与国标形成鲜明差异，更能适应地方供水实际情况，及时掌握水质动态变化。

考核要求方面，国标未提及水质考核要求，张家口市地方标准规定了一系列严格的合格率考核指标，包括出厂水合格率、管网水合格率、管网末梢水合格率、二次供水合格率、常规指标合格率和综合合格率均需达到≥95%，并明确了各项合格率的计算方式。这为地方供水企业和相关部门提供了明确的水质管理目标和考核依据，促使其加强质量管理，优化供水工艺，确保居民用水安全。这种考核要求的差异体现了地方标准在水质管理方面的积极探索和创新，通过量化考核指标推动供水单位提高供水质量，保障公众健康，是地方标准在水质保障体系中的重要特色。

3.4.3 未来发展

我国新实施的《生活饮用水卫生标准》（GB 5749—2022），体现了国家对饮用水安全的重视。然而，由于各地水源条件、污染状况和经济发展水平的差异，地方饮用水标准与国家标准之间仍存在不匹配的情况。

1. 饮用水国标与地方的适配性

目前，我国主要依据《生活饮用水卫生标准》（GB 5749—2022）作为饮用水质量的国家标准，该标准涵盖了饮用水中的 97 项指标，包括物理、化学、生物及放射性指标，代表了国家层面的饮用水质量最低要求。然而，受地理条件、气候差异、资源禀赋以及经济发展水平的影响，许多地方的水源特性与国标的适配性存在问题。例如：

水质的区域差异性。西北干旱地区的水体矿化度较高，可能超出国标要求；而南方湿润地区的水体常见有机物超标问题。这些区域性特征难以通过统一的国标充分覆盖。

资源环境条件差异。一些地方地表水资源匮乏，地下水成为主要饮用水来源。然而，地下水中氟化物、砷等自然富集元素的浓度可能超标，导致饮用水质量难以达到国标要求。

地方技术能力不足。一些经济欠发达地区水处理设施落后，难以有效去除水中的污染物，尤其是复杂化学物质和微生物污染，这进一步导致地方饮用水无法与国标完全匹配。

2. 水源污染对饮用水安全的威胁

污染问题是饮用水安全的主要威胁之一。随着工业化和农业化进程的推进，不同地区的饮用水污染问题呈现出明显的地方性特征：

工业污染。某些工业重镇因长期排放未经处理的废水，导致饮用水源地出现重金属（如铅、汞、镉）污染。此外，化工产业产生的持久性有机污染物（如多氯联苯、二噁英）也成为重要威胁。

农业面源污染。大量使用化肥、农药以及畜禽养殖废水的排放，使得地表水和地下水中硝酸盐、亚硝酸盐和农药残留普遍超标。这在农业发达地区尤为突出。

城市生活污染。城市化过程中，生活污水处理能力不足导致有机物、病原微生物和微塑料污染加剧，进一步影响饮用水的安全性。

自然灾害和气候变化。洪涝灾害和长期干旱不仅改变水资源的分布格局，还可能造成饮用水源地水质的显著恶化。例如，洪水可能带来大量的沉积物和有机污染物，干旱则可能浓缩某些有害物质的浓度。

3. 地方标准差异化构建路径

在国标的基础上，制定适合地方实际需求的饮用水标准是解决上述问题的重要途径。地方标准的优化应在科学评估、政策引导和技术保障的基础上展开。

根据地方特性设定差异化标准。地方政府应在水质监测的基础上，识别主要污染物和潜在危害因子，并在国标的框架下设定更为严格或有针对性的指标。例如，在氟含量高的西部地区，可以制定特定的氟化物含量控制标准；在农药使用量大的地区，可以增加对某些特定农药残留的控制指标。

加强污染源治理。地方饮用水标准的优化需要与污染治理联动推进。政府应采取措施减少工业、农业和生活污染源的排放强度。例如，推广清洁生产工艺、改进农业灌溉模式以及加强生活污水处理设施建设。

提升水处理技术能力。技术是解决水质问题的重要手段。一方面，可以推广先进的水处理技术，例如膜分离、活性炭吸附、臭氧氧化等；另一方面，应因地制宜地优化水处理流程，以降低运行成本，提高净水效率。

加强水源地保护。在地方标准制定中，水源地保护应成为重要的考量因素。例如，可以通过划定水源保护区、建立生态补偿机制、实施生态修复等措施，保障水源的原始质量。

建立动态评估和更新机制。地方饮用水标准应根据监测数据和社会经济发展需求，定期评估并进行调整。这种动态管理方式能够更好地适应地方水质变化和新污染物威胁。

4. 政策建议

建立国家与地方协同机制。地方标准的制定需与国家标准保持衔接，避免因过于宽松或严苛的地方标准造成资源浪费或健康风险。同时，国家层面可以为地方提供技术支持和资金保障。

推广全民参与和公众监督。饮用水安全关系到每一位公民的切身利益。地方政府应通过科普宣传、公众参与和信息公开等方式提高公众的饮用水安全意识，并引导社会力量参与水污染防治和标准优化。

推动饮用水管理的法治化。地方饮用水标准的制定和实施需纳入法律体系，明确各级政府、企业和社会公众的责任，从而形成多方协作的治理格局。

关注国际经验与技术合作。在地方饮用水标准的优化过程中，可以借鉴欧美国家的先进经验，并通过国际技术合作引进适合我国地方水质特点的水处理技术和管理模式。

参 考 文 献

[1] Li P, Wu J. Drinking water quality and public health[J]. Exposure and Health, 2019, 11: 73-79. https://doi.org/10.1007/s12403-019-00299-8.

[2] 中华人民共和国卫生部，中国国家标准化委员会. 生活饮用水卫生标准：GB 5749—2006[S]. 北京:中国标准出版社, 2007.

[3] 国家市场监督管理总局，国家标准化管理委员. 生活饮用水卫生标准：GB 5749—2022 [EB/OL]. (2022-03-15) [2022-09-16]. https://std.samr.gov.cn/gb/search/gbDetailed?id=DAB6B92C0764FC96E05397BE0A0A5F84.

[4] 郗燕秋，张金松. 净水厂改扩建设计[M]. 北京：中国建筑工业出版社, 2017.

[5] 王占生,刘文君,张锡辉. 微污染水源饮用水处理[M]. 北京：中国建筑工业出版社, 2016.

[6] 李圭白,梁恒,白朗明,等. 绿色工艺——第三代饮用水净化工艺的发展方向[J]. 给水排水, 2021, 47(9):1-5.

[7] Bei E, Wu X M, Qiu Y, et al. A tale of two water supplies in China: Finding practical solutions to urban and rural water supply problems[J]. Accounts of Chemical Research, 2019, 52(4): 867-875.

[8] 孔繁鑫，王小佶，杨宏伟，等. 纳滤控制饮用水中消毒副产物的研究进展[J]. 中国给水排水, 2013, 29(18): 28-32.

[9] 解跃峰, 马军. 饮用水厂病毒去除与控制[J]. 给水排水, 2022, 46(3): 1-3.

[10] Bolton J R, Linden K G. Standardization of methods for fluence (UV dose) determination in bench-scale UV experiments[J]. Journal of Environmental Engineering, 2003, 129(3): 209-215.

[11] 陈超，王玉，谢宇煊，等. 饮用水水质标准升级带来的消毒副产物挑战与对策[J]. 给水排水, 2024, 50(9): 7-14.

[12] 张永鑫，仇付国，王春苗，等. 我国饮用水嗅味问题的发生、主要嗅味物质及来源[J]. 环境科学学报, 2023, 43(12): 65-75.

[13] 李学艳，高乃云，沈吉敏，等. O_3/H_2O_2 降解水中致嗅物质 2-MIB 的效能与机理[J]. 环境科学

学报, 2009, 29(2): 344-352.
- [14] World Health Organization. Guidelines for drinking-water quality: Fourth edition incorporating the first and second addenda [EB/OL]. (2022-03-21) [2022-09-20]. https://www.who.int/publications/i/item/9789240045064.
- [15] USEPA. Edition of the Drinking Water Standards and Health Advisories: EPA 822-S-12-001 [EB/OL]. U.S. Environmental Protection Agency, Washington, DC. 2018.
- [16] EU. Council Directive 98/83/EC of 3 November 1998 on the quality of water intended for human consumption[EB/OL]. https://eur-lex.europa.eu/eli/dir/1998/83/oj/eng.1998.
- [17] 日本厚生劳动省.日本饮用水水质基准(水道水質基準について)[EB/OL]. https://www.env.go.jp/water/water_supply/suishitsu/01.html.

第 4 章

供水体系升级与工程建设

保障饮用水安全是一项重大的民生工程，是国家重要战略需求。2021 年中共中央、国务院《关于深入打好污染防治攻坚战的意见》中明确提出"以更高标准打好碧水保卫战，巩固提升饮用水安全保障水平"。多年来，我国通过开展水源地保护与修复、原水预处理、强化常规处理及深度处理技术、区域饮用水安全输配和突发污染事件的水质应急等关键技术研发，已逐步构建形成了"从源头到龙头"全流程的饮用水安全保障体系。然而，随着民众生活品质的日益提升，持续优化供水水质、保障全民畅享"高品质水"，仍是关系民生福祉的重大课题，需要在技术创新、管理升级、资源整合等多维度持续突破。本章结合近年来供水体系的研发进展和发展趋势，从水源、净水、管网和末端全过程水质风险控制与品质等方面进行阐述，并对上海、深圳等典型城市高品质饮用水创新与实践方面进行了介绍。

4.1 饮用水水源水质改善与生态修复

我国饮用水水源长期面临着复杂的水质污染与生态退化问题。一方面，水源地污染物来源广泛且负荷较重，表现出氨氮、有机物复合污染及藻源型水质污染的典型特征；另一方面，水源地生态系统受损，自净能力显著下降，难以应对不断加剧的污染压力。尤其是在南方平原河网地区，受上游来水与本地污染叠加、水动力条件复杂多变以及交叉污染严重等因素影响，水源水质曾常年维持在Ⅳ类至劣Ⅴ类水平。这不仅增加了常规水处理工艺的运行难度，也对供水安全构成了潜在威胁。

针对这一挑战，我国近年来在饮用水水源水质改善与生态修复领域开展了系统性研究,提出一系列创新性技术方案[1]。其核心在于通过构建"多层次界面系统",优化水力调控,强化水陆交错带的净化功能,从而实现污染物的高效截留与降解,同时促进水源地生态系统的自我修复。在此基础上,研究重点聚焦于解决微污染问题,尤其是针对藻源型水质污染,通过创建近自然修复调控的新原理和关键技术,实现绿色、高效的抑藻控嗅及生态修复。这些技术已在长三角等地区得到成功示范应用,不仅显著改善区域饮用水水源地水质,也为其他发展中国家和地区提供了可借鉴的经验。

4.1.1 微污染水源近自然修复

1. 发现水陆交错带净水反应"活区",提出水源生态净化新原理（图 4-1）

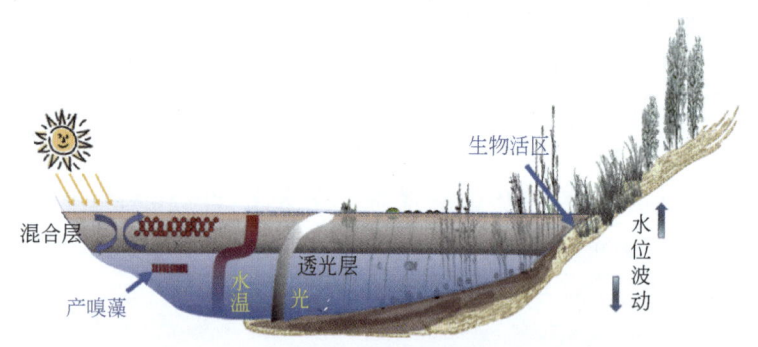

图 4-1 水源近自然修复调控技术原理

1）饮用水源地净水"活区"是其功能稳定发挥和技术强化提升的关键

所谓"活区",是具有高密度微生物群落和活跃生物地球化学循环过程的异质性反应区域[2,3]。这一概念源于白洋淀芦苇床-沟渠系统界面化学突跃点的研究发现。通过对白洋淀芦苇型水陆交错带结构与功能的长期实地研究,发现在自然湿地岸边带存在着净水高效反应"活区"[4]。

在这些突跃点附近特定区域内,由于根系活动、微生物作用和氧化还原环境的交替变化,形成了显著的化学梯度和物质转化"活区",存在着对污染物的快速高效去除现象,涉及复杂的物质转化和能量流动过程。随后在太湖湖滨带生态恢复与保护的研究中，科研人员进一步发现了健康湖滨带氮素去除和 N_2O 排放"活区"的存在[5]，这为理解其功能机制提供了重要线索。

深入研究发现，"活区"具有复杂的空间结构和物质交换通道，是由植物根系、土壤微生物、水体和气相构成的多相界面系统，其关键界面属性体现在根系-土壤界面存在多态优先流通道，水-土界面发生强烈的物质交换，赋存无数氧化还原电位交替变化区域[6]。其中，植物根系、动物虫孔、干湿交替、冻融交替、自然裂隙等均可形成优先流通道，而以生物性大孔隙最为活跃，对物质传输、再生循环起至关重要作用，高密度的微生物群落在根际区富集着床，形成丰富的生态位。在根孔曝气、周期性水位变动和水力驱动调控等综合作用下，"活区"界面形成独特的氧化还原电位交替变化特征。这种结构特征赋予了"活区"复合的功能机制，诸如硝化-反硝化过程、厌氧氨氧化过程、生物锰氧化过程等生物地球化学过程和氧化还原电位的周期性变化，以及显著的物质转化效能和污染物去除效能[7-12]。

2）湿地水文过程优化和维持，提升净化效果和效率

湿地水文过程是上述物质传输、迁移转化和生物降解的重要驱动力与"润滑剂"，其优化维持是湿地设计和处理的灵魂。基于白洋淀和太湖的原位观测研究，揭示了水位波动对水陆交错带生物地球化学过程的重要调控作用[2]：在白洋淀芦苇床-沟渠系统研究中发现，根孔通道在水位波动条件下表现出显著的"优先流"特征，大幅增强湿地岸边带的"活区"效应。周期性的淹水-落干过程不仅为微生物提供了适宜的生长环境，也促进了根际微生物群落的更新和活化。

相关发现为人工湿地的水力调控提供了重要启示：通过优化水位波动的幅度、频率和持续时间，可以显著增强水陆交错带的净化功能。合理的水文周期性变化不仅能维持根孔系统的物质传输通道，还能通过氧化还原环境的交替来激活和增强边界反应区的生物地球化学过程，从而提高湿地系统的整体净化效能。在工程实践中，预设人工造孔可以通过基质和引物调节创造微环境反应"活区"[6]。这种高密度"活区"与大型水生植物根孔"优先流"共同作用，促进生物-化学-植物间的电子传递、物质转移和转化。石臼漾示范工程的实践证实，基于"活区"的水源生态修复系统实现了显著的水质改善效果[1]，浊度去除率＞65%，氨氮去除率＞40%，总铁去除率＞65%。这些研究发现和工程实践，为构建基于"活区"增强作用的生态型水源提供了科学基础，实现从经验性工程实践向理论指导下的系统构建的重要突破。

2. 创建水源生态修复新技术

1）多层次加密体系

基于水陆交错带净水反应"活区"的发现，创新性地开发了水源生态修复新技术体系，其核心是"加密活区"构建技术，体现在多层次加密体系和根孔优先流体系[6, 13]。多层次加密体系主要是突破预设根孔构造、基质定向调配、特异微生物接种及反应等关键技术（图4-2）。

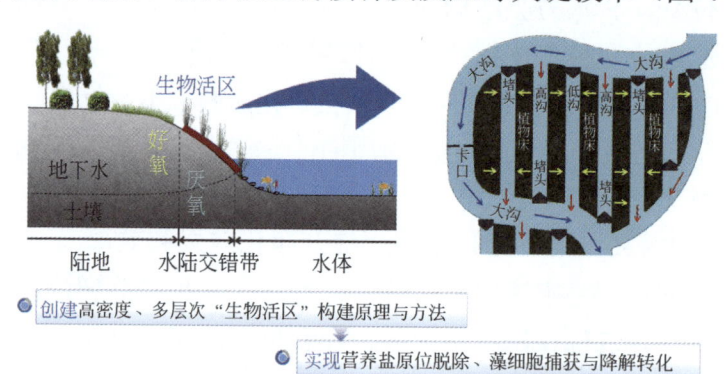

图4-2 水陆交错带"生物活区"与水源生态净化新原理

其中，预设根孔构造是在湿地构建初期就构造一个由根系、土壤微生物、水、空气等组成的"多层次界面系统"。基质定向调配是优化多层次交叉管孔分布，促进污染物质的空间传输和迁移。特异微生物接种是通过自然接种和促进特定污染物降解的本土微生物选择性着床。种植芦苇等适合的湿地植物，诱导繁育多种生物。多层次加密体系构造出人工造孔-植物根孔-基质界面协同的高密度净水"活区"、沟壑-台埂纵横交错的梯级净水"活区"、多塘-湿地耦联的复合式"净水活区"，从而创建多级"活区"生态净水系统。

通过人工湿地生态根孔技术强化湿地的水分流动和物质传输功能。其中秸秆埋设技术能够大幅缩短人工湿地造孔周期，从自然造孔的3～5

年缩短至人工造孔的 3~16 个月。通过人工根孔与自然根孔交替更新及根孔再生功能，防止介质层饱和堵塞，实现基质活性维持的持续性保障机制。利用水陆交错带厌氧-好氧环境交替频繁、生物活性高的特点，通过构建大面积水陆交错带湿地、在湿地中构筑丰富的人工根孔以及在运行中周期性调节水位等方式，形成"活区"界面氧化还原电位的交替变化，强化硝化-反硝化、厌氧氨氧化、锰氧化等污染物生物与化学转化过程。

2）生境营造技术

水源生态修复技术体系的生境营造技术包括多维度复合构建。从空间维度，包含点（水工微结构）—线（输水廊道）—面（处理单元）的立体布局；从介质维度，营造水—土—气—生多相界面系统，特别是微环境构建在根际区形成了高密度的微生物群落和丰富的生态位；从时间维度，将日周期（每日一到两次 10~20 cm 水位波动）与季节性调控相结合；界面强化手段包括开沟改造、窄床技术、立体石笼等介质等。通过上述系列技术更新，显著提升湿地净化功能。

3）技术创新性与应用

"加密活区"净水技术创新性主要体现在：在工程构建方面，突破传统植物碎石床模式，建立以土壤为主要载体的"海绵体"系统，预设人工造孔创造高密度活区，与大型水生植物根孔优先流耦合，通过基质和引物调节创造微环境反应"活区"，形成多重生化反应活性热区；在运行调控机制方面，通过根孔曝气强化氧化还原交替，周期性水位波动维持"活区"稳定性，水力驱动调控优化物质传输；同时具备显著环境效益，实现低碳、温室气体减排、生物多样性提升、新污染物［如药品及个人护理用品（PPCPs）等］协同去除等综合目标。

目前，该技术在嘉兴石臼漾、天津泰达等地的大型水源地生态修复先导性工程中得到应用（图 4-3~图 4-5），构造多塘-沟床耦联复合"生物活区"，成果应用于 6 项水源修复工程，建成浙北约 15000 亩饮用水水源生态化湿地群，供水总规模 313 万 t/d。该技术体系在嘉兴石臼漾等地的示范应用表明，通过"活区"加密构建和生境精准营造，能够显著提升水源生态修复效能，实现微污染水源的持续稳定利用。该项目获联合国人居署迪拜国际改善居住环境最佳范例奖（2012 年）和中国人居环境范例奖（2011 年、2017 年）。

修复前　　　　　　　　　　　　　修复后

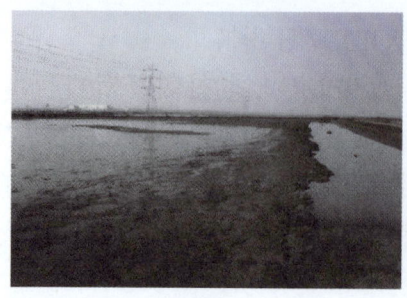

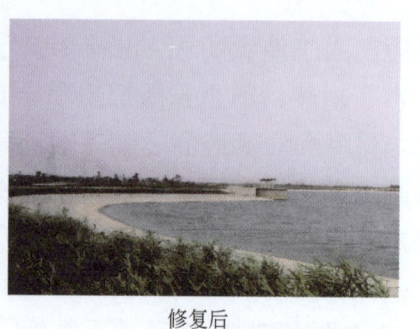

图 4-3　天津泰达饮用水源水质改善工程

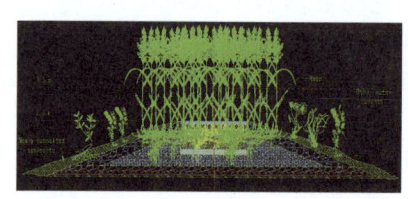

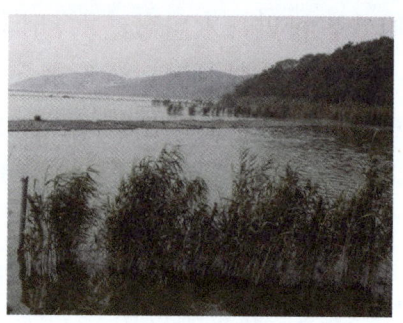

工程结构图　　　　　　　　　　　工程场景图

图 4-4　太湖湖滨带修复水源水质改善工程

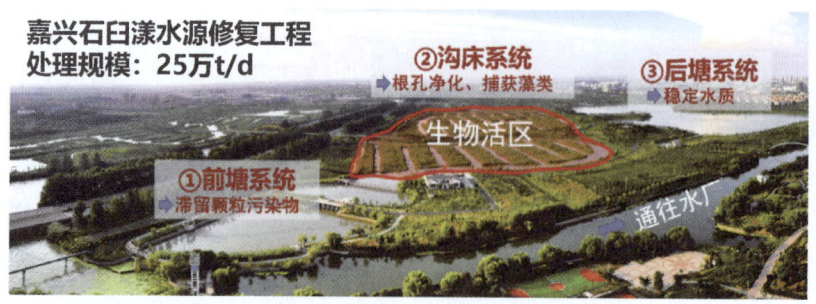

图 4-5　嘉兴石臼漾水源生态修复工程

4.1.2　有害藻识别与控制

湖库型水体中藻的生长是一个自然现象。但是，近年来高强度的人类活动导致氮磷等营养元素大量排放，使得越来越多水体呈现富营养化趋势，太湖、巢湖、滇池等一些大型湖泊频繁暴发蓝藻水华的现象引起全社会高度关注[14, 15]。需要注意的是，水体富营养化及由此导致的蓝藻水华问题与饮用水发生藻源嗅味并不是同一个问题。一些典型的产 2-甲基异莰醇（MIB）的藻，如颤藻、浮丝藻等[16]，在富营养化水体中往往难以成为优势藻。相反，一些深水/底栖型产嗅藻，由于其具备从水体底部获取营养盐的能力，在营养盐不充足的水体中反而呈现出竞争优势。

1. 丝状产嗅藻的水源控制方法

目前已知，主要的 MIB 产生者主要为丝状蓝藻，包括颤藻属、席藻属、假鱼腥藻属和拟浮丝藻属等。因此，限制这些丝状蓝藻的生长是控制 MIB 产生的必要条件。传统控制水体中有害蓝藻生长的方法，包括降低营养物负荷、添加杀藻剂和物理去除等。营养盐削减需流域范围内的面源长期管控，并不适合处理需要短时间响应的饮用水嗅味事件。国外往往采用除藻剂控制藻类，如在澳大利亚等国已长期采用硫酸铜杀藻，但由于杀藻剂所造成的生态影响，也并非可持续的解决方案。近年来，我国开发了水华藻细胞收集设备，以物理法去除水体表面的蓝藻水华，但这无法解决由于亚表层及深层丝状蓝藻所导致的产 MIB 问题。因此，开发针对丝状产嗅藻的水源控制方法相当迫切。

研究发现，丝状产嗅藻适宜在水体亚表层和底部生长，更易受到水下光照的影响[17]。作为丝状产嗅藻的唯一能量来源，光在水中呈对数衰减，光强主要受水深和水体消光系数的影响。因此，通过调节水库水位或消光系数（浊度）可以控制水下光照强度至不利于丝状产嗅藻生长的范围[图 4-6（a）]，从而大幅减少适宜丝状产嗅藻生长的水体区域，达到原位控制水源嗅味的目的。此外，水力停留时间也是影响产嗅藻生长与水体致嗅物质浓度的关键因素，因此可通过降低水库整体或局部水

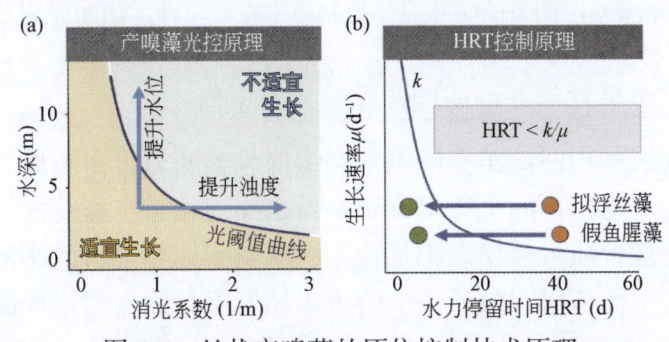

图 4-6 丝状产嗅藻的原位控制技术原理

力停留时间,抑制产嗅藻生长与产 MIB 富集,实现水源水库中嗅味问题的原位控制 [图 4-6(b)]。

2. 江河水源调蓄型水库的调浊消光抑藻控嗅技术

江河水源调蓄型水库直接采用河流水为主要水源,一般具有来水浊度较高的特点。根据丝状产嗅藻生态位特征,可通过提升水库高风险区水体浊度,降低水下光照,从源头抑制产嗅藻生长与嗅味的产生。如位于长江口长兴岛的上海青草沙水库,采用长江水为原水,浊度较高,且水量充足,可以作为大中型江河水源调蓄型水库的代表性水库。中国科学院生态环境研究中心杨敏团队以青草沙水库为研究对象,通过系统调研、模型构建,研发了针对大中型江河水源调蓄型水库的调浊消光抑藻控嗅技术[18]。

根据近年来青草沙水库嗅味调查结果,4~6 月为水库嗅味高发期。2016~2019 年间,嗅味爆发时间逐年提前且持续时间延长。为改变这一局面,2020 年利用长江来水的高浊度进行调光抑藻控嗅,通过增加水库引排水流量提升水体浊度的方式,实现产嗅藻的生长抑制[19]。与 2019年相比,2020 年引排流量增加 49%,2020 年 MIB 最高浓度降至 30 ng/L 以下,总 MIB 产生量削减超 80%,基本消除水源嗅味的发生(图 4-7)。

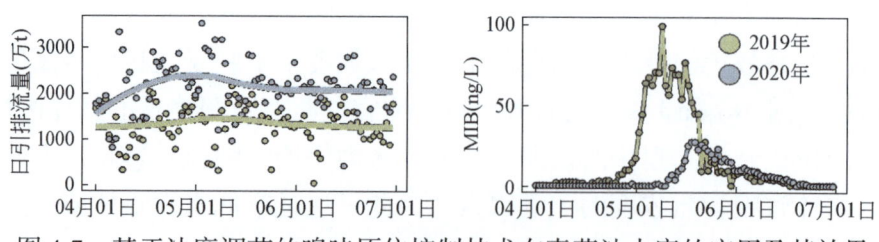

图 4-7 基于浊度调节的嗅味原位控制技术在青草沙水库的应用及其效果

3. 调控水位对储备水库进行源头控制案例

除了直接采用河流水源的调蓄型水库外,还有许多水库水力停留时间较长,即作为城市的主要水资源储备水库。这类水库往往库容较大,水库地形一般无法大规模人工重建,因此受到原始地貌的影响。对于这类水库,由于停留时间较长,上游来水浊度不如河流型水库高,采用提升浊度抑制产嗅藻的方法可行性不高。可利用这类水库可能具有复杂地形的特点，通过调节水位，缩小水库浅水区面积，使水库水下光照不利于产嗅藻生长，进而从源头控制嗅味物质的产生。

位于燕山群山丘陵之中的北京密云水库，是北京市最重要的地表水源地，保护措施十分严格，但2003年以后水库频繁发生由于MIB浓度过高而导致的水体嗅味问题。由于密云水库水体浊度较低，且上游来水水量较少，因此无法通过增加入库流量提升水体浊度来实现抑藻效果。利用该水库具有复杂地形与大库容特点，通过模拟不同水位下的风险区动态变化过程、优化水位压缩水库浅水区面积，整体降低水下光照强度，实现抑藻产嗅藻生长与嗅味源头控制［图4-8（a）］。结果表明，密云水库水位维持在146.3 m以上，高风险区面积占比低于5%，可有效抑制产嗅浮丝藻的生长，进而控制水源嗅味问题。2017年以来，密云水库在南水北调中线来水补充下水位得到显著提升，目前已长期维持在安全水位以上，实际监测表明产嗅浮丝藻与MIB均得到有效控制[20,21]［图4-8（b）］。

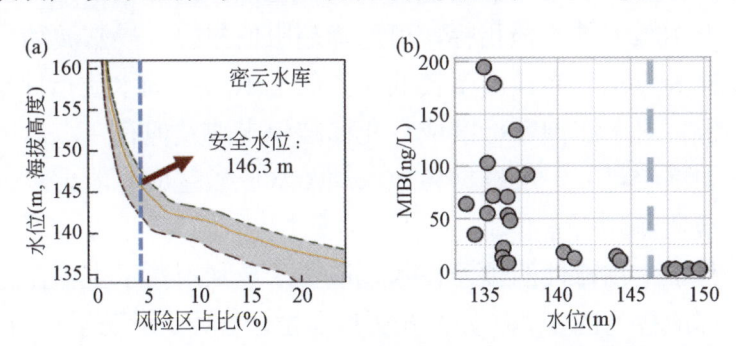

图4-8 基于调水优化密云水库水位控制产嗅藻的操作曲线

4.1.3 突发性水源污染预警与调控

突发性污染事故往往导致短时间内大量有害污染物排放到水源，对此，常规净水工艺难以有效应对，一旦不能得到及时处置，就会对饮用水安全构成巨大风险。构建完善的水源污染预警及调控技术体系，对于提高事故的应急与调控能力、保障供水安全具有重要意义。

1. 突发性水源污染预警

我国从20世纪90年代中期开始对环境污染预警系统进行研究，并在桂江、汉江、黄河、长江三峡库首等建成水质预警系统；于2015年颁布《突发环境事件应急管理办法》（环境保护部令第34号），并已建成突发水污染水质预警系统。深圳市选择浑浊度等8项指标作为水源水质预警的指标，建立了水源水质在线监测预警系统。利用基于发光菌的在线毒性检测仪、基于大型水蚤/鱼类等微型水生动物的在线毒性监测设备等，在多地的水源水质预警系统中已有较多采用，对于应对水源突发污染起到一定作用。但总体上，相关工作仍有待进一步发展，目前我国尚未形成比较完善的水质预警系统。

相关预警技术主要包含以下内容：

（1）基于实时监测的预警技术。水质实时监测具有连续、动态等特点，可对水质异常进行及时有效的反应。对于《生活饮用水卫生标准》（GB 5749）、《地表水环境质量标准》（GB 3838）、《地下水质量标准》（GB/T 14848）、《城市供水水质标准》（CJ/T 206）等标准内的水质检测指标，开展实时监测预警时，首先统计指标检出率，检出率较高（如高于10%）的水质指标，可选择超限值报警、异常波动预警、临近限值预警等方法。当检出率较低（如低于10%）的水质指标检出时，应提示预警。对于在国家标准或行业标准中未涉及但存在水质风险的水质指标（如藻类等），应根据各地水源及水厂工艺应对能力，设置预警阈值，开展监测预警工作。

（2）基于生物毒性的预警技术。该技术是利用指示生物在污染物的胁迫下生理或行为的变化（如发光强度、光合作用、运动学行为或死亡）等进行预警的一种技术手段。生物毒性检测技术能够在很短的时间内迅速得出水质毒性的综合信息，可作为理化监测的重要补充，能更利于实现不明污染物的报警预警。目前在城市供水系统中以基于发光菌法的预警技术和基于生物鱼法的预警技术应用较为普遍。

这项技术最大的优势是能够检测的毒性物种类多，理论上任何有毒物质达到一定程度时都会对受试生物产生毒性作用，从而产生可观测到的影响。其可评估水体中复杂污染物共同存在下对生物的综合影响，虽无法判断具体毒性物和精确浓度，但在应对不明污染物的预警中有独特优势。

值得注意的是，基于生物毒性的预警技术，由于指示生物自身的局限性，利用单一指示生物进行生物综合毒性测试时，所得结果往往具有片面性，难以客观全面地评价污染物的毒性效应。不同的指示生物在预警时间、预警范围及阈值方面差异显著，如发光菌所需测试时间短，但敏感性不够；藻类的测试范围比较窄；溞类的敏感性较高，但容易产生误报；鱼类的耐受力较强，敏感性不够；等等。因此，需要将多种指示生物进行联合预警，充分发挥各自优势，显著提高监测预警效率。基于生物毒性的预警技术目前尚无统一标准，客观上限制了在线生物监测作为水质监测标准方法的应用。

（3）基于大数据应用的预警技术。近年来，随着水质监测行业以及智慧水务建设的快速发展，积累的水质监测数据越来越多，水务行业大数据生态也在逐步成型。应用大数据技术对水质大数据进行存储、分析和价值挖掘，不仅可解决传统手段难以解决的海量数据问题，还有利于水质风险来源、时空变化规律、危害程度等特点的有效判定和识别，实现对水质风险的有效预警并提出风险的最优处置方案。依据不同数据分析需求，创建数据挖掘模型是对数据进行试探和计算的一种数据分析手段，它是大数据分析的理论核心。根据水质预警模型指标的数量多少，可分为单一指标和多指标监测预警模型两大类。

2. 突发性水源污染的调控

突发水污染事故的应急调控，是为减小事故造成危害，对水体进行时间和空间上的调控，是水污染事故防治的重要措施。目前的研究主要通过风险分析方法学，分析常见风险事故中的隐患，计算事故频率。如有研究通过建立城市饮用水水源地突发性污染事故的水质预警模型，并提出相关应急组织体制、响应机制、监测、处理、备用水源和保障体制等；有研究采取数值模拟手段分析不同闭闸调控方式和闭闸时间条件下渠段水流运动和污染物输移扩散规律，探讨污染云团峰值输移距离和纵向长度计算方法，得出了将污染云团控制在事故渠段内的应急闭闸时间计算公式，提出长距离明渠输水工程突发水污染事件的应急调控方案；有研究以南水北调中线工程典型渠段为例，建立突发水污染事故工况的中线水质数值模型，提出水污染事故下各闸门的应急控制策略，模拟分析不同控制策略下渠道退水量、稳定时间、水位变幅、水质等参数的变化情况。总体来看，国内外关于在突发水污染事故应急调控方面已有一些研究，对污染物削减趋势开展了模拟预测，但在应急调控等方面还存在不少问题，对事故后污染物在有效应急措施条件下的衰减趋势的研究并不多。

近年来，通过水专项等科技项目的研究和各部门的协同实施，我国已构建饮用水水质监测、风险评估、预警应急等全流程协同监管技术，纳入国家饮用水安全监管业务化运行，已支撑全国 667 个城市和 1472 个县镇供水水质督察和安全管理规范化考核。应急监测、应急处置和应急救援等成套技术，为广西龙江河镉污染、芦山地震、恩施洪水等 40 多起突发水源污染和灾害事故供水安全提供了强有力技术支撑。

深圳为了从源头上有效提升水厂应对突发水源污染的应急能力，提高水源供水安全保证率，针对供水中水质水量调度建立了原水系统水质、水量优化调度、水质水量控制耦合等多种模型，并开展了相关应用。在模型应用的基础上，设计开发了深圳市水源调度管理系统，为提高城市水资源调度管理技术水平提供主要技术支撑。同时，针对当地水源调度难题已形成众多关键技术，涉及备用水源建设工程设计、江库联网水质保障、咸潮上溯规律研究、流域骨干水库群优化调度、多汊河口闸泵群联合抑咸调度、水源地水环境污染风险评估与敏感带区划、水库群水质动态过程评价和水质水量反馈控制、水源水突发性污染预警和水厂应急调控等方面。其中，备用水源规划设计指标体系为江库联网工程建设立项提供了技术支撑。

上海市针对金泽水库取水口常规水质超标（氨氮、耗氧量等）、突发污染（石油类、化学品类、重金属锑等），考虑污染物属性与特征，运用 OilMap 模型、ChemMap 模型和河网水动力学模型，模拟太浦闸不同流量下石油类、化学品和锑污染物扩散、迁移等变化特征，形成太浦闸—金泽水库—松浦大桥的上下游水质水量联合调度技术方案。对于突发污染，当污染距离水源地取水口较远时，以减少上游闸（泵）下泄流量、集中收集处置、减少河道中污染物量为主调度；当污染接近水源地取水口或者已经影响到取水口时，以加大闸（泵）下泄流量、促使污染物快速通过、缩短影响时长为主调度，根据不同污染物的特性，形成联合调度方案。目前该方案已得到多次成功应用，有效保障当地供水安全。

4.1.4 水源水质改善综合技术实践

1. 水源水库藻源性嗅味多级屏障防控技术

金泽水库是上海市主要供水水源水库之一。针对调蓄水源水库藻类及藻源性嗅味问题，研究形成"水力调控控藻-原位物理除藻-生物操纵治藻-原水预处理削减"的水力调控与生态协同藻嗅防控多级屏障技术体系，系统解决了藻类及藻源性嗅味问题。

1）调蓄水库水动力调控控藻关键技术

水力条件是藻类生长的重要因素，基于气象、水文、水力和藻类迁移特性，构建水库水动力学模型，结合水力引排、水位消落等受控因素，以富营养化控制为主要目的，以最短停留时间为原则，采用能引则引、能排则排调度手段，形成"上引下排"闸门联合调度运行模式，加大水体交换效率，利用下游闸多排水尽量排藻，在水库内形成适宜的流场和水力条件，从流态角度防止藻类增殖，排藻抑藻。

2）调蓄水库原位物理除藻关键技术

根据藻类空间分布特征布设滤藻网、拦藻浮坝，主要在水库下风向口、藻类易积聚区以及输水区，通过拦截、吸附等作用对藻类进行物理截留，可截留30%左右藻类，减少水库出水藻类生物量。

3）调蓄水库生物操纵治藻关键技术

建设水库生态护坡与边滩湿地，种植芦苇等水生植物，通过水生植物吸收水体中的营养盐物质，定期收割削减水体营养负荷，起到控藻抑藻作用。采用鱼苗投放的生物治藻措施，每年12月至次年3月份投放鲢、鳙等滤食性鱼苗，根据水库生物量调查结果确定投放总量和密度，通过鱼类对藻类的滤食作用，削减库区藻类生物量。

4）原水预处理藻嗅削减关键技术

采用次氯酸钠氧化灭活藻细胞、粉末活性炭吸附MIB等嗅味物质，依据原水藻类和嗅味情况启动次氯酸钠和粉末活性炭投加，同时利用长距离输水管道的反应器作用与水动力混合条件，强化预处理的污染物削减效果，降低进厂原水藻类和嗅味。该技术已在上海水源水库应用，建设预加氯和粉炭投加原水预处理系统，形成原水系统粉末活性炭投加技术规程、预加氯技术规程，以叶绿素 a 浓度 20 μg/L 作为预加氯启动条件、MIB 浓度 30 ng/L 作为粉炭投加启动条件，次氯酸钠投加量 0.6~1.5 mg/L，粉炭投加量 10~25 mg/L，至水厂藻细胞密度可降低 90%以上，MIB 基本 30 ng/L 以下。

2. 调蓄水源水库生态净化调控关键技术

充分利用水库的水力停留调蓄及生态净化能力，可发挥削减污染物、提升原水水质的作用。金泽水库库形小、流量大、停留时间短，受东太湖来水藻类和区域污染汇入的影响，来水水质存在有机物偏高、藻类较高、复合嗅味等水质问题，强化生态净化调控是提升金泽水库原水水质的主要措施之一。根据金泽水库出库原水稳定达到Ⅲ类的水质目标和藻类增殖预控的目的，集成物理净化措施、生物净化措施、化学预处理措施，构建金泽水库生态净化系统，形成金泽水库生态净化与调度关键技术。

1）扩容沉淀强化物理措施

强化预处理措施突出水质初步净化功能，是生态净化调控系统的重要前置核心单元。扩容沉淀利用引水河进行布置，将引水河设计为先扩宽后均匀的细长形态，通过整流提高水体沉淀性能，经自然沉淀去除大颗粒悬浮物，有效降低水体中总磷等污染物含量，同时便于清淤，也可降低对后续净化植物生长的影响。

2）生物接触氧化措施

在引水河道后段，通过人工介质承载的微生物膜发挥物理拦截、吸附及分解作用，进一步去除水体中的悬浮物及氨氮污染物含量，在溶解氧较低时先进行强化充氧，促进后续净化效果。

3）植物净化措施

植物净化利用水位波动与植物生长高度及生物节律吻合的优势，在李家荡库区导流潜堤及岸带平台构建适宜生境，分别种植沉水植物和挺水植物，并利用导流潜堤顶部布置人工介质填料框架，有针对性地去除氮磷营养盐。同时，在库区布置植物浮床，在库周布置生态砾石床营造多孔微生物富集空间，拦截吸附水中有机物。

4）强化充氧措施

在引水河道建设调水曝气措施，设置纳米充氧装置，在输水区设置太阳能循环增氧系统，通过曝气提升水体中溶解氧含量，还可去除部分水中可挥发性有机物。

5）增建取水泵站

为应对太浦河来水突发污染，在水库取水口建设取水泵站，通过泵站加压主动取水的方式，在紧急情况下抢取1天的应急储备水量，发挥水库蓄水功能，提升原水系统抗风险能力；同时，在取水闸下游建设跌水曝气，一方面增加水中溶解氧，防止水体富营养化，促进水体自净；另一方面增加水体与空气的接触，进一步削减水中的挥发性有机物浓度。

通过金泽水库生态净化效果评估，金泽水库输水水质较进水有明显提升，2019年水库出库原水浊度、高锰酸盐指数、氨氮、总氮、总磷、锑较水库进水分别下降了45.1%、4.2%、22.2%、3.7%、28.6%、3.7%，溶解氧提高7.8%。

4.2 净水技术革新与工艺升级

2022年，中国城镇供水排水协会《2022年城镇水务统计年鉴（供水）》中相关统计结果显示，以地下水为水源的水厂中，采取简易处理工艺的水厂占比为52.93%，采用常规处理工艺水厂占比43.92%，深度处理工艺水厂占比3.15%；以地表水为水源的水厂中，采用常规处理工艺水厂占比85.23%，采用深度处理工艺水厂占比14.67%。

目前，我国城镇供水水源的污染物呈现复杂性和多样性，除了泥沙、藻类和杂草为主的天然污染物外，还有以重金属和有机化合物等为代表的工业污染、以氮磷营养盐和农药残留为代表的农业面源污染、以有机污染物和病原微生物为代表的生活污染、工业污染和农业污染等两种以上污染源交叉形成的复合型污染。污染物成分呈现有机污染物浓度上升、富营养化与藻类增殖以及复合型污染风险加剧的特点，导致混凝沉淀效率降低。常规处理工艺的局限性日益显现，消毒副产物风险也随之增加。近年水厂处理工艺的优化主要体现在深度处理工艺的普及、智慧化管理升级以及在资源化和低碳化方面的需求。

4.2.1　原水水质评价分析

我国地表水和地下水受大气污染、工业废水、生活污水等不适当排放的影响，在一段时间内，一度呈现恶化趋势。未经充分处理的江、河、湖水源中，含有大量来自种植业农田退水和养殖业排水中残余的农药和化学污染物，可能还有工业废水，这些有害污染物应用传统水处理工艺很难去除，成为自来水污染的主要来源。而以地下水为水源的水厂，不少也曾出现氟、砷、铁、锰、锡等重金属超标。一些大颗粒物质、胶体及少量有机物可以被土壤截留降解，但是仍有大量的重金属、致病菌、硝酸盐、亚硝酸盐类污染物等难吸附降解的污染物经地表渗滤进入地下水层，造成地下水污染。同时，农业生产过程中施肥、喷洒农药，也会造成地下水硝酸盐含量的大范围增加，而这种情况随着土地集约化生产也会逐渐加剧。

近年来，随着我国政府对水环境改善的持续投入，通过"五水共治"等措施，水源水质有较大幅度的改善。原水水质仍然以有机污染和金属污染为主，这些原水污染物质对于水处理工艺影响很大，尤其是膜污染控制方面。针对市政自来水、地表水及地下水的不同水源的水质问题，尤其是具有多水源取水的原水水质变化差异较大时，需按照不同原水水质分类采取有针对性的处理工艺组合和有效可靠的运维体系，使出水水质在完全达到《生活饮用水卫生标准》（GB 5749—2022）基础上，还能满足各地面向直饮需求所制定的地方标准。

4.2.2　不同原水水质推荐工艺

2010年，上海市政总院曾对太湖下游地区的原水水质进行调研研究，发现当时地表水污染较为严重，大部分达不到饮用水水源标准的要求，尤以嘉兴、平湖地区最为严重，采用一般常规处理工艺，难以达到新的出厂水水质标准，需要进行预处理、强化常规处理和深度处理等措施，并进行有效组合。根据太湖下游地区原水的污染程度，将太湖下游地区的水质分为三类：

第一类，以平湖地区为代表的水质污染极为严重地区的原水。

COD$_{Mn}$ 年均 9.8 mg/L 以上，NH$_3$-N 4.8 mg/L 以上，总铁 2.3 mg/L 左右。

第二类，以嘉兴地区为代表的受重度有机污染和中度金属污染的原水。COD$_{Mn}$ 年均 6.5 mg/L 以上，NH$_3$-N 年均 1 mg/L 以上，总铁年均 2 mg/L 左右，锰年均 0.25 mg/L 左右。

第三类，杭州、湖州、无锡和上海地区，受金属污染和中度有机污染的原水。COD$_{Mn}$ 年均 3~5 mg/L 左右，NH$_3$-N 在 0.5~1 mg/L 左右，总铁年均 0.2~4 mg/L 左右，锰 0.10~0.5 mg/L 左右。

对于区域性净水技术，根据水源的不同，处理工艺选择有所差异。针对上述三种原水水质，筛选不同应对工艺组合，并进行运行效果分析。

1) 第一类极重污染水质推荐工艺

针对第一类水质采用图 4-9 和图 4-10 的工艺流程。

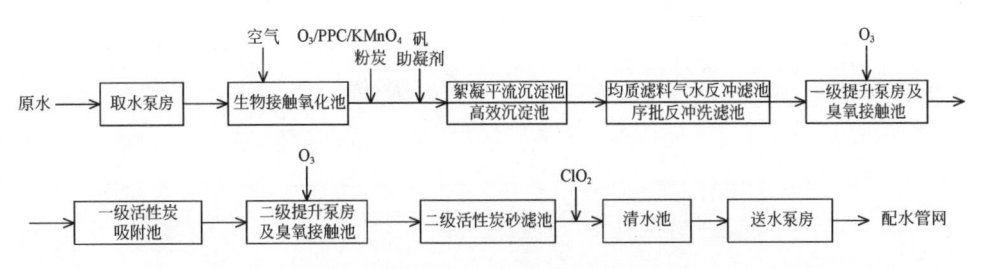

图 4-9 第一类极重污染水质推荐处理工艺（一）

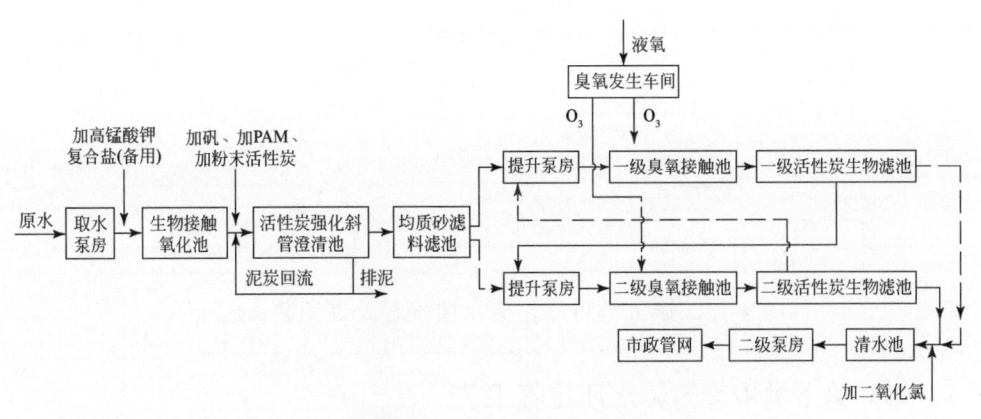

图 4-10 第一类极重污染水质推荐处理工艺（二）

鉴于原水高氨氮和有机物的特点，综合生物预处理-强化常规处理-两级生物活性炭处理的全流程生物-物理-化学工艺流程，最终将出厂水氨氮控制在 1 mg/L 以下，铁、锰可基本去除，COD 控制在 4 mg/L 以下；出水浊度虽可达到 GB 5749 标准，但要想达到 0.1 NTU，有一定难度，必须要从改善混凝沉淀效果，并采取助滤等措施着手，才有进一步改善的可能。总体上，通过推荐工艺的处理，水厂出水水质指标均达到 GB 5749 标准。

2）第二类重度污染水质推荐工艺

针对第二类水质采用图 4-11 或图 4-12 工艺流程。鉴于原水高氨氮高有机物污染的特点，综合生物预处理-强化混凝沉淀-生物活性炭-深化过滤的全流程工艺流程，随运行时间延续逐步发挥生物-物理-化学协同作用的效果，出水水质逐步提高。

图 4-11 第二类重度污染水质推荐处理工艺（一）

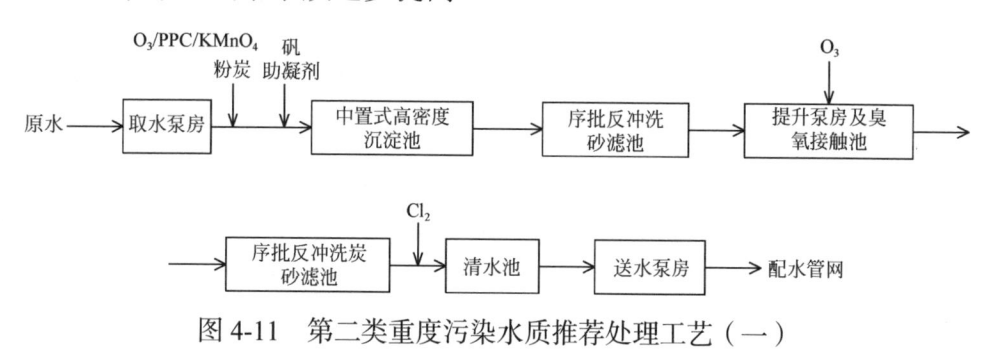

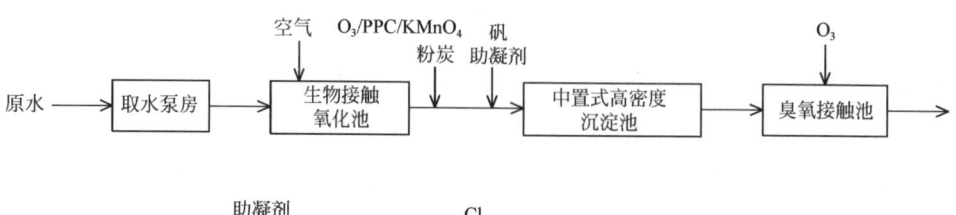

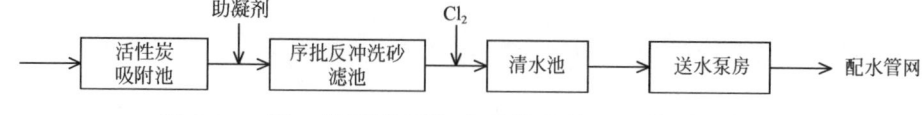

图 4-12 第二类重度污染水质推荐处理工艺（二）

3）第三类中度污染水质推荐工艺

针对原水水质较优的第三类水质采用图 4-13 工艺流程。

随着近年来原水水质的改善，上述水处理工艺所带来的化学稳定性风险逐步降低，但面向直饮需求时，生物安全性的风险必须加以重视，因此在净化工艺中建议末端以砂滤或超滤作为生物拦截的最后屏障，并在净化工艺出水端增设 ATP 检测或颗粒计数器进行跟踪和报警,以便及时冲洗和修复。

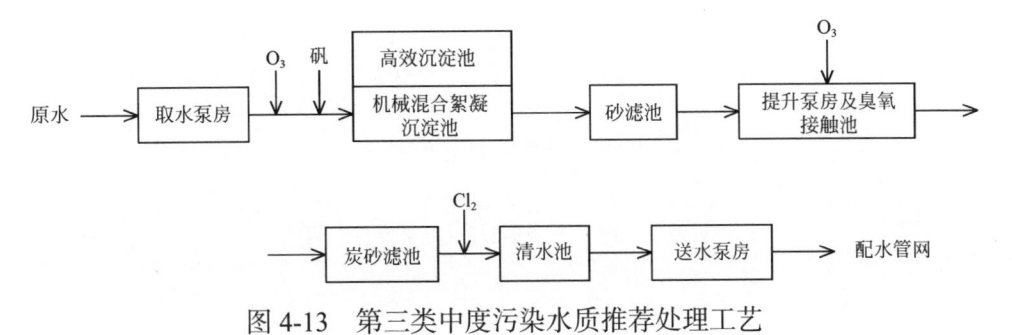

图 4-13 第三类中度污染水质推荐处理工艺

4.2.3 净水厂深度处理工艺应用

目前应用较多的深度处理工艺中,有三类适用于直接处理原水的深度处理工艺,即以无锡中桥水厂(60 万 m^3/d)、上海临江水厂(60 万 m^3/d)、青浦第二水厂(40 万 m^3/d)为代表的后置式臭氧活性炭工艺(图 4-14),以嘉兴贯泾港水厂一期(15 万 m^3/d)、济南鹊华水厂(20 万 m^3/d)、郑州刘湾水厂(40 万 m^3/d)为代表的前置式臭氧活性炭工艺(图 4-15)以及以青浦第三水厂(25 万 m^3/d)为代表的组合膜处理净水工艺(图 4-16)。

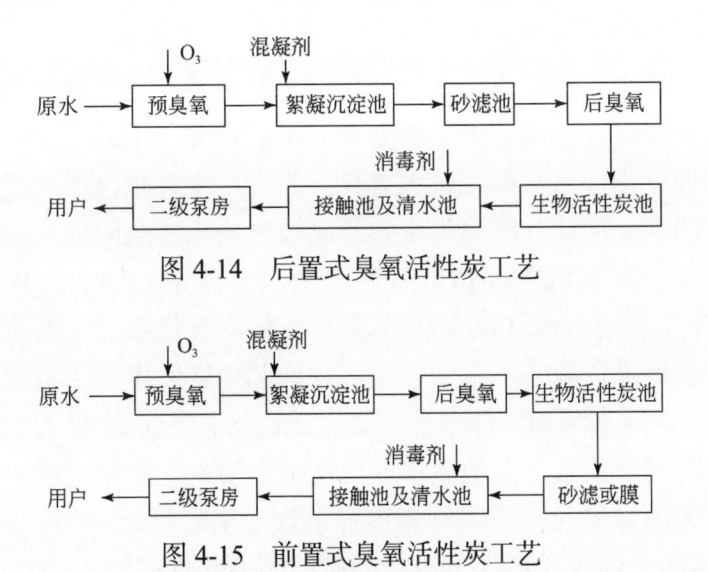

图 4-14 后置式臭氧活性炭工艺

图 4-15 前置式臭氧活性炭工艺

图 4-16 组合膜处理净水工艺

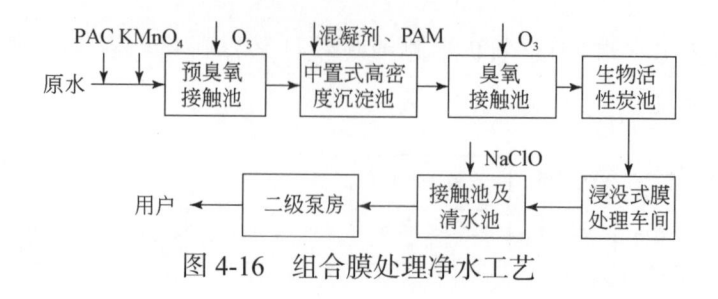

4.3 供水管网保质控漏

4.3.1 管网"黄水"控制

管网"黄水"是最常见、最易觉察的一类饮用水水质问题，用户投诉量大、反映强烈。"黄水"原因主要可分为两大类：一类是金属管材腐蚀，主要是铁质管材腐蚀导致铁释放引发的"黄水"（内源性"黄水"）；另一类是来自于水源或水厂的金属元素如锰、铝等在给水管网中先沉积后释放所引发的"黄水"（外源性"黄水"）。无论是内源性"黄水"还是外源性"黄水"，其发生机理都非常复杂，只有明确"黄水"的发生机理和特定情形下的诱发因素，才能有效控制管网"黄水"。

1. 水源切换引发铁致"黄水"

多水源供水、长距离调水、处理工艺升级等已成为缺水和水源受污染地区解决供水安全问题的主要方式。不同水源、不同工艺处理后的出厂水，其理化指标通常存在较大差异。当出厂水理化性质改变时，有可能打破管网内长期建立的输水水质与腐蚀产物垢层之间的平衡状态，导致腐蚀产物的加速释放而造成管网"黄水"现象。例如，我国北京市 2008 年曾经利用南水北调中线北段干渠引入河北黄壁庄等四水库的水源以缓解当地水资源的不足，通水后在局部地区发生了"黄水"现象。后来，改用本地水源和外调水源混合方式供水，持续 60 多天才基本恢复正常。该管网"黄水"由地表水取代地下水引发，发生"黄水"区域主要管材以无内衬的灰口铸铁管和镀锌钢管为主。

1）不同水源水质条件下形成的腐蚀管垢特性研究

Yang 等[22]系统研究了不同水源水质条件下形成的腐蚀管垢特性，

发现腐蚀管垢的稳定性与历史通水水源的特征有关，并且将铁质管材的腐蚀管垢层分为三种类型（图 4-17）。

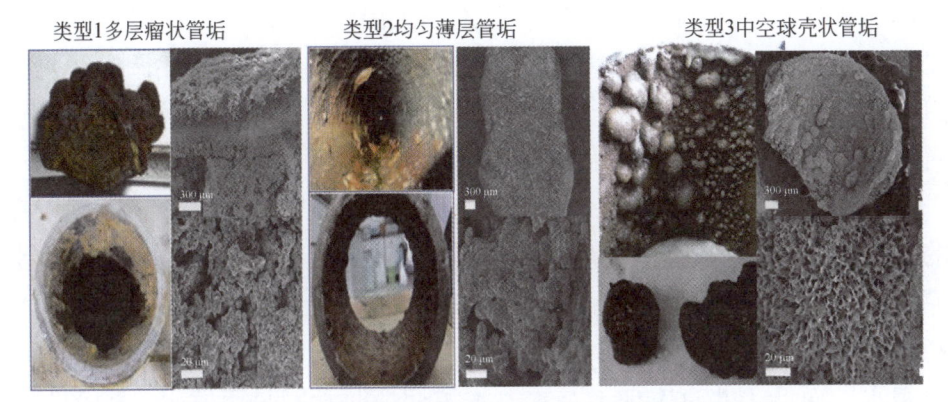

图 4-17　不同水源水质条件下的管网腐蚀管垢特征

Sun 等[23]实验模拟了具有不同管垢的管道对水源切换（不同硫酸根浓度）的耐受性，发现具有致密壳状层（Fe_3O_4 含量高）腐蚀产物的管道对水源切换耐受能力强，不易发生"黄水"，而无致密壳状层管垢的管道对水源切换的耐受能力弱，易发生"黄水"。管垢中 Fe_3O_4 的含量可作为腐蚀层稳定性的判定指标。

微生物在不同类型的管垢形成过程中发挥着重要作用。相关研究结果建立了铁管垢稳定性与水中 NO_3^- 浓度的联系，这意味着通过管网历史通水的硝酸盐浓度可以间接判断管垢的稳定性，从而为水源切换时管网"黄水"敏感区域的判别成为可能。

研究还发现，稳定致密的管垢即使在切换为腐蚀性更高（如硫酸根浓度较高）的水后，管垢中的铁还原菌和 Fe_3O_4 仍能保持相对较高的含量，而无稳定致密管垢的管段在切换为高腐蚀性的水后，起初腐蚀速率和铁释放速率都较快，但随着水力停留时间的增加，腐蚀层中的铁还原菌和 Fe_3O_4 的含量亦相应增加，铁腐蚀速率和腐蚀产物释放速率相应减缓，管垢逐渐趋于稳定[24]。

一系列研究结果明确了供水管网中"管网水-生物膜-腐蚀层"之间的相互作用，系统揭示了进水水质变化促使管网生物膜群落结构改变并导致腐蚀层稳态转化进而引发腐蚀产物释放的机理，为水源切换下的管网"黄水"预测和控制提供了重要的理论依据。

2）南水北调入京水源管网"黄水"控制

2008 年 10 月，北京市在利用南水北调中线干渠北段调入河北省黄壁庄水库等应急水源后，在多个居民小区出现了持续 2 个多月的管网"黄水"现象，对居民的日常生活造成较大影响。在南水北调中线丹江口水库水源正式通水前，开展相关技术研发和应用，确保水源顺利切换、避免管网"黄水"出现成为当时的迫切需求。

管网"黄水"发生的一般情形是化学稳定性较低的水（腐蚀性较高的水）置换化学稳定性较高的水（腐蚀性较低的水）。通过对丹江口水库水的化学稳定性相关指标长期连续监测，并与北京本地水源水的化学稳定性进行比较分析，发现丹江口水源水质化学稳定性略高于北京本地地表水，而低于北京本地地下水。水源切换时管网是否发生"黄水"与管垢的稳定性直接有关，管垢越稳定，对水源切换的耐受能力越强。而北京市各主要水厂供水区域管垢的稳定性差异较大。管网末梢、不同水厂供水的边界区域由于长期处于低氯、低溶解氧条件，管垢稳定性也较差，水质易恶化。

为防止南水北调水源切换过程中出现大面积管网"黄水"问题，根据南水北调水源和本地水源水质的差异性，并结合管垢稳定性的差异划定了北京市主城区供水管网"黄水"敏感区域分布图。根据不同的风险级别，制定了管网"黄水"控制的综合技术方案，包括在管网稳定性高的独立管网区域可一次性切换南水北调水；在管网稳定性差的区域，采用本地水源和南水北调水源进行调配，并逐步提高南水北调水源比例的方式，让管垢逐渐趋于稳定。另外，对管网"黄水"敏感区还专门制定了水质监测、管网冲洗、快速调度等应急控制策略，这些措施有力保障了北京市南水北调水源切换的顺利实现。

2. 锰致"黄水"控制

饮用水中的锰主要来自于水源。我国《生活饮用水卫生标准》（GB 5749—2022）中对饮用水锰浓度的限值为 0.1 mg/L。众多锰致"黄水"案例表明，即使控制出厂水浓度达到 0.05 mg/L 以下，仍不能避免锰在管网的累积和锰致"黄水"的发生。通过管段冲洗和管网水取样发现，管网中锰的沉积和再释放是"黄水"形成的主要原因。

控制管网中锰的累积是控制锰致"黄水"的关键，而锰的累积程度主要取决于来自水厂的颗粒态锰的输入量和输配过程中溶解态锰向颗粒态锰的转化量。根据对我国南方多个城市的供水管网中锰的沉积-释放行为的现场研究，发现颗粒态锰进入管网后极易发生沉积。当出厂水中颗粒态锰浓度为 50 μg/L 时，在输配过程中锰的沉积量可达 50%，而当颗粒态锰浓度降至 10 μg/L 以下时，在管网中仍发生净累积。只有当出厂水颗粒态锰浓度控制在 5 μg/L 以下时，锰在管网中才由净累积逆转为净释放[25]。

在输配过程中，如果能够使得 Mn(Ⅱ)不向 MnO_x 转化而仅在管网中稳定传输，就能控制锰在管网中的累积。相关研究发现，氯消毒剂能在微量金属（铜、铁、铝等）存在下通过促进化学氧化反应氧化 Mn(Ⅱ)，而在没有消毒剂时，Mn(Ⅱ)也能在微生物氧化作用下快速累积下来。因此，控制管网中 Mn(Ⅱ)既不通过化学氧化也不通过微生物氧化生成 MnO_x 就成为一个关键问题。Li 等[26]发现，相较于不消毒和氯消毒，氯胺消毒可减少 90%的锰沉积物的生成。该研究结果提供了从实现 Mn(Ⅱ)稳定传输角度抑制锰沉积物形成的方法思路，并在实际中得到了验证。

对于氯消毒管网，采用更严格的出厂锰浓度控制标准、更高效的除锰技术进行深度除锰，十分必要。由于成本低、易于投加且安全性高，氯（通常以次氯酸钠的形式添加）被广泛用于水厂预氧化和消毒过程中，以控制藻类、氨氮、铁、锰和微生物。但是，Mn(Ⅱ)和氯之间的缓慢反应使氯对于 Mn(Ⅱ)的氧化效率不高，Mn(Ⅱ)仅能在较高的 pH 条件下才能被氯快速氧化。Li 等[27]提出一种将商用粉末活性炭（PAC）与氯联用，通过构建活性炭催化氯氧化机制能实现对水中溶解态 Mn(Ⅱ)离子快速、深度的去除［图 4-18（a）］。Mn(Ⅱ)氧化产物包覆在 PAC 表面，使得其易通过沉淀、过滤从水中彻底分离［图 4-18（b）］。2022 年，珠海市某水厂在发生管网"黄水"后使用活性炭-氯法除锰，迅速降低了出厂水锰浓度，成功控制了锰致"黄水"的持续发生。

进行管网冲洗控制管网中锰的沉积也是降低锰致"黄水"发生频率的重要措施，但高效的管网冲洗需要建立在对锰的易沉积区域有效识别的基础上，同时还需要制定适合冲洗区域管网特征的冲洗技术方案。锰在管网中的沉积除了与出厂水的残余锰浓度有关外，还与管网中的余氯浓度、溶解氧浓度、共存离子、管材类型和水力条件等众多因素有关。实现管网中沉积锰的精准高效冲洗还需要今后开展大量的相关研究和实践工作。

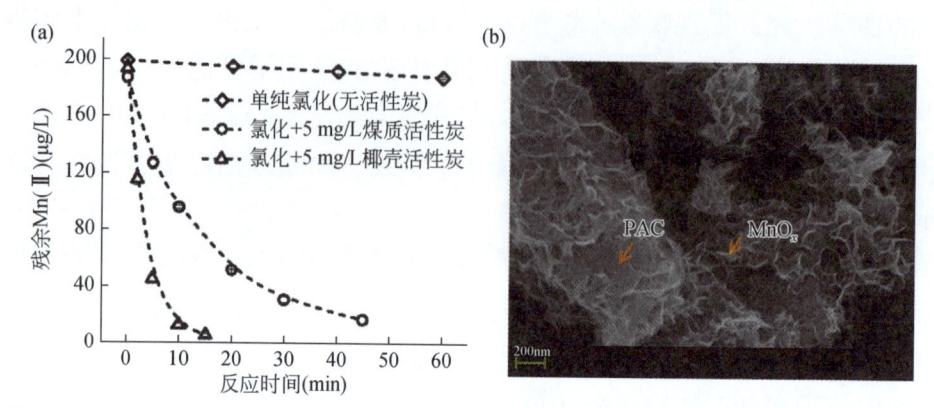

图 4-18（a）活性炭催化氯氧化除锰；（b）Mn(Ⅱ)在活性炭表面被氯氧化产物的 SEM 图像

4.3.2 管网漏损控制

根据《中国城市建设统计年鉴 2023》的统计，2023 年全国城市供水总量约为 650 亿 m³，而漏损水量约为 83 亿 m³，综合漏损率为 12.7%，距国际先进水平和"水十条"规定的 2025 年目标值（9%）仍有较大差距，管网漏损控制需求依旧强烈。

针对这一问题，近年来，我国相关科研院所、高校、供水单位、企业，广泛开展供水管网漏损控制的理论研究、技术开发与工程应用，逐渐构建起管网漏损控制技术与管理体系[28, 29]。

1. 漏损控制难点与方法体系构建

供水管网漏损构成复杂，既包含管道漏水导致的水量损失，又包含表具计量误差导致的水量损失，还包含由于管理因素导致的水量损失。由于供水管网水量计量体系不够完善，多数供水单位仅实现了出厂水和用户端的水量计量，计量管理不够精细，难以对管网漏损进行准确定量解析，如何制定科学高效的漏损管控措施，此为管网漏损管控中存在的第一个难点。在管网漏损的识别定位方面，传统采用听音检漏法，手段相对比较单一，且效率不够高；尽管管网运行监控体系不断完善，但这些监测数据尚未能对管网漏损的识别定位形成有力支撑,造成大量的水漏失。此外,漏损控制方案制定、漏损控制措施实施,仍不够优化,投入产出比较差,难以形成供水单位漏损管控投入—产出—再投入的良性循环[30]。

为解决上述漏损控制难点,首先应通过加强供水及各类型用水计量,建立适合我国供水管网的水量平衡分析方法,提高漏损分析的准确性,确定漏损各构成所占比例,从而明确漏损控制重点;其次,通过实施管网分区计量,完善管网计量体系,实现区域性的漏损分析,并建立一系列围绕分区计量的漏损预警识别方法,提高管网漏损监测能力;第三,结合基于管网分区计量的漏损分析,制定管网漏损的区域化控制方案,施以管网压力控制、管网更新改造、管网漏点修复等措施,实现管网漏损的高效、精准控制。同时,为使管网漏损控制工作更加高效地开展,应辅以管理机制改进,通过漏损责任落实、绩效考核与奖惩机制的制定等措施,提高漏损控制人员的积极性。

漏损控制的整体技术路线如图 4-19 所示[31],主要包括如下几项措施。

(1) 漏损评估。主要是收集供水资料,进行水量平衡分析,建立能反映供水管网现状漏损详细情况的水量平衡表,对漏损水量的各组分进行定量计算,选取合适的管网漏损评价指标对现状漏损状况进行评估,摸清现状。

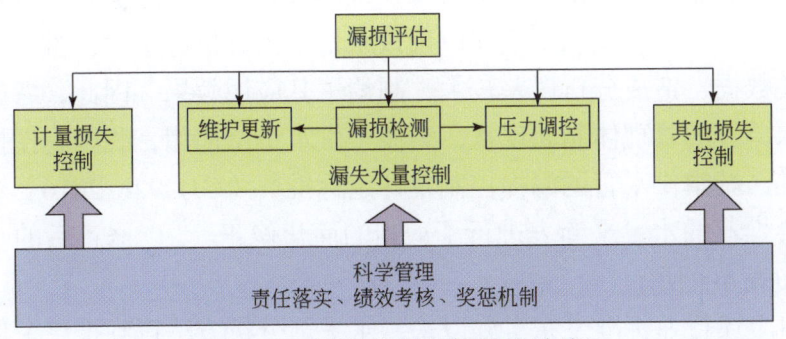

图 4-19 漏损控制整体技术路线

(2) 漏损检测。这是漏损控制最基本的措施,应有计划地开展;通过管网破损规律分析,确定管网漏损的高发区域,有针对性地开展漏损检测;根据管材、管道铺设环境等,确定适宜的漏损检测技术。

（3）压力调控。由于管网破损数量以及破损点的漏水流量均与管网压力密切相关，因此，压力调控可以有效地控制管网漏失水量。尤其是对于检漏仪器难以发现的背景漏失，管网压力调控可以说是除管网更新改造外唯一有效的措施。在实施压力调控时，应根据管网的拓扑结构、管网压力分布等确定适宜的分级分区的压力调控方案。

（4）管网维护。是降低供水漏损、保证管网正常发挥作用的重要措施，管网更新改造则是解决漏损问题最彻底的措施。应根据管网漏损评估结果确定管网更新管道的方案，针对实际采用先进的更新改造技术。在管网更新改造的全过程，必须保障管网水质。

（5）计量管理。计量损失是管网漏损的重要组成部分，其中计量表具的误差控制是计量损失控制的核心，应研究表具的计量性能变化，加强计量器具的管理，减少计量损失。

（6）分区管理。由于管网通常较为复杂庞大，分区管理可以提高管网的精细化管理水平，为上述漏损控制措施的具体实施提供更精准目标，进一步提高漏损控制效率。

2. 管网漏损定量解析方法——水量平衡表

20世纪80年代，国际水协会提出了水量平衡方法，将管网漏损分解为管网漏失与表观漏损两大部分，并分别将这两个部分分解为更细化的组成部分。然而，由于我国供水系统的管理模式与数据统计方式与国外差异较大，很多供水单位在应用该水量平衡分析方法时，难以准确获得相关数据，造成分析误差较大，制约了其应用效果。因此，考虑到我国供水单位的管理体制和现状，为便于供水单位使用，我国漏损控制行业标准《城镇供水管网漏损控制及评定标准》（CJJ 92—2016）对国际水协会推荐的水量平衡表进行了适当的简化修正[32]。修正后的水量平衡表如表4-1所示。

自上述行业标准发布实施以来，水平衡分析方法得到推广。但在实际应用中，发现该水平衡表仍有不完善之处。比如，漏失水量中包含的明漏水量和暗漏水量均为已经检出的漏失水量，而背景漏失水量为技术上无法检出的漏失水量。这一问题导致采用该方法进行漏损分析时，漏失水量往往计算结果偏小。此外，计量损失中的居民用户总分表差水量，实际上不单纯是计量误差，也包含了总分表之间的真实漏失，这部分漏失被误归于"计量"损失是不合理的。因此，未来水平衡分析方法还有待改进。

表 4-1　我国漏损控制行业标准中的水量平衡表

供水总量	注册用户用水量	计费用水量	计费计量用水量
			计费未计量用水量
		免费用水量	免费计量用水量
			免费未计量用水量
	漏损水量	漏失水量	明漏水量
			暗漏水量
			背景漏失水量
			水箱、水池的渗漏和溢流水量
		计量损失水量	居民用户总分表差损失水量
			非居民用户表具误差损失水量
		其他损失水量	未注册用户用水和用户拒查等管理因素导致的损失水量

3. 基于管网分区计量管理的漏损评估预警

1）分区计量管理模式

分区计量管理是指将整个供水管网划分成若干个供水区域，进行流量、压力、水质和漏点监测，形成涵盖出厂计量-各级分区计量-用户计量的管网流量计量传递体系，通过监测和分析各分区的流量变化规律，评价管网漏损，将管网漏损监测、控制工作及其管理责任分解到各分区，实现供水管网漏损分区量化及有效控制的精细化管理模式。

分区计量管理模式包括独立计量区（district metered area，DMA）和区域管理两种。其中，DMA 内用户一般不超过 5000 户，可通过监测最小夜间流量（minimum night flow，MNF）实现 DMA 内存量漏损评估与新增漏损预警；区域管理一般规模较大，主要用于分析管网漏损在空间上的分布以及供水单位漏损率考核指标的分解。可根据供水单位的管理层级及范围确定不同的划分级别，分区级别越多，管网管理越精细，但成本也越高。一般情况下，最高一级分区宜为各供水营业或管网分公司管理区域，最低一级分区宜为独立计量区（即 DMA 分区），中间级分区可根据管理需求灵活设置。

2）基于分区计量的漏损评估方法

对于实行区域管理的管网，可在这些区域开展水量平衡分析，确定区域内的漏损水量、漏失水量，并采用适当的漏损评价指标来评估区域的漏损和漏失水平。对于 DMA，除了可利用 DMA 总表与用户分表总和之差来分析漏损水量之外，还可利用 MNF 与日均流量的比值、单位管长 MNF、单位户数 MNF 等指标来综合评估 DMA 的漏损水平。在实际操作中，为了快速识别出漏损较严重的 DMA，可以简单地采用单位管长 MNF 和单位户数 MNF 两个指标来判断。这两个指标既可以非常方便地获得，又考虑了 DMA 规模的影响，可快速识别出漏损严重的 DMA。

3）基于分区计量的漏损预警方法

由于 DMA 规模通常较小，当 DMA 内部发生新的漏水点时，一般能够引起 DMA 入口流量的明显变化。因此，通过连续观测 DMA 入口流量的变化，识别流量（特别是 MNF）的变化可以起到新增漏损预警的作用。分析时，应采用科学的分析方法，提高流量异常判断的准确性；同时，设置流量异常预警值时，应充分考虑供水单位的漏水检测能力，避免因预警值设置过高导致的"漏报"或过低导致的"误报"。

4. 管网压力分级分区调控

大多数供水管网是按满足用水高峰所需的压力和流量设计的，因此，在用水高峰时段外的其他时间内，供水系统的运行明显高于需求的压力。在同一个供水系统内，为了保证最不利点有足够压力，地势较低区域或距离水厂较近的区域，管网压力也通常明显高于需求压力。因此，在时间和空间上，管网压力都有冗余存在。这些冗余压力造成了不必要的管网漏失。

1）管网漏失与压力关系

管网漏失与管网压力呈正相关关系，一般用式（4-1）描述。

$$\frac{L_2}{L_1} = \left(\frac{P_2}{P_1}\right)^n \tag{4-1}$$

式中，L_1 和 L_2 分别为管网平均压力为 P_1 和 P_2 时的漏失水量；n 为压力对漏失的作用指数。

在实际应用中，节水量需要考虑的是漏失水量绝对值的变化，而不是相对变化量。因此，节水量大小还与当前漏失水量有关系。也就是说，当前漏失水量越大，压力控制起到的节水效果越显著；反之，则节水效果越差。在进行压力控制的方案确定时，应进行成本效益分析，确定最优方案。图 4-20 以 DMA 控压为例，给出了压力控制方案制定的技术路线图。

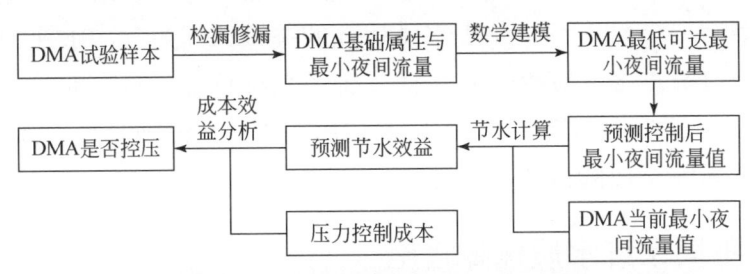

图 4-20　DMA 控压方案制定路线图

2）管网压力调控模式

管网压力调控主要包括分区调度、区域控压、小区控压等模式。分区调度是在综合考虑水厂分布及供水能力、地面高程、管网拓扑结构等因素的基础上，通过调节和关闭边界阀门的方式使水厂供水区域相对独立，并对每个区域分别实施供水运行调度，实现降低水厂出厂压力及管网压力的目的。这种模式通过水厂泵站的优化调度实现了管网压力的调控，具有调控范围大、节能等优点。但这种模式需要在主干管网上安装调控阀门，施工难度较大。

区域控压是指对日供水量在 5 万~20 万 m³（根据各地供水量会有所不同）的相对独立供水区域，通过在进水口加装压力控制设备的方式，降低区域内部管网压力。这种模式通过使用电动阀或减压阀来实现区域的压力调控，可调控范围介于分区调度与小区控压二者之间。

小区控压是针对终端居民小区或 DMA，以保障末端服务压力为控制目标，对小区供水压力进行精准调控。这是调控范围最小的一种模式，但同时也是调控最精准的模式，通常采用水力减压阀来实现。减压阀的控制方式包括四种：固定出口压力、定时调节压力、基于流量调节压力、基于关键点调节压力。四种方式的选择可通过评估其对小区平均冗余压力降低的幅度来确定。

4.4　二次供水水质安全保障

龙头水质持续稳定达到国家标准《生活饮用水卫生标准》（GB 5749—2022）的要求，是城镇供水事业的核心目标。建筑给水是城镇供水的"最后一公里"，是龙头水质达标的关键，建筑二次加压与调蓄供水系统接口节点多、管材类别多样、管道系统复杂、没有完善的水质监测系统、污染控制难度大，二次供水加压、调蓄及设施管理方面的问题，是造成水质安全风险的重要因素。

4.4.1　不同系统水质保障措施

1. 供水方式选择

为保证终端龙头处的水质，二次加压与调蓄供水方式在市政管网供水能力有保证的前提下，应优先选用叠压供水方式，消除水池（箱）带来的水质污染，且能充分利用市政管网的压力供水。当采用叠压供水方式时，不得造成该地区城镇供水管网的水压低于本地规定的最低供水服务压力及对供水管网造成的污染。当采用二次加压设备和高位水池（箱）联合供水或低位水池（箱）和二次加压变频调速水泵联合供水时，高、低位水池（箱）及配件应选用不锈钢或钢衬塑材料，相关材质和工艺应符合相关标准。水池（箱）的进水管道与出水管道在布置时不得产生水流短路，对于有效容积在 200 m³ 及以上的水池（箱），宜在水池（箱）内设导流装置。水池（箱）应设置消毒装置，可选择紫外线消毒器、臭氧发生器、紫外光催化氧化设备和水箱自洁消毒器等。水池（箱）中水的停留时间不宜大于 24 h。相关试验证明，水池（箱）、管道中的水力停留时间对浊度、余氯和细菌总数的影响较为明显。

2. 超高层建筑中间转输水箱

超高层建筑中，需要设置中间转输水箱，增加了二次加压与调蓄供水在整个输配水系统中的水力停留时间。中间转输水箱的容积由供水部分和转输部分水量之和确定。供水水量的调节容积，不宜小于供水服务区域楼层最大时用水量的 50%，转输水量的调节容积，按提升水泵 3～5 min 的流量确定；当中间水箱无调节容积时，转输水量的调节容积宜按提升水泵 5～10 min 的流量确定。转输水泵流量是按照最高日最高时进行设计的，但最高日最高时的用水量在全年中出现的概率非常小，仅约为 0.01%，其他时段用水量所占比例则高得多，如低于平均日平均时用水量的时段在全年用水中出现的概率约为 50%。在绝大多数的时间内，二次加压与调蓄供水在中间转输水箱中的水力停留时间会更长，造成余氯在输配水管道和中间转输水箱中衰减情况更加严重。对于水力停留时间过长的二次加压与调蓄供水系统，应考虑在余氯过低供水区或中间转输水箱处设置补氯设施。

3. 智能叠压供水技术

智能叠压供水技术利用室外给水管网余压直接抽水再增压，其核心原理是通过变频器、压力传感器和微机处理系统等设备，实现对供水系统的智能调节和控制。基于智能叠压供水技术形成的智能化设备，能够实现供水压力稳定且不对市政管网产生负压影响，具有压力调节、负压抑制和智能控制功能。当自来水压力低于用户所需的设定压力时，控制系统会自动控制变频泵启动，直到实际压力达到设定压力。变频泵的转速会根据自来水的压力变化自动调节，确保供水压力恒定。在负压抑制方面，真空抑制器和稳流罐配合使用，通过信号检测系统、微机处理系统和数显反馈系统，有效抑制水泵产生的负压，确保不对市政管网产生负面影响。在智能控制方面，具有高度的自动化控制功能，能够根据用户用水量的变化自动调节水泵的转速和启停，实现节能和高效供水。

4.4.2 管材选用与管道布置

1. 管材选用

建筑与小区二次加压与调蓄供水系统正确选用给水管材是保证龙头水质达标的关键。《建筑给水排水设计标准》（GB 50015—2019，以下简称《标准》）中规定：建筑室内的给水管道，应选用耐腐蚀和安装连接方便可靠的管材，可采用不锈钢管、铜管、塑料给水管、塑料和金属塑料复合管及经可靠防腐处理的钢管；将不锈钢管、铜管作为优先选用予以推荐。我国《城镇水务2035年行业发展规划纲要》（以下简称《纲要》）指出，鼓励在建筑内供水管道优先选用不锈钢管材等耐久性强、接头效能好的优质管材；采用塑料管道时，必须符合相关管材的现行国家产品标准的规定。

2. 管道布置

对于室外给水管道布置，《标准》规定：由城镇管网直接供水的小区室外给水管网应布置成环状网，或与城市给水管连接成环状网。环状给水管网与城市给水管的连接管不应少于两条。行业标准《二次加压与调蓄供水工程技术标准》（报批稿）规定：小区二次加压与调蓄供水主干管网应布置成环状，与二次加压与调蓄供水管网连接的加压泵出水管不应少于两条，环状管网应分段。二次加压与调蓄供水的干管布置成环状，既可提高供水的安全性，也可减少支状管网供水末端由于长时间不用水而造成水龄增加、水质降低的问题。

对于室内给水管道布置，根据《标准》，室内生活给水管道可布置成枝状管网。但枝状管道布置带来的问题是，如用水点一段时间内不用水，此支管段中的水是不流动的，水龄将过长，不能符合生活饮用水水质标准要求。采用支管链状或环状供水将解决上述问题。支管环状供水是指建筑内用水器具处采用双承弯供水且管道布置成环状，任一用水点用水时均可使管道内部存水流动的供水方式。双承弯是可以实现户内用水器具处配水管道环状连接的重要阀件，其接口与用水点器具连接，当卫生间配水管道采用支管环状布置时，任一用水器具使用时，都会使整个支管配水管网的水流动，缩短水在管道内的停留时间，降低水质污染风险。

《纲要》提出，积极推动居民住宅建筑、公共建筑内使用供水系统"微循环"——支管环状供水技术，改善和优化建筑室内管道水力条件，尽量缩短室内供水管道中自来水的水力停留时间，消除建筑室内局部"死水"区，避免因自来水停留时间长等原因所产生的水龄过长问题，保障龙头水质安全。

4.4.3 水质监测

为保证二次加压与调蓄供水系统的水质符合《生活饮用水卫生标准》（GB 5749—2022）要求，可在二次加压与调蓄供水设施的泵房内设置水质在线监测仪表，宜设置余氯（总氯）、浊度、pH等水质在线监测仪表。在线监测仪表的数据上传至智慧水务管理系统，通过地理信息系统（GIS）和建筑信息模型（BIM）相结合构建二次加压与调蓄供水系统的实时在线管道模型系统，对水质实时监测与控制，动态控制水质变化。

建筑与小区的二次加压与调蓄供水系统的水池（箱）应定期清洗消毒，周期不得超过半年，清洗消毒后应对水质进行检测，检测项目至少应包括色度、浑浊度、臭和味、肉眼可见物、pH、总大肠菌群、菌落总数、余氯等，检测结果应符合GB 5749—2022规定。管理者应结合水池（箱）清洗消毒后的水质检测及在线水质监测，至少每6个月向用户公示水质一次，接受公众监督。

4.4.4 管理模式与智慧管控

1. 管理模式

2015年，住房城乡建设部、国家发展改革委、公安部和国家卫计委四部委联合发文——《关于加强和改进城镇居民二次供水设施建设与管理确保水质安全的通知》（建城〔2015〕31号），就相关建设与管理工作做出全面部署；将二次加压与调蓄供水安全提升到改善民生和国家反恐战略的高度，要求创新运营机制，多渠道解决资金、落实监管责任，形成权责明晰、运维专业、监管到位的建设与管理新格局，解决城镇供水的"最后一公里"监管问题。

目前已形成多种管理模式，包括深圳市、宁波市的统一管理模式，全面整合市政供水与二次加压与调蓄供水，由供水企业全面负责，统一运营管理供水；天津市的管养分离模式，供水企业先接管，再将二次加压与调蓄供水养护作业外包给专业公司；重庆市的市场化模式，将二次加压与调蓄供水与市政供水运营分离，新建或改建的由专业公司管理，专业运营实行有限准入，建管一体化制度，老旧设施由供水企业改造和管理；沈阳市的双轨制模式，供水企业与物业公司并存。二次加压与调蓄供水管理是供水行业普遍存在的共性问题，上述城市先行先试，并取得一定经验，值得总结借鉴和发展创新。

在运行管理模式上，行业鼓励供水企业通过统建统管、改造后接管、接受物业企业或业主委托等方式，对二次供水设施实施专业运行维护。对于新建二次供水设施，鼓励采取统建统管的方式；对既有的居民二次供水设施，鼓励业主自行决定将设施管理委托给城市供水企业，对改造合格的二次供水设施，鼓励城市供水企业负责运行维护。物业服务企业可将物业管理区域内的二次供水设施运行维护业务委托给供水企业。二次供水设施委托供水企业运行的，业主或原管理单位应将竣工总平面图、结构设备竣工图、地下管网工程竣工图、设备的安装使用及维护保养等设施档案及图文资料一并移交。

2. 智慧管控

近年来，为提升二次加压与调蓄供水的规划设计、设备研发、工程施工、运行维护的全过程管理，保障供水水质与供水安全，我国供水行业正探索推动二次加压与调蓄供水管理的智慧化进程，将互联网+、5G、大数据、云计算等新技术与二次加压与调蓄供水系统高效融合，构建二次供水智慧管理平台。

该系统是对高层建筑供水设施进行数据采集、远程监控以及运维管理的供水智能辅助平台，通常由下位信息采集系统、网络通信系统和上位监控调度系统等子系统组成。系统可实时感知二次加压与调蓄供水系统的运行状态，采用可视化的方式有机整合运行管理职能，形成二次加压与调蓄的供水物联网，并将海量供水信息进行及时分析与处理，辅助决策建议，构建智能感知、智能仿真、智能诊断、智能预警、智能调度、智能处置、智能控制、智能服务、智能评价为一体的功能平台体系。

二次加压与调蓄供水智慧信息管理系统可对相关设施进行远程监视和控制，获取实时运行数据，监测数据包括余氯、浊度、pH、市政进水压力、供水压力、供水流量、水泵运行频率和时间用电量、故障报警等运行数据。通过对水质、压力流量的数据传送及阀门开关的自动控制，降低设施故障率和提高系统的反应时间，实现对二次加压与调蓄设施全方位的管理，提高整体服务水平。

4.5 典型城市供给高品质饮用水的创新与实践

4.5.1 深圳

深圳市自 1999 年起在梅林一村开展直饮水项目尝试。2005 年，首座深度处理水厂梅林水厂通水；2008 年，借鉴新加坡经验，将食品行业质量管控 HACCP 方法引入生产管控；2013 年开展全市优质饮用水入户工程；2018 年实现盐田区全区自来水可直饮。

2021 年起，深圳在全市开展自来水可直饮工作。截至目前，深圳市已初步实现持续、稳定、优质的自来水供应。水质样品合格率≥99.8%、出厂水浊度低于 0.1 NTU，水压合格率≥95%、水压波动 10% 以内，年户均停水时长 1 h 以内、维抢修修复时长 8 h 以内等目标。

1. 标准引领　硬件提升

对标国内外领先水平，深圳以自来水可直饮为目标建立指标体系，形成涵盖水质、水压、停水、漏损、投诉、服务等方面共 84 个指标，其中一级指标 16 个、二级指标 25 个、三级指标 43 个，指标限值在满足国家、行业标准的前提下进一步创优。

"十四五"以来，深圳市共投入超过 700 亿元用于城市供水基础设施升级。包括以下内容。

1）原水保障

深圳是极度缺水城市，原水主要来自于区域外引水。2024 年 6 月，珠三角水资源配置工程（西江引水工程）通水，年供水能力 8.47 亿 m^3。同时，"十四五"以来全市共开展原水工程 37 项，目前已经初步形成"一网互联、两江并举、三纵四横"的供水保障格局，全市水源应急储量从 45 天提升到 3 个月。

2）水厂工艺保障

深圳市原水水质整体较好，但存在季节性水质突变及锰、MIB、嗅味等指标风险。为提升供水水质，加强水厂对原水水质突变状况的应急处置保障能力，深圳市在水厂生产中增加深度处理工艺（主要为臭氧-活性炭或膜处理工艺），供水水质进一步提高（图4-21）。其中，臭氧和活性炭联用工艺，将臭氧氧化、活性炭物理化学吸附、活性炭生物降解及臭氧灭菌消毒四种技术合为一体，水质与口感均得到提升。

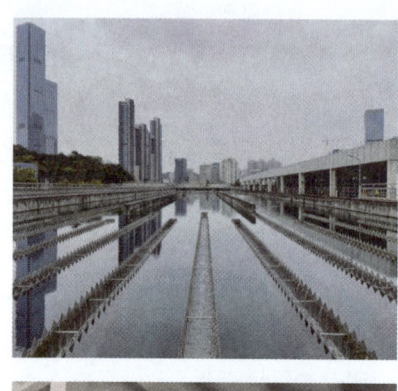

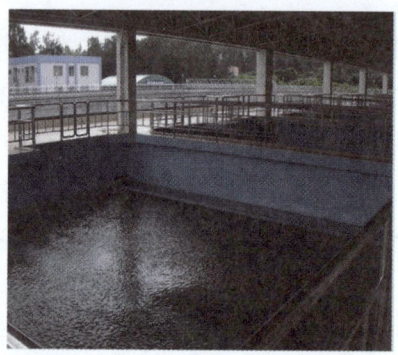

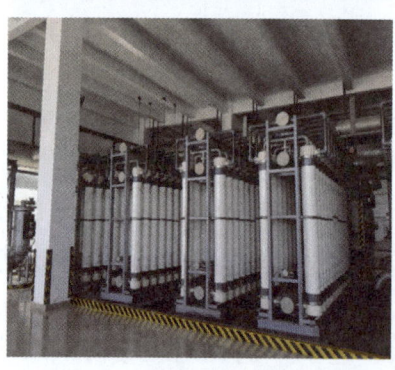

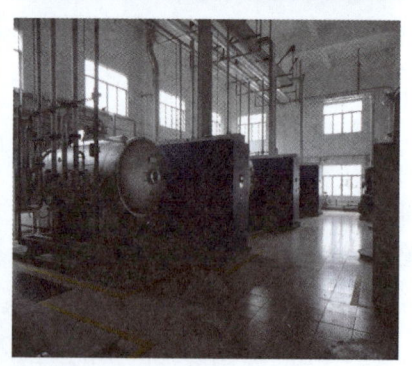

图4-21 深圳市水厂主要净水工艺现场图片

3）市政供水管网保障

深圳市高度重视市政供水管网建设、更新和运行维护，目前全市有90%以上的供水埋地管网使用球墨铸铁、高密度聚乙烯和钢管等国际公认的优质供水管材，全市管网的平均管龄为15年。在此基础上，持续对深圳市市政管网健康状况进行动态评估（图4-22），设置管网水质在线监测点，进行7×24小时全天候监控，并根据评估结果开展管网更新改造，确保管网水质稳定可控。

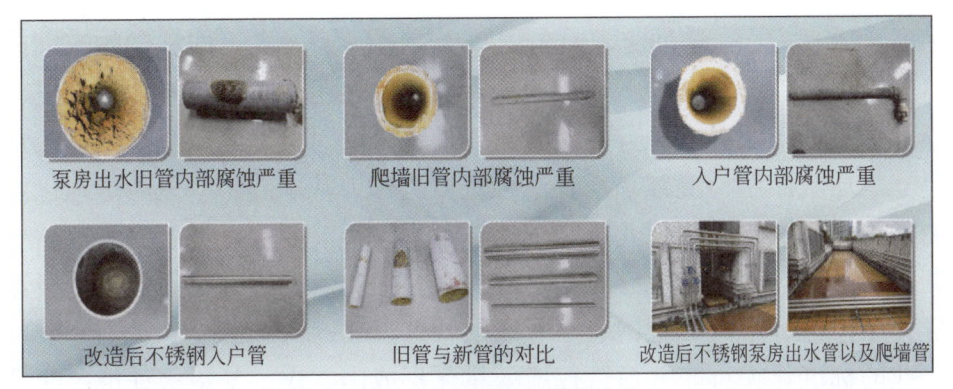

图 4-22　主要管网问题图片

4）二次供水设施和小区管网保障

为保障供水系统"最后一公里"的安全优质，深圳市共投入 304.9 亿元，推动优质饮用水入户、二次供水设施提标改造、社区供水管网改造等工程（图 4-23）。截至 2023 年，共完成优质入户改造 3563 个、创建优饮达标小区 2848 个，二供设施改造 2814 座，社区管网改造 1028 个，水泵、阀门等全部采用 316L 不锈钢，硬件设施的提升有效保障了用户端自来水品质。此外，优先采用"地下水池+变频"的供水形式，水质全面管控，设施设备高效环保、日常管理规范便捷，运行管控更智慧，过程管理更可控。

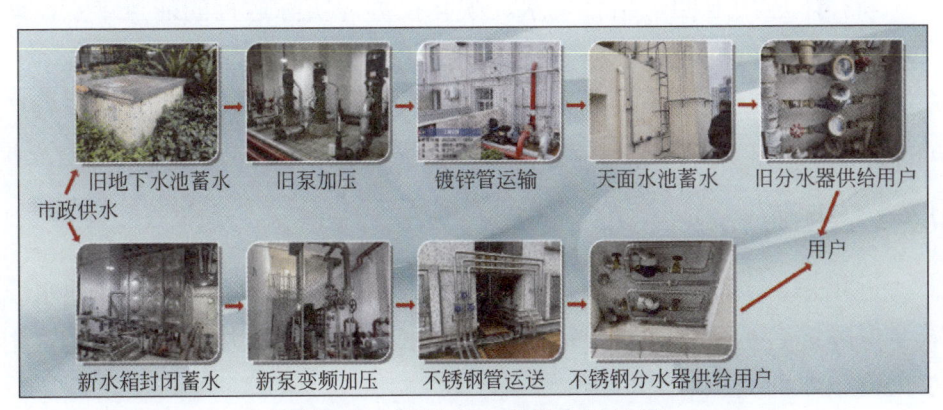

图 4-23　深圳市二次供水设施图

2. 管理提升

HACCP 体系是国际上认可的食品安全保证体系，水安全计划（WSP）是世界卫生组织推荐的供水全流程风险评估与管控方法。在供水安全管理方面，深圳将 HACCP 与 WSP 有机结合，形成独创的深圳市自来水可直饮管控体系（QMSP）。一是建立涵盖水质、停水、水压、漏耗、投诉、服务六大方面的运营管控体系，对标国际一流水平；二是建立水质三圈层检测体系，合法合规检测作为基本圈层，风险点强化监测作为优化圈层，用户龙头常态化检测作为延展圈层，显著提升水质检测能的随机性和代表性；三是建立供水全业务流程标准化作业及星级评价体系，梳理水厂、管网、小区风险管控点 38 个，固化 19 类 100 余项作业的标准化流程，并对管控成效量化形成Ⅲ、Ⅳ、Ⅴ星级评价；四是建立小区专业化分级管控机制，根据小区水质、停水、投诉等专项问题建立分级预警，针对风险事件及时专人跟进督办闭环处置，实现小区爆管停水、水池箱水质超标等小区源头问题的闭环处置。

3. 智慧赋能及新技术应用

智慧赋能方面，建成智慧水务体系，实现全业务全链条信息化，并通过水厂智能管控、自适应智能调度、管网风险智能诊断模型、用水智能管家服务等功能系统实现供水全流程一网统管。目前，已经实现系统 24 h 不间断扫描分析全市水质、压力、流向、流速变化；应急事件响应时间从 1 h 提升至 10 min，并实现快速闭环处置。

新技术应用方面，结合黄水、嗅味投诉等实际运行的痛点难点，研发跌水曝气预处理技术、应急粉碳投加一体化设备、管道冰浆冲洗等一系列技术包，已发表相关成果专利 23 项、论文 29 篇，形成直饮系列产品 10 余项，直饮系列标准 20 余项。

4.5.2 上海

近年来，上海依托国家"十三五"水专项"太浦河金泽水源地水质安全保障综合示范"项目，结合当地供水系统特点，开展了高品质饮用水关键技术研究。

1. 高品质饮用水关键技术研究

1）水厂深度处理工艺优化提升，探索膜处理组合工艺应用

针对长期困扰上海饮用水品质的嗅味难题，优化臭氧投加量、定期更换活性炭，强化有机物、致嗅物质、小分子微量有机物的去除效果，提出以臭氧活性炭为核心的深度处理工艺优化运行参数；探索"臭氧-生物活性炭+超滤膜""常规处理+纳滤膜"组合工艺技术应用，强化耗氧量、嗅味、全氟化合物等微量有机物的去除效果，提升出厂水质与口感（表4-2）。

表4-2 臭氧-生物活性炭、臭氧-生物活性炭+超滤、常规+纳滤出水比较

指标	臭氧-生物活性炭	臭氧-生物活性炭+超滤	常规+纳滤
COD_{Mn}（mg/L）	1.05~1.57	0.72~1.45	0.24~0.48
浊度（NTU）	0.08	0.06~0.08	0.01~0.02
总硬度（mg/L）	92~127	99~124	35~42
锑（mg/L）	无去除作用	基本无去除作用	未检出（检测限数值）
微量污染物	抗生素去除率70%~90%；全氟化合物总去除率45%	抗生素总体去除率70%~92%，全氟化合物总去除率55%	抗生素、农药总体去除率50%~99%；全氟化合物未检出（检测限数值）
嗅味MIB、土臭素	低于检测限	低于检测限	低于检测限

2）管网输配稳定——形成水质诊断评估与保障技术方案，推进管网更新

针对出厂水到管网末梢水质浊度增高、余氯衰减，尚存部分灰口铸铁及混凝土管老旧市政供水管道等问题，有序实施老旧管网更新改造。研究提出管网水质诊断评估与保障技术，根据管网综合评估结果，科学选用清洗、消毒、非开挖修复等技术提升管网水质。其中对轻度腐蚀结垢或有生物膜管道采取冲洗，对腐蚀结垢严重或有漏点的管道采取非开挖修复等，对超役、重度腐蚀或严重老化、破损的管道采取更新改造措施。同时，形成供水管网多级加氯关键技术和方案，通过泵站补氯，保证输配过程余氯稳定和微生物安全协同减少出厂水余氯水平。优化管网布局与流速，提升管网安全、高效运行水平。

3）二次供水优化运行与监管——优化模式基于水龄控制，加强改造与运维

上海二次供水设施量大面广、形式多样，存在生活给水系统与消防给水系统合用现象，水龄过长，微生物等指标在二次供水环节水质不稳定；楼宇管道存在部分落后管材、双立管等问题，二次供水设施运维管理不到位、泵房环境杂乱。针对上述问题，提出基于水龄控制的二次供水运行优化模式，实行生活用水给水系统与消防给水系统分开设置，优化控制水箱液位，减少水力停留时间，缩短水龄，水龄宜控制在24 h内。优化二次供水模式，推荐利用市政管网水压直接供水，或"水池（箱）+水泵变频调速增压"供水模式。提高入户工程改造标准，室外埋地管道球墨铸铁管，室外明设及室内管道、水泵过流、阀门等采用食品级不锈钢管。建设二次供水信息化平台，加强水质在线监测，推进智慧化泵房建设与二次供水设施无人值守运行控制。提出居民室内饮用水系统建造及使用指南，对居民户内给水设施的建设和使用做出了科学的指导和规范。

2. 建立"从源头到龙头"水质管理标准规范体系

编制并颁布我国首部地方性《生活饮用水水质标准》（DB31/T 1091—2018）、指导居民科学用水的《住宅户内饮用水系统建造及使用指南》团体标准；编制并颁布《金泽水库原水预处理技术规程》《制水厂运行规程》《供水管网加氯技术指南》《居民小区二次供水设施运行维护相关管理办法》等技术规范与管理办法；编制《上海原水水质管理准则（企业）》《上海饮用水水质管理准则（企业）》等企业运行规程与管理导则，形成从源头到龙头的高品质饮用水标准体系，具备先进性与前瞻性。

3. 高品质饮用水试验示范

1）闵行高品质饮用水试验示范——关键技术综合应用

结合国家"十三五"水专项"太浦河金泽水源地水质安全保障综合示范"，完成上海首个高品质饮用水试验示范区——闵行高品质饮用水示范区建设，示范区包括闵行区马桥大居等41个居民小区，面积约5.2 km^2，服务人口10.5万人。

示范区重点开展高品质饮用水关键技术综合应用（图4-24）。应用常规与纳滤、臭氧-生物活性炭与超滤膜组合工艺，建成闵行水厂（四期）1万 m^3/d "常规+纳滤"示范和2万 m^3/d "臭氧活性炭+超滤"示范（图4-25）。应用管网水质诊断评估与保障技术，完成 4 km 主干管网检测评估与水力冲洗，完成 18.2 km 高危和隐患管道更新改造；构建江川站管网水力水质模型，通过输配水质、水龄模拟优化，提出春节和夏季有效控制闵行示范区微生物生长的余氯条件。优化小区二次供水运行模式，水箱（池）机械浮球阀随用随补的运行模式改变为电动液位自动控制模式，减少水池水力停留时间，优化后平均水龄降低，余氯提升，HPC 数量降低；优化二次供水模式，进行叠压供水改造，改造后余氯平均 0.65 mg/L，同比提高 55%；完善二次供水在线监测，完成 11 个居民小区二次供水在线监测点建设。

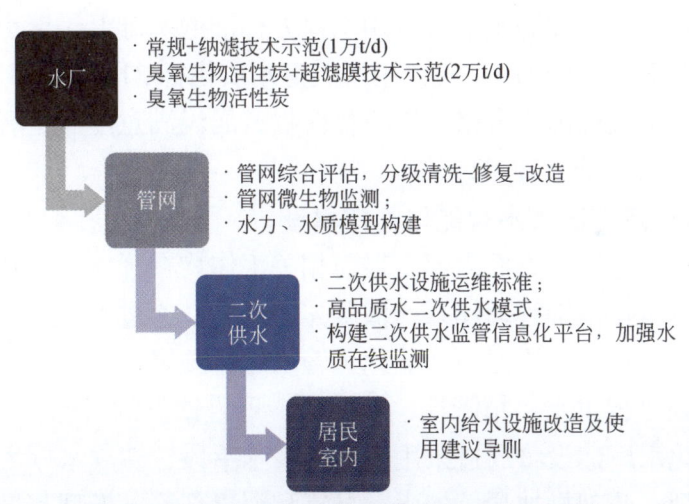

图 4-24　闵行高品质饮用水示范区技术路线

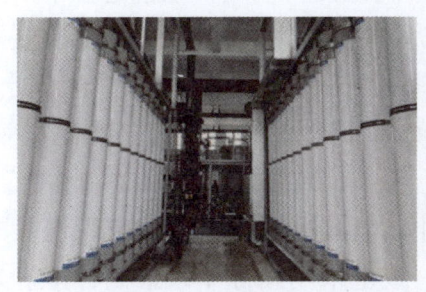

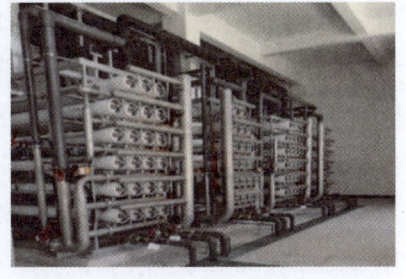

图 4-25　闵行水厂超滤示范（左）和纳滤示范（右）

示范后，居民龙头水在稳定达到国家《生活饮用水卫生标准》（GB 5749—2006）和上海《生活饮用水水质标准》（DB 31/T 1091—2018）基础上，水质进一步改善，浊度 0.05～0.19 NTU，铝不超过 0.02 mg/L，锑不超过 2 μg/L，MIB 和土臭素低于 2 ng/L。

2）临港新片区新建小区实施高标准入户建设

颁布实施《临港新片区高品质饮用水入户工程技术规程》（以下简称《规程》），高标准建设居民小区二次供水设施，目前已在临港海洋小区等 3 个小区试点应用。根据《规程》，供水方式建议充分利用市政供水管网水压直接供水，压力不满足时推荐水池（箱）+水泵变频调速增压方式；管道与设施设备材质应采用 S31603 不锈钢或球墨铸铁材质；水池（箱）应设置补充消毒设备；水表应采用远传智能型水表，对二次供水设施的智能化监测与控制做出要求。研究编制《上海高品质饮用水水质管理导则》。在满足上海饮用水地方标准的基础上，聚焦感官、微生物、优质安全，提出高品质饮用水关键水质指标 21 项；同时提出水质管理从现行水质标准"合格率"考核向提升居民满意度的"瞬时达标"转变，并提出水龄管理目标。

3）黄浦示范区供水智能化管理建设

示范项目包含三方面内容，目前相关工作均在开展中。其中黄浦示范区建设智慧化精细管理体系，借鉴先进经验，通过水厂运行智慧化、供水调度智能化、水质保障终端化、管网运行预警化、供水服务精准化建设，达到"智供水、精管控、慧服务、可直饮"的目标。

智慧化水厂建设将通过采用先进的技术手段，建立水厂生产工艺水质预测模型、药剂投加量（加矾、臭氧和消毒剂等）模型和最大处理量模型，为处理工艺效率和药剂投加量优化提供基础；完善建立水厂生产线水力模型及数字孪生仿真系统，提供适用于水厂的水平衡控制展示平台，为水厂运营、生产调配、方案择优、节约能耗等提供科学依据。居民小区智慧化泵房建设采用先进的数字集成全变频技术，具有效率高、稳定性强、操控好及展示性强等特点。水质在线监测系统可监测总氯、浊度、pH 和温度指标，后期也可外接电导率探头。泵房内管道及配件均采用 316L 材质，其规格和立管一致也采用国标 1 系最高标准。泵房整体兼顾水力水质监测、能耗监测、门禁安防、数据远传远控等智慧化功能。

参 考 文 献

[1] Wang W, Yang T, Guan W, et al. Ecological wetland paradigm drives water source improvement in the stream network of Yangtze River Delta[J]. Journal of Environmental Sciences, 2021, 110: 55-72.

[2] Wang W, Yin C. The boundary filtration effect of reed-dominated ecotones under water level fluctuations[J]. Wetlands Ecology and Management, 2008, 16(1):65-76.

[3] 王为东, 王亮, 聂大刚, 等. 白洋淀芦苇型水陆交错带水化学动态及其净化功能研究[J]. 生态环境学报, 2010, 19(3):537-543.

[4] Wang W, Wang D, Yin C. A field study on the hydrochemistry of land/inland water ecotones with reed domination[J]. Acta Hydrochimica et Hydrobiologica, 2002, 30(2-3):117-127.

[5] Wang H, Wang W, Yin C, et al. Littoral zones as the "hotspots" of nitrous oxide (N_2O) emission in a hyper-eutrophic lake in China[J]. Atmospheric Environment, 2006, 40(28):5522-5527.

[6] 王为东, 汪仲琼, 李静, 等. 人工湿地生态根孔技术及其应用[J]. 环境科学学报, 2012, 32(1):43-50.

[7] Wang S, Wang W, Liu L, et al. Microbial nitrogen cycle hotspots in the plant-bed/ditch system of a constructed wetland with N_2O mitigation[J]. Environmental Science & Technology, 2018, 52(11):6226-6236.

[8] Wang W, Zheng J, Wang Z, et al. Performance of pond-wetland complexes as a preliminary processor of drinking water sources[J]. Journal of Environmental Sciences, 2016, 39:119-133.

[9] Wang D, Lin H, Ma Q, et al. Manganese oxides in *Phragmites* rhizosphere accelerates ammonia oxidation in constructed wetlands[J]. Water Research, 2021, 205: 117688.

[10] 周娜娜, 柏耀辉, 梁金松, 等. *Pseudomonas* sp. QJX-1 的锰氧化特性研究[J]. 环境科学, 2014, 35(2): 740-745.

[11] 宁雪, 梁金松, 柏耀辉, 等. 微生物种间相互作用产生锰氧化的普适性及其潜在应用[J]. 环境科学, 2020, 41(8): 3781-3786.

[12] Liang J, Bai Y, Men Y, et al. Microbe-microbe interactions trigger Mn(II)-oxidizing gene expression[J]. ISME Journal, 2017, 11(1):67-77.

[13] Su Y, Wang W, Wu D, et al. Stimulating ammonia oxidizing bacteria (AOB) activity drives the ammonium oxidation rate in a constructed wetland (CW)[J]. Science of the Total Environment, 2018, 624:87-95.

[14] Huisman J, Codd G A, Paerl H W, et al. Cyanobacterial blooms[J/OL]. Nature Reviews Microbiology, 2018, 16(8): 471-483.

[15] Yang M, Yu J, Li Z, et al. Taihu Lake not to blame for Wuxi's Woes[J/OL]. Science, 2008, 319(5860): 158.

[16] Awwa A W W A. Algae: Source to Treatment[M]. American Water Works Association, 2010.

[17] Su M, Andersen T, Burch M, et al. Succession and interaction of surface and subsurface cyanobacterial blooms in oligotrophic/mesotrophic reservoirs: A case study in Miyun

Reservoir[J/OL]. Science of the Total Environment, 2019, 649: 1553-1562.
[18] Su M, Zhu Y, Andersen T, et al. Light-dominated selection shaping filamentous cyanobacterial assemblages drives odor problem in a drinking water reservoir[J/OL]. npj Clean Water, 2022, 5(1): 37.
[19] Lu J, Su M, Su Y, et al. MIB-derived odor management based upon hydraulic regulation in small drinking water reservoirs: Principle and application[J/OL]. Water Research, 2023, 244: 120485.
[20] Su M, Jia D, Yu J, et al. Reducing production of taste and odor by deep-living cyanobacteria in drinking water reservoirs by regulation of water level[J/OL]. Science of the Total Environment, 2017, 574: 1477-1483.
[21] Su M, Yu J, Zhang J, et al. MIB-producing cyanobacteria (*Planktothrix* sp.) in a drinking water reservoir: Distribution and odor producing potential[J/OL]. Water Research, 2015, 68: 444-453.
[22] Yang F, Shi B, Gu J, et al. Morphological and physicochemical characteristics of iron corrosion scales formed under different water source histories in a drinking water distribution system[J]. Water Research, 2012, 46: 5423-5433.
[23] Sun H, Shi B, Yang F, et al. Effects of sulfate on heavy metal release from iron corrosion scales in drinking water distribution system[J]. Water Research, 2017, 114: 69-77.
[24] Yang F, Shi B, Bai Y, et al. Effect of sulfate on the transformation of corrosion scale composition and bacterial community in cast iron water distribution pipes[J]. Water Research, 2014, 59: 46-57.
[25] Li G, Ma X, Chen R, et al. Field studies of manganese deposition and release in drinking water distribution systems: Insight into deposit control[J]. Water Research, 2019, 163: 114897.
[26] Li G, Su Y, Wu B, et al. Chloramine prevents manganese accumulation in drinking water pipes compared to free chlorine by simultaneously inhibiting abiotic and biotic Mn(II) oxidation[J]. Environmental Science & Technology, 2022, 56: 12278-12287.
[27] Li G, Hao H, Zhuang Y, et al. Powdered activated carbon enhanced manganese(II) removal by chlorine oxidation[J]. Water Research, 2019, 156: 287-296.
[28] 王晨婉, 强志民, 徐强. 供水管网漏损研究知识结构与发展趋势分析[J]. 给水排水, 2020, 56(10): 141-149.
[29] 徐强, 张佳欣, 王莹, 等. 智慧水务背景下的供水管网漏损控制研究进展[J]. 环境科学学报, 2020, 40(12): 4234-4239.
[30] 邵益生, 杨敏, 等. 饮用水安全保障技术导则[M]. 北京: 中国建筑工业出版社, 2022.
[31] 李爽, 徐强. 城镇供水管网漏损控制技术应用手册[M]. 北京: 中国建筑工业出版社, 2022.
[32] 中华人民共和国住房和城乡建设部. 城镇供水管网漏损控制及评定标准: CJJ 92—2016[S]. 北京: 中国建筑工业出版社, 2016.

第 5 章

供水安全监管及应急业务化

供水安全监管是提高供水品质、保障供水安全、维护供水公平性的必然手段。经过长期实践探索和科研创新，我国已基本形成供水常态监管和应急态救援两个体系，有效保障城市供水安全。一是加强供水水质监测能力建设，开展从"水源到龙头"全过程水质监测，构建起较为完善的水质监测网络；二是围绕水质监测、供水管理信息化、预警应急等，持续开展技术攻关，为供水监管相关政策实施提供科技支撑；三是建立健全城市供水水质督察体系，及时发现供水水质问题并采取有效措施进行整改，持续提高督察的覆盖面和针对性；四是针对各类突发事件对供水系统造成的影响，研发移动净水、移动检测、移动保障装备，在全国设立 8 个供水应急救援基地，初步构建我国城市供水应急救援体系。

5.1 供水水质监测网络

5.1.1 水源监测网络

我国的水源水环境质量监测主要由生态环境部门负责。根据《2023中国生态环境状况公报》[1]，"十四五"期间，全国共布设 3641 个国家地表水环境质量评价、考核、排名监测断面（点位）（简称国控断面）。监测范围覆盖全国十大流域干流及重要支流、湖泊、水库，地级及以上城市，重要水体省市界，全国重要江河湖泊水功能区等。其中，河流断面 3293 个，湖泊（水库）点位 348 个。评价依据《地表水环境质量标准》（GB 3838—2002）和《地表水环境质量评价办法（试行）》。2023 年，实际监测 3632 个国控断面。"十四五"期间，全国共布设 1912 个国家地下水环境质量考核点位，覆盖全国一级和二级水文地质分区、339个地级及以上城市。评价依据《地下水质量标准》（GB/T 14848—2017）。2023年，实际监测1888个点位。

2023年，地级及以上城市在用集中式生活饮用水水源监测的889个断面（点位）中，858个断面（点位）全年均达标，占96.5%[图5-1（a）]。其中地表水水源监测断面（点位）634个，628个断面（点位）全年均达标，占99.1%，主要超标指标为高锰酸盐指数、硫酸盐和铁；地下水水源监测点位255个，230个点位全年均达标，占90.2%，主要超标指标为锰铁和氟化物，主要是天然背景值较高所致。

2023年，县级城镇在用集中式生活饮用水水源监测的2655个断面（点位）中，2516个断面（点位）全年均达标，占94.8%[图5-1（b）]。其中地表水水源监测断面（点位）1761个，1750个断面（点位）全年均达标，占99.4%，主要超标指标为总磷、高锰酸盐指数和硫酸盐；地下水水源监测点位894个，766个点位全年均达标，占85.7%，主要超标指标为锰、氟化物和铁，主要是天然背景值较高所致。

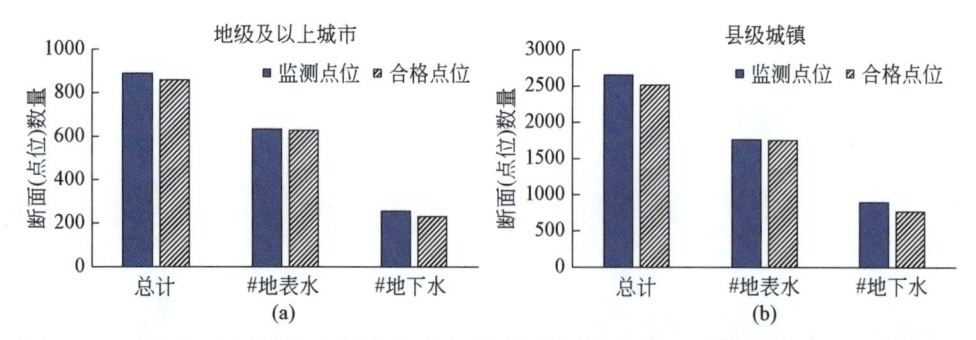

图5-1　2023年地级及以上城市与县级城镇在用集中式生活饮用水水源达标情况
数据来源：《2023中国生态环境状况公报》

5.1.2　供水水质监测网络

1993年，为加强城市供水水质监管，建设部印发《关于组建国家城市供水水质监测网的通知》（建城〔1993〕363号），提出决定组建国家城市供水水质监测网（以下简称国家网）。国家网由各地区水质监测站组成，受建设部委托，行使一定行政监督职能。同年，建设部下发《关于批准设立国家城市供水水质监测网第一批监测站的通知》[（93）城建水字第 45 号〕，批准北京、哈尔滨、天津、上海、广州、成都、兰州 7 个监测站为第一批国家城市供水水质监测网监测站。

1999 年，建设部印发《城市供水水质管理规定》（建设部令第 67 号），城市供水水质管理行业监测体系由国家和地方两级城市供水水质监测网络组成。该规定正式确立了我国城市供水监测体系的"两级网三级站"组织架构，其中"两级网"指国家和地方两级城市供水水质监测网，"三级站"指部水中心、国家站和地方站，这标志着城市供水水质监测网络组织架构通过法规进一步确立。

2007 年，建设部对《城市供水水质管理规定》（建设部令第 156 号）进行了修订，对城市供水水质监测体系建设进行了进一步明确，规定城市供水水质监测体系由国家和地方两级城市供水水质监测网络组成。国家城市供水水质监测网，由建设部城市供水水质监测中心和直辖市、省会城市及计划单列市等经过国家质量技术监督部门资质认定的城市供水水质监测站（以下简称国家站）组成，业务上接受国务院建设主管部门指导。建设部城市供水水质监测中心为国家城市供水水质监测网中心站，承担国务院建设主管部门委托的有关工作。地方城市供水水质监测网（以下简称地方网），由设在直辖市、省会城市、计划单列市等的国家站和其他城市经过省级以上质量技术监督部门资质认定的城市供水水质监测站（以下简称地方站）组成，业务上接受所在地省、自治区建设主管部门或者直辖市人民政府城市供水主管部门指导。省、自治区建设主管部门和直辖市人民政府城市供水主管部门应当根据本行政区域的特点、水质检测机构的能力和水质监测任务的需要，确定地方网中心站。

经过 30 余年的不懈努力，国家城市供水水质监测网队伍不断发展壮大，成员单位数量不断增长。截至 2024 年，成员单位数量已由第一批的 7 个经扩展至 42 个，涵盖了除拉萨以外的全部直辖市、计划单列市、省会城市等重点城市，以"两级网三级站"（图 5-2）为核心的城市供水监测体系架构已经日趋健全[2]。

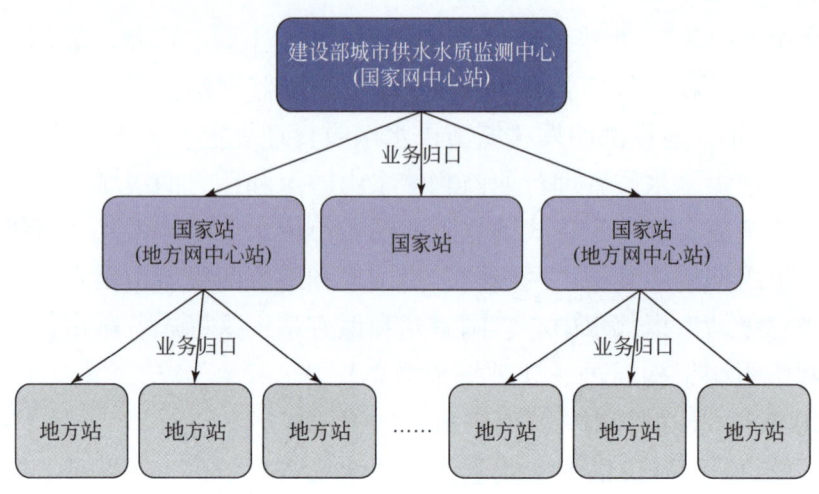

图 5-2　城市供水监测体系示意图

5.2　安全监管支撑技术

为提高供水安全监管的科学性、准确性，"十一五"以来，国家"水体污染控制与治理"科技重大专项（以下简称水专项）设置了一系列项目和课题，重点对供水水质监测、供水信息化建设、供水水质监测预警等领域开展技术攻关，取得了一系列技术成果，为供水安全监管提供了全面的、系统的技术支撑[3]。

5.2.1　水质监测技术

1. 现实需求

2012年7月1日全面实施的《生活饮用水卫生标准》（GB 5749—2006）将水质指标由35项增至106项，大幅增加了有机物、消毒副产物、毒理学和微生物等指标。与水质标准相比，我国当时饮用水水质检测方法标准滞后于检测技术的发展，难以有效支撑标准的全面实施。

首先，饮用水水质检测方法标准滞后于检测技术的发展。与《生活饮用水卫生标准》（GB 5749—2006）配套的《生活饮用水标准检验方法》（GB/T 5750—2006），对106项水质指标规定了标准检验方法，但当时的标准方法低效繁琐、成本高昂，约40%检测方法不适用，其中涉及 50 余项指标的检测方法滞后于检测仪器的更新发展。

其次，饮用水水质在线监测缺乏技术规范。尽管水质在线监测技术和设备发展迅速，在水环境监测和城市供水中已有大量应用，但我国城市供水行业对在线监测设备的适用条件、性能选择、运行维护、数据质量控制等方面缺乏技术规范，在线监测数据的有效性得不到保障。

最后，缺乏应对突发性污染事故的应急监测方法和技术。根据对我国城市供水水质污染事故的案例分析，出现频率较高的为石油类、农药类、重金属、藻类、致病微生物等 50 多种（类）污染物，但当时尚没有这些污染物的应急监测方法。对于污染物不明确的突发事故，也缺乏污染物快速筛查技术。

2. 饮用水水质监测水专项课题

在此背景下，以建立和逐步完善从源头到龙头的供水系统全流程水质监测技术体系为目标，水专项设置了"水质监测关键技术及标准化研究与示范"课题。中国城市规划设计研究院作为课题牵头承担单位，参与单位包括上海市供水调度监测中心、北京市自来水集团有限责任公司、山东省城市供排水水质监测中心、哈尔滨供水集团有限责任公司、深圳市水务（集团）有限公司、中国科学院生态环境研究中心和郑州自来水投资控股有限公司等。

在水质检测方法方面，针对《生活饮用水标准检验方法》（GB/T 5750—2006）中部分方法检测成本较高、检测限达不到要求、对国产仪器设备考虑不足，以及缺乏新型仪器配套方法等问题，课题从样品采集与保存、样品前处理、仪器条件选择与优化、样品检测及质量控制、干扰及消除等方面对 62 项水质指标的 32 个检测方法进行研究，新开发 18 项水质指标的 9 种标准检测方法，优化 15 项水质指标的 9 种水质检测方法，对 29 项水质指标的 12 种"非标方法"进行了标准化研究，并在 31 个城市 34 家实验室进行方法的适用性验证，在保障检测精度的前提下，方法的检测成本显著下降，检测效率明显提升。在此基础上，修订《城市供水水质检验方法标准》（CJ/T 141—2018），并已于 2018 年 12 月 1 日实施。该标准编制过程中充分考虑了与《生活饮用水标准检验方法》（GB/T 5750—2006）的衔接，实现了对国标方法的补充和完善，为国标全面实施提供检测技术基础。

在线监测方面,针对饮用水在线监测缺乏应用标准、数据质量难以保证等问题,建立从水源到水厂、管网的全流程供水水质在线监测技术体系,从系统的角度规范供水水质在线监测系统的应用,并在上海、济南等10多个城市开展现场评估验证、数据分析和质量控制等研究;对浑浊度、余氯、耗氧量等13项在线监测指标,提出仪器性能、校验方法、比对误差、运行维护等技术要求;对供水全流程监测数据质量管理相关技术进行规范,首次制定行业标准《城镇供水水质在线监测技术标准》(CJJ/T 271—2017),并于2018年6月1日正式实施,填补我国城镇供水行业在线监测方法的空白。该标准的实施,有效指导我国城镇供水行业水质在线监测的布点、设备安装与验收、运行维护与管理,提高供水行业水质在线监测建设和运行管理水平,增强城镇供水水质预警能力。

在应急监测方面,提出约200种我国城市供水特征污染物清单,编制《城市供水水质应急监测方法指南》和《城市供水特征污染物监测技术指南》两项技术指南,开发了基于特征向量聚类分析的饮用水未知污染物快速筛查方法,明确了城市供水水质应急监测流程(图5-3)。

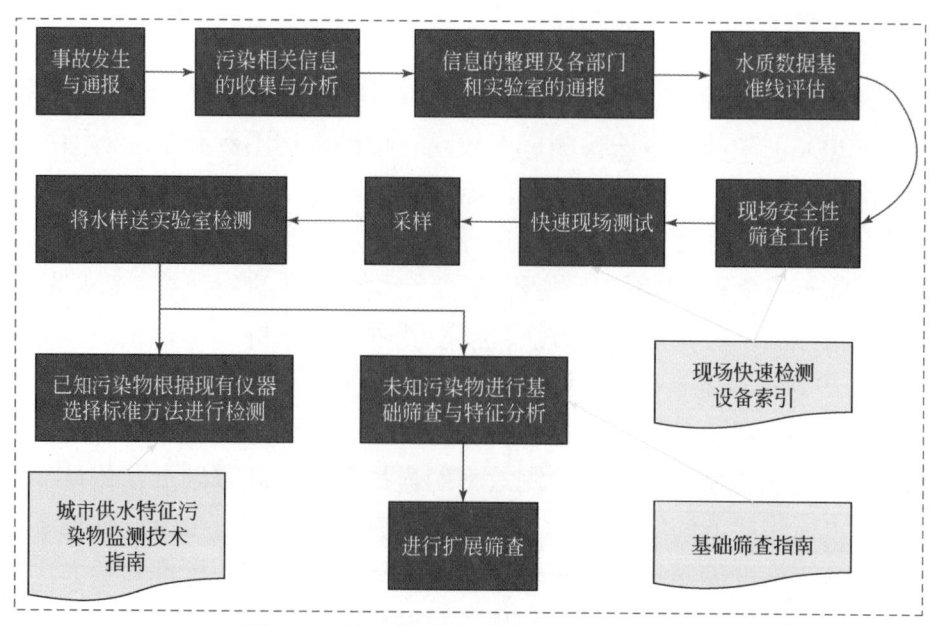

图 5-3 城市供水水质应急监测流程图

一是针对特征污染物明确的供水水质污染事故，基于免疫荧光和酶联免疫吸附分析（ELISA）原理，开发微囊藻毒素-LR、2,4-滴、二硝基苯、莠去津、双酚 A、汞、苯并[a]芘、大肠菌群等 8 种特征污染物的现场应急检测方法和实验室应急监测方法。通过应急监测方法的研究，将水样检测时间从国标方法的 1~5 h 缩短至 5~40 min 之内，方法的检出限能够满足饮用水应急监测要求。二是针对污染物不明的供水水质事故，以我国城市供水特征污染物为研究对象，选择包括苯酚、腐植酸、微囊藻毒素等约 40 种具有典型化学结构的城市供水特征污染物的参照物质，建立紫外、近红外及三维荧光的标准图谱。提取上述参照物质的光谱特征信息，进行主成分分析和聚类分析，开发了基于特征向量聚类分析的光谱识别技术，可用于饮用水中未知污染物的快速筛查。

5.2.2 信息化支撑技术

1. 水专项设立三级水质监控网络相关课题

"十一五"之前，我国城市供水管理的信息化水平较低，存在水质监控网络不健全、数据格式不规范、支撑平台缺失等问题。为此，"十一五"期间，国家水专项设立"三级水质监控网络构建关键技术研究与示范"课题，中国城市规划设计研究院为课题牵头单位，参与单位包括济南市供排水监测中心、浙江大学、东莞市水务局监测中心、住房和城乡建设部信息中心。课题通过开展三级水质监控网络构建技术、在线监测信息采集与传输技术、实验室数据采集与传输技术、应急检测数据采集与传输技术等研究，构建了分布式（国家、省、市）、网络化（互联网、物联网）、多信源（在线监测、实验室检测、移动监测）的供水水质监控网络。按照覆盖全国、统一管理、逐步完善、分级运行、资源共享的原则，对水源、净水和输配水的水质实施监控，为及时、准确、全面掌握饮用水水质情况提供实时监测信息支持。课题研发的《全国城市供水管理信息系统》包含七大模块：基础信息、水质信息、水质预警、应急处理、日常管理、资源库和系统管理。其中，基础信息管理城市概况、水司、水厂、在建项目等年度信息；水质信息管理水司、水厂水日报、月报、年检及半年检数据，在线监测信息的实时上传，并提供供水单位实验室信息管理系统（LIMS）检测数据的导入功能；水质预警和应急处理则结合了同期相关课题成果。作为系统的辅助工具，开发了《国家三级网络在线监测数据通信管理平台 V1.0》《城市供水水质在线监测信息管理平台 V1.0》《城市供水水质监测站点空间信息采集系统 V1.0》《城市供水水质在线/便携监测设备信息共享平台 V1.0》。

2. 城市供水全过程监管平台整合及业务化运行示范

"十三五"期间，中国城市规划设计研究院联合有关单位共同承担了"城市供水全过程监管平台整合及业务化运行示范"课题。针对我国饮用水安全监管的需求，结合国家"十三五"规划"互联网+"等重大工程的实施，课题在"城市供水水质监测预警系统技术平台"等"十一五"国家水专项研究成果基础上，开展供水系统全过程水质监测预警系统、监管业务平台化实用技术等关键技术研究，构建城市供水系统监管平台并业务化运行（图 5-4），实现"由单一水质管理到供水全过程综合监管"的功能扩展和"由技术平台到业务平台"的技术提升，支撑"全国八大应急供水基地"监控管理和应急调度，为全面提升我国城市供水全过程的综合监管能力提供技术支撑。

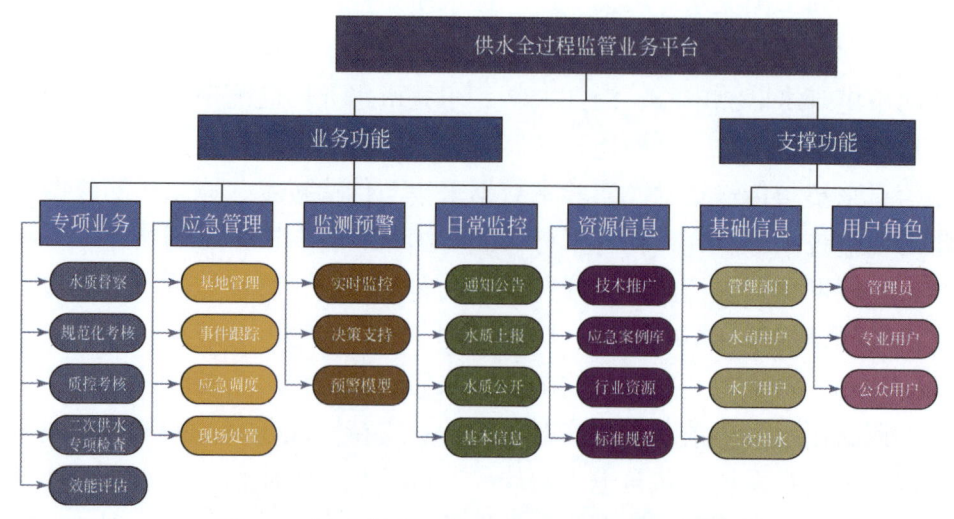

图 5-4 城市供水系统监管业务平台功能架构

同时，课题构建了涵盖数据库设计、整体架构、平台开发、大数据应用、运行维护等全环节、全要素的城市供水监管平台标准化支撑技术框架，建立供水监管平台构建标准体系，发布 8 项标准规范，形成 27 项知识产权，为加强供水监管能力建设提供技术支撑。

（1）《城镇供水系统基础信息数据库建设规范》（T/YH 7004—2020）：针对国内现有供水监管平台建设标准不统一、数据采集标准不规范、基础信息质量有待提升等问题，通过研究基于统一时空框架下的多源、异构城市供水信息的加载、组织管理和集成分析、同构系统建设技术，以及海量监管大数据挖掘、共享交换、对象存储和检索技术，解决了基础信息资源不统一等问题。

（2）《城镇供水水质数据采集网络工程设计要求》（T/YH 7005—2020）：针对网络架构、设备技术参数和性能要求、软件功能等问题，提出数据采集设备、传输网络及辅助设备等软硬件设备设施运行保障技术要求，确保数据采集网络安全、稳定、可靠运行。

（3）《城市供水信息系统基础信息加工处理技术指南》（T/CECS 20002—2020）：针对基础信息数据获取、入库、数据库建设与维护等各环节中重点关注的问题，提出基础信息类型与分类编码、数据采集、数据清洗、转换和装载、数据存储与备份、数据分析与展示、质量保障与安全等方面的技术要求，有助于解决因信息分散、信息编码不统一和数据异构等原因导致的系统间数据整合、数据孤岛消除等难题。

（4）《城镇供水信息系统安全规范》（T/YH 7003—2020）：针对城镇供水信息系统安全建设方案不明确、防范不到位等突出问题，开展基于等级保护的城镇供水信息系统分级方法研究，根据"社会影响、系统损失、依赖程度"等因素确定系统的保护等级，解决城镇供水信息系统在落实信息安全等级保护工作中的瓶颈问题。

（5）《城市供水系统监管平台结构设计及运行维护技术指南》（T/CECS 20003—2020）：为保障城市供水系统监管平台能够"用得上、用得好、用得久"，针对平台建设和运行的各个环节，研究提出平台总体设计、用户体系设计、应用系统功能设计、数据库设计与维护、系统安全设计、平台系统集成、验收及运行维护设计等技术要求，有助于指导各地建设高效、综合、安全的监管平台。

（6）《城市供水监管中大数据应用技术指南》（T/CECS 20004—2020）：针对城市供水监管中存在的水质实测指标覆盖不全面、数据价值挖掘不足等问题，研究大数据来源、收集要求、平台架构、分析方法和大数据在水源水厂、管网运行、用户服务等方面的应用方法，提供可应用于不同场景的大数据分析预测模型，有助于提升城市供水监管信息的价值挖掘效率。

（7）《城市供水系统效能评估技术指南》（T/CECS 20001—2020）：针对城市供水主管部门开展的监管业务中缺乏对供水系统整体运行效能的综合评估等问题，研究表征城市供水系统整体效率、安全及公平程度的效能评估技术方法，从运行效率、供给效果、综合效益3个维度构建了由16个指标构成的评估指标体系，提出定量与定性相结合的指标计算模型和评分方法，明确评估结果的等级划分标准，制定评估工作程序，有助于提高城市供水系统效能评估工作的规范性和科学性。

（8）规范供水全过程预警。针对目前供水系统预警指标少、预警方式单一的问题，结合现有水质监测预警的方式方法、技术及水质数据特点，研究形成适于城市供水系统水质特点的83个水质指标的监测评估和预警方法库，编制《城镇给水水质监测预警技术指南》（T/CECS 20010—2021），规范供水全流程水质预警技术。

供水监管平台成套标准体系的建立，有助于进一步发挥标准的引领作用，促进城市供水监管平台的可复制、可拓展、可推广，对我国各地正在开展的城市供水信息化建设起到了重要的指导和规范作用。

5.2.3　监测预警技术

水质监测预警有利于对水污染事件提前发现问题、预做准备，是提高城市供水管理的预判性、主动性的重要手段。"十一五"期间，针对我国饮用水水质监测技术发展滞后、监管体系不够健全、缺乏风险预警和应急处理技术体系等问题，结合《全国城市饮用水安全保障规划（2006—2020）》任务要求，以支撑全面实施《生活饮用水卫生标准》为导向，国家水专项设置了"饮用水水质监控预警及应急技术研究与示范"项目，下设"水质监测关键技术及标准化研究与示范"等8个课题。中国城市规划设计研究院为项目承担单位，课题承担和参与单位有住房和城乡建设部信息中心、清华大学、浙江大学等28个单位。

项目对水质监测关键技术及标准化、三级水质监测网络构建、水质信息管理系统及可视化、水质安全评价及预警、水厂应急净化技术及工程化、供水系统规划调控、水质督察支撑、水质监测材料设备国产化等8项关键技术实现了重点突破，获批"一种用于近红外光谱分析的快速样品前处理方法""一种土臭素的合成方法"等技术专利43项，获得"全国城市供水管理信息系统""城市供水水质上报系统""基于支持向量机和神经网络的水质预测监控软件"等软件著作权35项，出版《饮用水水质监测与预警技术》等专著2部，在材料设备制备相关技术领域填补多项国内技术空白，显著提升我国饮用水水质监测预警及应急技术的整体科技水平。在8项关键技术基础上，集成水质实验室检测方法标准化及水质在线监测规范化、国家/省/市三级城市供水水质监测预警系统技术平台构建、城市供水应急处理综合技术方案和水质监测材料设备国产化等4项重大集成技术，并产出两项标志性成果，初步形成饮用水水质监测预警及应急技术体系，提升我国水质监测预警及应急的整体技术能力，为各级政府加强水质安全监管、提高供水监控预警能力提供了有力的技术支撑。

"十三五"期间，山东省城市供排水水质监测中心、中国城市规划设计研究院等单位对监测预警技术进一步深化研究，针对供水系统预警指标少、预警方式单一的问题，结合现有水质监测预警的方式方法、技术及水质数据特点，提出基于实验室检测的预警技术、基于常规在线监测的预警技术、以生物监测为基础的水质综合毒性监测技术、大数据预警技术的监测预警技术体系，研究形成适于城市供水系统水质特点的83个水质指标的监测评估和预警方法库，编制《城镇给水水质监测预警技术指南》（T/CECS 20010—2021），规范供水全流程水质预警技术。

5.3 供水水质督察体系

5.3.1 政策依据

1999年，建设部发布的第67号部长令《城市供水水质管理规定》，明确了我国城市供水水质管理实行"企业自检、行业监测和行政监督"相结合的管理模式，建立了供水水质监督检查和信息公布制度。"67号部长令"的发布奠定了城市供水水质监督检查的政策基础，但监督检查工作如何开展，在当时尚缺乏经验，从组织机构到实施机制等诸多方面均需要探索与研究。

为此，2001~2004年，建设部与联合国开发计划署（UNDP）合作，开展"中国城市供水水质督察体系"专项研究，建立城市供水水质督察体系框架和实施机制，促进了城市供水行业改革，强化水质监测和监督。

2004年，建设部印发《关于开展重点城市供水水质监督检查工作的通知》（建城函〔2004〕220号），正式启动供水水质督察工作。2005年，建设部印发《关于加强城市供水水质督察工作的通知》（建城〔2005〕158号）（以下简称《通知》），要求各省级政府城市建设、供水行政主管部门和部城市供水水质监测中心等有关机构，加强水质督察工作，确保居民饮用水安全，提出改革"企业自检、行业监测和行政监督相结合"的供水水质管理制度，建立"供水企业负责、地方政府监管、中央政府督察、社会公众参与"的城市供水水质管理新机制，建立国家、省、市上下沟通通畅、工作对接紧密、工作运转高效的城市供水水质管理模式，完善城市供水水质监督检查制度，建立城市供水水质通报制度。《通知》在强调各地城市供水主管部门应履行城市供水水质管理职责的同时，要求完善行业供水水质监测体系，强化监测网对水质管理的技术支持作用，并明确提出部水中心受建设部委托负责制订全国城市供水水质督察计划和技术规程，具体组织实施重点城市供水水质督察和相关工作。《通知》的发布，标志着我国的城市供水水质督察工作进入了有序实施阶段。

2007年，建设部修订发布《城市供水水质管理规定》（以下简称《规定》）（建设部令第156号），强化城市供水水质管理要求，增加了水质督察、应急管理、公众参与等内容。《规定》要求各级建设（城市供水）主管部门建立健全城市供水水质检查和督察制度，进一步明确部水中心（国家网中心站）、国家网监测站和地方网监测站在业务上分别接受国家、省、市各级建设（城市供水）主管部门的指导并承担相关工作，并规范了水质数据上报工作的程序、审核要求以及部水中心、国家网监测站的任务分工。同年，财政部正式批复设立"城市供水水质督察监测专项经费"，全国城市供水水质督察工作逐步走向常态化和制度化。

2022年之后，由各省级住房城乡建设（城市供水）主管部门对本地区开展供水水质抽样检测，部水中心受住房城乡建设部委托对部分市县实施抽样检测。通过水质督察，各级政府能够及时了解供水水质状况，发现问题并采取有效措施进行整改，有效保障城市供水的水质安全和稳定。

5.3.2 国际合作

2001~2004年，建设部与联合国开发计划署合作开展"中国城市供水水质督察体系"的专项研究，并在北京、深圳、乌鲁木齐三个城市进行示范。项目针对城市供水行业改革出现的投资来源多样化、企业主体多元化、运营模式市场化等特点，借鉴英国等发达国家的先进经验，研究提出建设"城市供水水质督察体系"的改革建议和行动方案，促进了国家有关政策和法规的出台，推动了三个试点城市水质督察能力的建设[4,5]。

该项目的长远目标是协助中国政府建立城市供水水质督察体系，促进城市供水行业深化改革，提高供水水质标准，强化水质监测和监督，保障用户权益，鼓励公众参与。在项目执行期内设定了两个近期目标。

（1）构建"中国城市供水水质督察体系"框架，推动水质督察机构改革，强化政府对城市供水水质的监管能力。与此相关的产出包括：研究并草拟"中国城市供水水质督察导则"，在国家层面上开展水质督察机构改革试点研究，加强建设部城市供水水质监测中心的能力建设；在北京、深圳、乌鲁木齐三个城市开展地方层面上的水质督察机构改革试点研究，并提出改革草案和行动计划。

（2）提高公众对水质督察的参与意识，建立水质信息管理系统，保障用水消费者权益，鼓励包括社区公众、私人投资者和民间组织在内的利益相关者参与水质督察。与此相关的产出包括：开发城市供水水质信息管理软件，提高信息收集、处理和使用的效率，建立城市供水水质督察信息网站，拓展公众获取信息途径，促进公众参与。

该项目在国家和地方两个层面上开展机构改革的试点研究。建设部城市供水水质监测中心是在国家层面上进行改革的试点机构。在三年多时间里，项目推动该中心加强机构的能力建设，顺利通过国家认证认可监督委员进行的实验室认可和计量认证，以及每年的能力验证和复检；并根据履行城市供水水质督察职能的新要求，组织行业力量实施水质督察工作。地方层面的工作主要在深圳市、乌鲁木齐市、北京市开展。

——深圳市为了加强对水质的监管，组建了独立于供水企业的、具有独立法人地位的水质专门检测机构——深圳市水质检测中心。深圳市政府供水主管部门委托该中心对辖区内供水企业的水质进行监测，避免了企业自己监测自己的弊端。

——乌鲁木齐市水质督察机构的改革设想是，建议将监测站与供水企业脱钩，政府授权监测站对供水企业实施督察。建议将乌鲁木齐市自来水公司化验室（国家城市供水水质监测网乌鲁木齐监测站）从自来水公司中剥离，成立隶属于自治区建设厅的水质监测中心，负责全区水质督察监测管理工作，并成立北疆石河子市、伊宁市，南疆库尔勒市、喀什市四个分中心，负责周边区域内城市、县城水质督察监测管理工作。

——北京市在供水水质督察的组织机构设置上，提出由管理系统、监测系统和抽查抽检系统组成的改革方案，采纳了"政府通过招标选择监测机构，对供水企业实施督察"的模式。其管理系统分两级设立，即由市级供水水质督察管理总部和石景山等11个地区供水水质督察管理分部组成。监测系统由市级水质监测中心和11个地区级水质监测站组成。

项目成果在实践中得以应用，为全面了解全国重点城市供水水质状况，建设部于2004年开展了全国36个重点城市的水质监督检查工作，这是第一次在全国范围内开展水质检查活动。在这次检查中，建设部城市供水水质监测中心发挥组织协调作用，从检查方案的制定到组织实施，基本上在项目成果的指导下进行，是水质督察工作的一次演练。通过检查发现，全国重点城市供水水质总体状况当时不容乐观，许多城市对自建设施供水和二次供水的水质管理相对薄弱，水质合格率较低。2005年初，建设部又组织了一次全国重点城市的水质检查，这次检查的重点是饮用水及其水源中的有机污染物。检查结果显示，当时部分水源污染对饮用水安全构成威胁，出厂水中的氨氮、高锰酸盐指数超标现象较为严重。

5.3.3 督察机制

从 UNDP 项目开展供水水质督察体制研究，到《城市供水水质管理规定》《关于加强城市供水水质督察工作的通知》等政策文件，我国逐步形成了从中央到地方、从行政到技术的全方位城市供水水质督察机构体系，建立了国家、省（自治区、直辖市）、城市三级督察工作体制。三级督察工作体制坚持问题导向、目标导向和需求导向，明确各级政府在供水水质督察方面的职责和权力，形成企业、行业与政府的良性协同机制，以及有效的层级管理；通过定期督察和考核，各级政府能够及时了解供水水质状况，发现问题并采取有效措施进行整改，实现水质达标、设施改善和能力提升，有效保障了城市供水安全（图5-5）。

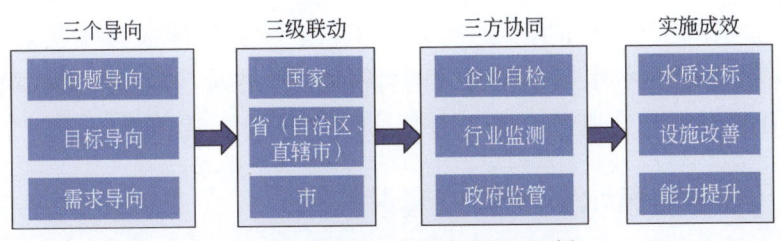

图 5-5 供水水质督察实施机制

国家级水质督察工作由住房城乡建设部组织，国家城市供水水质监测网中心站负责具体实施，国家网各监测站参与各地的水质检测相关工作，对于监测站隶属于供水企业的，则采取交叉互检机制以保证水质检测的公正性。部水中心负责制订全国城市供水水质督察计划和技术规程，并承担具体组织实施和相关工作，负责管理各城市供水水质监测站国家级计量认证组织和质量控制工作。

省、自治区建设行政主管部门和各直辖市城市供水主管部门委托地方城市供水水质监测网中心站，负责实施本辖区的城市供水水质督察工作。县级以上城市人民政府供水行政主管部门组织的水质督察工作，与省级督察相同，一般委托地方网监测站或地方网中心站实施水质检测工作。

国家网中心站、地方网中心站和国家网各监测站、地方网各监测站等检测机构，配合建设（城市供水）主管部门制定督察技术方案、承担水质检测工作，是城市供水水质督察的技术支撑单位。监测网监测站在水质抽样检测中承担技术方案制定、组织实施、水质检测、数据分析和报告编制等工作[2]。

5.4 应急救援能力建设

2015年，国家发改委、住房城乡建设部启动了"国家供水应急救援能力建设项目"，在辽宁抚顺、山东济南、江苏南京、湖北武汉、广东广州、河南郑州、四川绵阳、新疆乌鲁木齐8个城市建设国家应急供水救援基地，设置保养基地，各配备一套应急供水设备。每套装备包括：5 m^3/h 移动应急净水装置4台、有机物及常规指标水质监测装置1台、重金属及常规指标水质监测装置1台、应急保障装置1套。住房城乡建设部城市供水水质监测中心配备信息管理及应急指挥保障装置1套。2019年，相关装备正式交付各应急供水救援基地[2]。

5.4.1 移动应急水质监测成套装置

项目中的水质监测装置是一套按照国家标准构建的移动实验室，具备常规指标、有机物指标和重金属指标的现场检测能力。考虑到应用场景的不确定性，具备隔热降温、电磁辐射屏蔽、超低温启动等功能，搭载超静音大功率发电机，保障装置在恶劣环境下的正常运转。其内部采用模块化设计，配置便携仪器、车载仪器和在线仪器，能够实现应急监测、在线连续监测和实验室监测的灵活组合，满足应急监测、现场督察和飞行检查的不同需要。装置应用质谱、色谱、光谱等先进检测技术，检测能力达到145项指标，基本覆盖《生活饮用水卫生标准》《地表水环境质量标准》《地下水质量标准》等主要水质标准及其水质指标。同时还利用生物毒性分析与谱库检索等技术，具备一定的未知物快速筛查能力。

5.4.2 移动应急净水成套装置

移动应急净水成套装置以出水达到并优于《生活饮用水卫生标准》要求为目标，比选构建移动式应急净水装置净水工艺流程。同时，以多场景不确定性分析调整技术路线，充分考虑灾后水源的不确定性，研究适用于地表和地下水源，以及高浊度水、苦咸水、微污染水、低温低浊水等多场景下的原水处理工艺。同时结合救援特殊性，研究有效防控微生物风险的消毒工艺。

经多方案比选和现场试验，移动应急净水成套装置采用以"超滤-纳滤"双膜法为核心的饮用水制备技术，辅以预处理技术，能够有效应对各种极端应用场景。水处理设施与车辆结合，具有自动化程度高、机动灵活等特点，适用于高浊度水、高藻类水、有机物微污染水、地下苦咸水等各种水源，出水水质优于 GB 5749《生活饮用水卫生标准》。

5.4.3 移动应急保障成套装置

移动应急保障成套装置具有高有效负载与负载容量、可适应国内各种机动车道，具有实时通信、动力保障、照明、物资材料储备及水样采集等功能，实现国家城镇供水应急救援信息实时数据传递和信息共享。同时，明确各基地需提供的场地及水、电、气、热、信等配套条件，并结合现行管理体制机制，提出装备管理职责分工及使用、保管、维护、演练相关要求，分级分类明确应急救援响应等级、应急调度方式等。

5.5 业务化运行及成效

自 2004 年建设部开始组织全国城市供水水质督察以来，督察范围从重点城市扩展至全部设市城市和县城。2010~2012 年，为掌握《生活饮用水卫生标准》（GB 5749—2006）全面实施后我国城市供水水质达标情况，供水水质督察范围进一步延伸至县级城市，检测内容从常规指标扩展至全分析指标，第一次完成对设市城市公共供水厂的水质普查。自 2013 年起，水质督察实行"三年一周期"，即滚动制定水质督察三年方案。此后，通过 2013~2015 年、2016~2018 年、2019~2021 年三个周期，实施三轮的供水水质督察。进入"十四五"后，公众对城市供水水质要求持续提升，新版《生活饮用水卫生标准》（GB 5749—2022）也正式实施。为进一步加强对城市供水水质监管，自 2022 年起，水质督察（水质抽样检测）进一步优化实施方式，由各省级住房城乡建设（城市供水）主管部门对本地区开展供水水质抽样检测，部水中心受住房城乡建设部委托对部分市县实施抽样检测。

城市供水水质督察工作已连续开展 20 年，从实践探索到业务化运行，督察的广度、深度、精准度得以持续强化，已成为保障城市供水安全的重要监管手段。持续性、大规模的水质督察，在全面掌握全国城市供水水质情况、及时发现供水水质的短板弱项和安全隐患、指导供水设施规划与建设改造、推动供水水质检测能力建设等方面发挥了重要的推动作用，有效提升了我国从城市供水安全保障水平。

在应急救援方面，国家供水应急救援装备均为高度合成化的独立单元，系统性、完整性、独立性较强，既可单兵作战，也可协同配合，建成后已交付辽宁抚顺、山东济南、江苏南京、湖北武汉、广东广州、河南郑州、四川绵阳、新疆乌鲁木齐 8 个城市的国家应急供水救援基地运行维护，已分批次开展城镇供水突发事件应急演练，并顺利完成湖北恩施泥石流、郑州"7·20"特大暴雨等应急供水保障和救援实战工作，大幅提高了国家应急供水救援实战能力。

案例：恩施供水应急救援

2020 年 7 月 21 日，受连日强降雨影响，湖北恩施屯堡乡马者村沙子坝发生山体滑坡，大量泥沙注入清江，导致恩施市饮用水源地的原水浑浊度急剧升高，两座主要供水厂被迫停产。灾情发生后，住房城乡建设部高度重视，立即部署国家供水应急救援中心华中基地和中国城市规划设计研究院开展应急救援工作。当日，华中基地集结了由 42 人组成的应急救援队伍，携 7 台国家供水应急救援装置（包括 1 台通信指挥车，4 台净水车，2 台水质监测车）和 6 台保障车辆（包括 2 台应急送水车、2 台维修工程车和 2 台后勤保障车），连夜赶赴恩施救援。与此同时，中国城市规划设计研究院第一时间与湖北省、恩施市供水主管部门等单位对接，了解当地灾情和供水状况，连夜组织召开技术会议，对接国家供水应急救援西北基地和西南基地，做好随时增援的准备。7 月 22 日，华中基地救援队历经 12 个小时、560 千米的行程，全部车辆设备和人员安全抵达恩施市，并立即投入应急救援工作。经过对水源水质、供电保障和通行条件的综合比选，最终决定停驻在龙洞河南路与金龙大道交汇处，以龙洞河为水源，开展供水应急救援工作。7月23日凌晨，供水应急救援队完成了全部4台净水装置的调试，具备了480 t/d的净水能力，能够满足灾区12万人的基本生活饮用水需求。在恩施市城区的两座水厂产能基本恢复，城区生活饮用水能够得到满足后，华中基地和中国城市规划设计研究院应急供水现场工作组撤离恩施。本次供水应急救援有效保障了恩施市人民群众的应急饮用水需求，受到当地群众和政府的一致肯定。

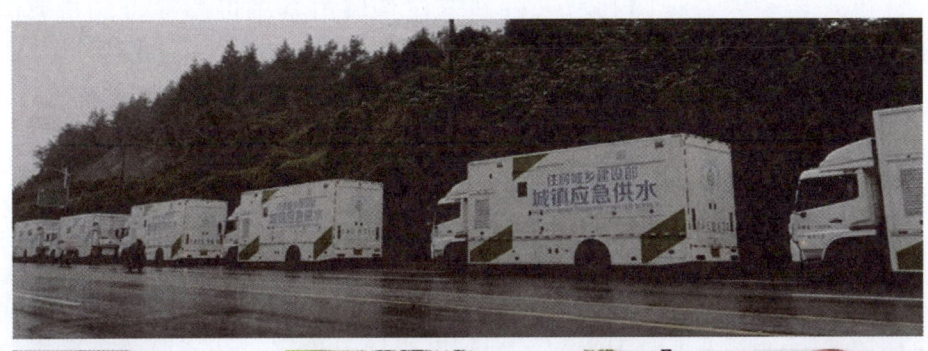

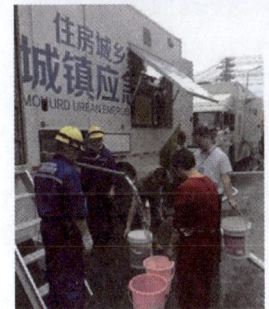

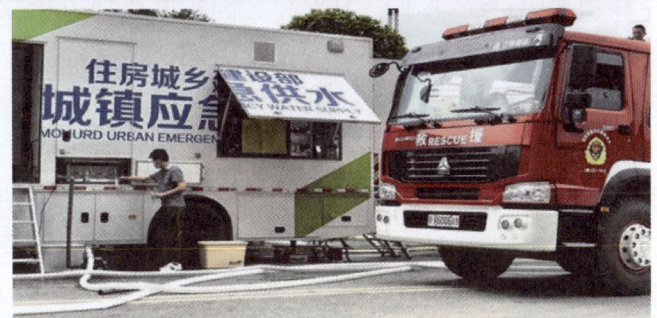

恩施应急供水现场

参 考 文 献

[1] 中华人民共和国生态环境部. 2023 中国生态环境状况公报[R]. https://www.mee.gov.cn/hjzl/sthjzk/sthjtjnb/202412/t20241231_1099687.shtml. 2023.

[2] 龚道孝, 郝天, 等. 笃行至善: 中国城市供水排水监测事业三十年[M]. 北京: 中国建筑工业出版社, 2023.

[3] 王立秋, 邵益生, 龚道孝, 等. 饮用水安全保障技术研究与应用[M]. 北京: 中国建筑工业出版社, 2023.

[4] 邵益生, 宋兰合. 加强供水水质督察 确保居民用水安全[J]. 建设科技, 2006(1): 52-53.

[5] 邵益生. 我国城市供水水质督察工作回顾与展望[J]. 给水排水, 2007(8): 1,64.

第6章

供水新设备新产品开发及产业化

供水系统安全保障与技术创新不仅是城市基础设施建设的重要内容，更是保护公共健康、优化资源配置、提升管理效率的关键环节。随着城市化进程加快和环境挑战加剧，供水系统面临着水质污染风险增大、管网老化、运行管理精细化不足等问题。因此，依托现代科技手段，对供水系统进行全方位的智能化升级，是实现安全高效、可持续供水的必然趋势。

其中，供水水质检测与预警技术的持续创新，为水质污染的实时监控和快速响应提供了有力支撑。高精度水质分析仪、在线监测系统以及智能化数据分析平台等先进技术应用，使水质污染管控更加精准高效。此外，新型供水设备的研发，如高效膜过滤系统、节能型水处理装备及装配式一体化水厂等，不仅推动供水工艺的升级，还显著提升了供水系统的稳定性与适应性；水厂智慧管控平台建设，使得供水系统在药剂投加、水量平衡调控等方面实现自动化、智能化管理，助力城市供水向更安全、高效的方向发展。

在供水管网管理方面，先进的漏损监测技术与渗漏预警系统，为降低管网漏损率、提高管道运行效率提供了精准可靠的技术支撑。而二次供水系统的智能化改造，则借助矢量变频控制设备、智慧管理平台等，实现终端供水的稳定性与水质安全保障。

本章将结合当前技术创新与实际应用案例，展现供水领域从"源头到龙头"的全链条技术突破，推动城市供水向数字化、智能化、高效化发展。

6.1 供水水质检测预警技术和设备

6.1.1 供水水质检测技术与设备

1. 总大肠菌群/菌落总数水质分析仪

微生物污染是影响饮用水安全的重要因素。传统的微生物检测方法主要依赖人工培养、计数等步骤，存在操作流程繁琐、检测周期较长、人力成本高昂及结果可靠性受人为因素影响等问题，难以适应当前高效、精准、快速的水质监测需求。基于此，研发符合《生活饮用水标准检验方法 第12部分：微生物指标》（GB/T 5750.12—2023）标准的自动微生物水质分析仪，将传统步骤整合、简化，通过智能化与自动化手段提升检测效率和结果的准确性，成为解决现有问题的重要路径。自动微生物水质分析仪不仅可以实现对饮用水样品中微生物指标的高效、精确检测，还能大幅减少人为干预，提高数据的客观性和一致性。与此同时，设备的高效运行还可以缩短检测周期，使水质变化得到更及时的反馈，为采取相应的治理和预防措施提供科学依据。

1）总大肠菌群水质分析仪（多管发酵法）

基于GB/T 5750.12—2023中规定的总大肠菌群/大肠埃希氏菌群酶底物法（10管法）设计研制，通过将培养、拍摄和分析过程自动化，结合图像识别与图像分割等技术，可对拍摄到的试管样本进行智能分析。实现饮用水总大肠菌群/大肠埃希氏菌群分析过程的自动化。

总大肠菌群水质分析仪（图6-1）结合精密传感器和优化算法，能够准确、快速地测定水质样本中的总大肠菌群数量。该产品具有以下技术特点：运行成本低，相较于传统的97孔板法，其耗材成本更为经济，并可降低仪器运行成本。实时预警，实时监控总大肠菌群的生

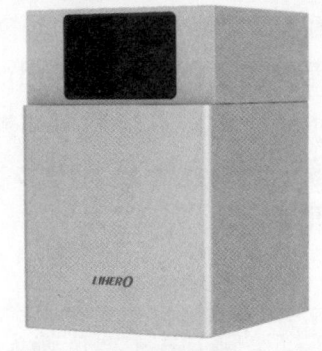

图6-1 总大肠菌群/大肠埃希氏菌群水质分析仪

长情况，可在总大肠菌群生长早期进行监测预警。双参数（总大肠菌群及大肠埃希氏菌群）检测，数据可靠，检测分析严格遵循国家标准，确保结果具有可比性及可溯源性。精度高，采用先进的检测技术，能够准确测定水中总大肠菌群数量，确保检测结果的准确性。响应快速，具备快速检测能力，能在短时间内完成大量水样的检测工作，提高检测效率。自动化操作，配备自动化控制系统，能够简化操作流程，降低人为误差，使检测过程更加简便快捷。智能数据分析，内置智能数据处理系统，可对检测结果进行自动分析和存储，方便随时查看和导出，支持数据对比和趋势分析。

2）菌落总数水质分析仪（平皿计数法）

该设备基于 GB/T 5750.12—2023 中规定的菌落总数平皿计数法设计研制，将传统方法中操作繁琐的培养基制备和器具灭菌流程简化为即用型预制产品；实现了样品自动添加、培养以及平皿的自动拍摄，运用图像识别和图像分割等技术，对拍摄到的菌落进行智能统计，实现饮用水菌落总数分析的自动化。

菌落总数水质分析仪（图6-2）具有以下技术特点：自动化程度高，从样本添加到平皿计数分析全过程自动化，样品添加、培养、拍摄和分析全过程自动化，减少人为干预，提高检测效率。预制平板成品化，配备预制营养琼脂培养基的平皿成品，可单次加热复溶后供细菌培养使用，确保使用过程的安全与无菌；配备实时监控系统，确保每一步操作的可靠性和可追溯性，实时监测水质变化。同时采用先进的图像识别和图像分割技术，能够准确识别和计数菌落，确保检测结果的准确性。

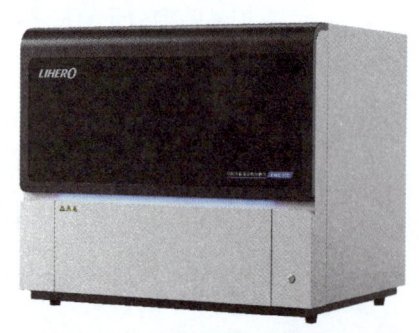

图6-2 菌落总数水质分析仪

2. 智能管控终端

传统监管方式主要依赖人工检查和定期抽检，存在监控效率低、覆盖范围有限、数据滞后等问题，难以满足当前精准化、实时化的环境监管需求。此外，企业水、电、气等能耗指标与其排放行为息息相关，但现有监控技术通常分散、独立，缺乏对多种指标的综合分析能力，难以全面反映企业的资源利用情况和排放状况。在此背景下，研发一款可以及时发现异常排放行为，并快速识别水质变化的智能管控终端，能够为饮用水源地保护提供数据支持。

智能管控终端（图 6-3）具备等比例混合采样、同步备份采样（平行样）、远程采样、触发采样等多种采样方式，满足不同场景需求，同时布设容易、成本低，能有效弥补现有监测网络在时空分布上的不足。通过外接流量计、用能计量仪表、常规五参数等仪器设备，关联仪表数据进行综合监控。对企业的水、电、气等能耗指标进行实时监控，通过对用能数据和采样检测数据进行全面分析，可及时发现企业偷排、漏排问题。设备支持留样、状态查询、参数设置、系统维护及样品瓶锁定等远程控制功能，采集到的数据可通过 5G 无线网络实时传输至中心平台，均可通过 PC 端、Pad 端或手机 APP 进行远程监控和管理。该产品还具备以下特点：

精确控温与平行留样能力：采用精确数字控温技术，适应冬季户外低温环境。采样过程中支持平行留样，便于备份核查或多方测试，进一步保障采样数据的可靠性。

密封防篡改与智能控制调节：留样箱/留样瓶具备密封防篡改功能，与系统管路快速插拔连接，满足进样透气、运输密封的要求。能根据预设控制参数和逻辑，远程自动或手动控制调节阀、循环泵等设备的启停及开度状态，实现智能化管理。

上述特点使得智能管控终端具备支持多种采样方式、采样精确度高、高效节能等优势性能，可应用于地表水日常及溯源排查布点采样、企业排污口布设采样、排污流量监测等。

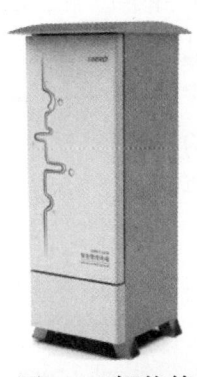

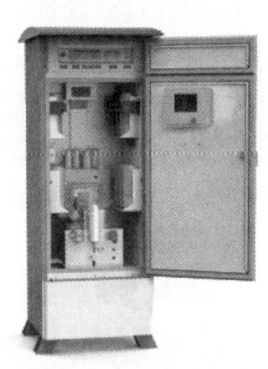

图 6-3 智能管控终端外观及内部构造

3. 便携式智能采样终端

当出现饮用水水源污染等问题，特别是发生突发事件、企业偷排漏排时，传统的水质监测手段受限于反应速度慢、监测覆盖范围不足及数据获取不及时等问题，难以快速锁定污染源并作出有效应对。此外，现有监测设备往往固定于特定位置，布设安装繁琐，灵活性不足，无法满足突发事件中的应急监测需求。

便携式智能采样终端的研发，不仅能弥补现有监测手段的不足，还能显著提升水质监测的灵活性、实时性和覆盖范围，为地表水保护、饮用水源安全保障及污染治理工作提供强有力的技术支持。

1）技术原理

便携式智能采样终端（图6-4）集成了多种采样模式，包括等比例混合采样、同步平行采样及远程采样等，确保在不同环境和条件下，能准确、全面地收集水样。内置先进传感器和数据处理系统，能实时、精确地记录采样过程中的各项数据，包括采样时间、流量、水质参数等，还能同时采集采样视频监控、流量以及企业能耗等数据。

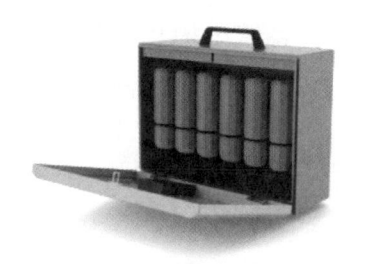

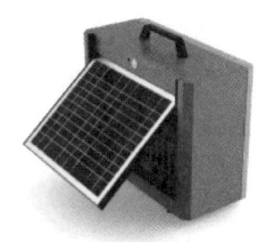

图6-4 便携式智能采样终端

其工作原理主要基于样品采集、处理和保存三个核心步骤。首先，通过其配备的采样头，从目标环境中采集样品。采样头可根据具体需求选择，水样进样头用于采集水质样品。其次，对采集到样品的处理方式取决于具体分析要求，可使用特定试剂分离水体中的溶解性物质。终端通常会配备一定的样品处理装置，方便完成样品的预处理步骤。最后，处理后的样品保存在密封样品瓶中，防止样品中目标物质流失或受到外界污染。终端通常还配备了温度控制装置，确保样品在适宜的温度下保存。

2）技术创新与主要应用场景

该产品实现了如下技术突破：具定时、时间等比例、液位等比例、远程控制等采样模式；易布设、成本低，弥补现有监测网络时空分布不足的问题；终端可外接雨量、水位等监控仪表，可根据阈值触发采样；具保存采样记录、故障日志等功能，记录及日志能上传至中心平台；具自动排空功能；采样瓶可远程控制，防止采集的水样被自动排空；具手机 APP 交互功能，可通过 APP 完成取样、换装空瓶、样品信息上报、采样模式设置、单点控制调试等操作。

便携式智能采样终端可独立在户外布设，通过太阳能供电，简洁轻便易操作，快速实现大面积快捷铺设并采样。主要应用于地表水常规采样，污染监控布点采样，黑臭水体、排水管网、污染溯源排查布点采样，企业排口布设采样，排污流量监测等场景，可在应急处置、水质溯源调查、饮用水水质普查等采样任务中发挥重要作用。

6.1.2 供水水质在线/车载监测技术与设备

1. 车载/在线重金属监测设备

随着我国工业化进程的加快，由企业违法排放、尾矿库泄漏等原因造成的突发性水环境污染事件时有发生，锑、铊等特征毒理指标成为重点风险因子[1]。传统水质检测方法多为实验室分析，存在实验室分布不广泛、检测效率低等问题，周期长、响应慢，无法做到实时监控。因此，实时、持续监测饮用水中重金属含量，对于及时发现水质污染、快速响应突发性公共卫生事件、保障饮用水安全具有重要意义。

车载/在线重金属监测设备可在多种情况下实时监测水质。如车载监测设备可用于水源地周边、供水管网等水质突发污染事件的快速响应，实时获取水质数据；在线监测设备可用于水源、水厂、管网等固定监测点的重金属元素在线监控，持续监测水质变化，及时发现水质异常，提前预警。

1）技术原理

车载重金属分析系统（图 6-5）及水质重金属在线监测系统（图 6-6），基于 ICP-MS 分析方法对水样中重金属元素进行全指标同时检测[2]。

ICP-MS 利用高频交变电磁场将能量传递给被激发的氩离子,从而产生剧烈的离子和原子间碰撞,形成一个稳定的等离子体状态,利用蠕动泵和气动进样装置(雾化器、雾室)将样品引入到已形成等离子体的炬管内,样品经过蒸发、解离、原子化、电离等过程,通过高速顺序扫描分离测定所有元素,利用脉冲/模拟双模式电子倍增器对四极杆分离后的离子进行检测(图6-7)。通过选择不同质荷比(m/z)的离子,检测特定离子的信号强度,进而定量分析相应元素的含量。可实现低至 ppt(parts per trillion,浓度单位,表示某物质在总量中的占比为万亿分之一)级别的检出限,20 min 重复性相对标准偏差(relative standard deviation,RSP)≤2%,2 h 重复性 RSD≤3%,满足地表水环境以及饮用水水源等供水系统中对重金属元素的监测需求(表6-1)。

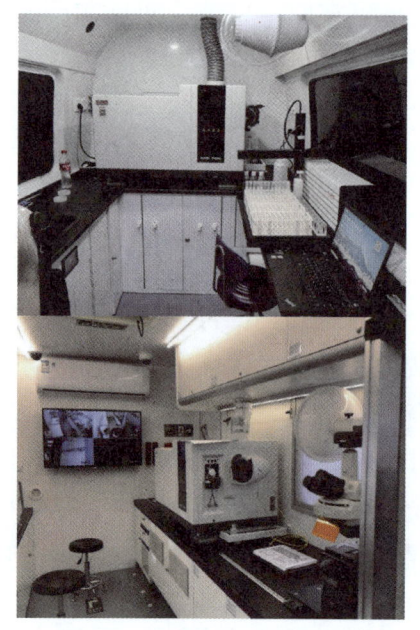

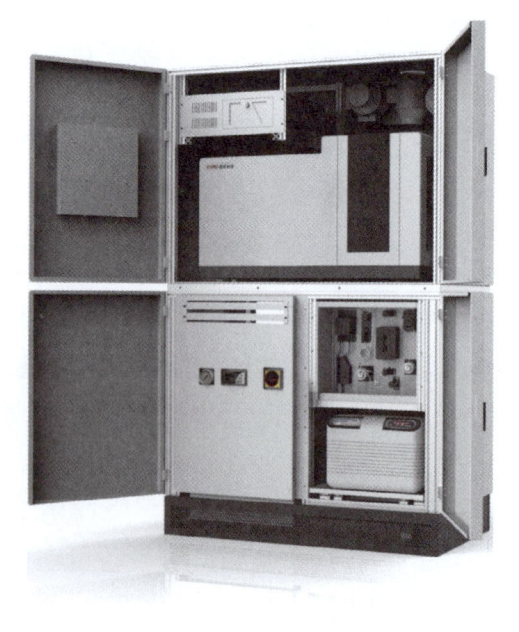

图6-5 车载重金属分析系统   图6-6 水质重金属在线监测系统

车载重金属分析系统符合《生活饮用水标准检验方法 第 6 部分:金属和类金属指标》(GB/T 5750.6—2023)标准要求,水质重金属在线监测系统满足《水质 65 种元素的测定 电感耦合等离子体质谱法》(HJ 700—2014)标准要求,可进行计量认证。

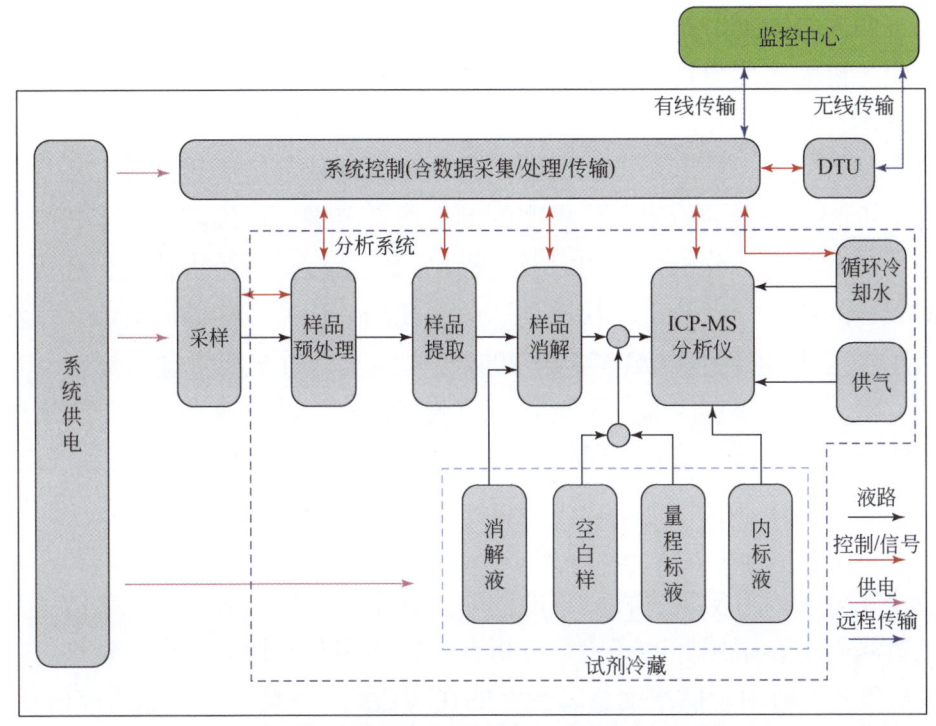

第 6 章　供水新设备新产品开发及产业化　/　171

图 6-7　重金属在线监测系统总体设计示意图

表 6-1　部分重金属指标检出限值

指标	检出限（μg/L）	指标	检出限（μg/L）	指标	检出限（μg/L）
铜（Cu）	0.08	锌（Zn）	0.67	硒（Se）	0.41
汞（Hg）	0.013	镉（Cd）	0.05	铬（Cr）	0.11
铁（Fe）	0.82	锰（Mn）	0.12	钼（Mo）	0.06
铍（Be）	0.04	硼（B）	1.25	锑（Sb）	0.15
钡（Ba）	0.20	钒（V）	0.08	钛（Ti）	0.46
银（Ag）	0.04	铝（Al）	1.15	铊（Tl）	0.02
砷（As）	0.12	钴（Co）	0.03	铀（U）	0.0005
铅（Pb）	0.09	镍（Ni）	0.06		

2）技术创新与突破

单套系统检测重金属指标超过 60 余种，攻克了全固态射频电源控制、四极杆质量分析、多级梯度真空控制、离子偏转净化、分布式碰撞反应、抗温湿度自适应、车载减震与在线氩气稀释等多项技术，实现了电感耦合等离子体质谱仪的国产突破；创造性地将实验室ICP-MS技术平台进行减震、抗温湿度、快速启动与真空保持等定制化设计，不仅具备ICP-MS极低的检出限、极宽的动态线性范围、谱线简单、干扰少、分析精密度高、分析速度快以及可提供同位素信息等分析特性，还可依据载具的高机动性特点，快速到达监测现场，快速、准确地监测《生活饮用水卫生标准》（GB 5749—2022）中涉及的重金属毒理指标。

水质重金属在线监测系统具有监测指标多、监测速度快、数据有效性好和系统集成度高的特点，可实现对《地表水环境质量标准》（GB 3838）中所有20种金属元素的同时监测（含特殊指标"锑""铊"等），检测方法符合HJ 700—2014要求，可扩展至60余种金属元素的监测；最快几分钟内可实现多种元素的同时定性定量分析，满足应急事故下快速监测需求；采用标准实验室分析方法，与实验室检测结果一致性好，灵敏度高，适用于低浓度金属元素的在线监测，并具有完善的质控措施，充分保证监测数据质量；设备集成度高，占地面积小，可扩展性强。

3）应用场景与案例

车载重金属分析系统应用案例及场景见表6-2。水质重金属在线监测系统已应用于太浦河流域饮用水水质监测预警系统项目。2017年，分别于太浦河江苏省界标站、上海金泽水库安装水质重金属在线监测系统。2018年，实现太浦河流域水质重金属在线监测系统全覆盖，实现重金属污染的快速预警。

2. 车载/在线有机物监测设备（GC-MS）

GC-MS作为一种高灵敏度、高选择性的分析方法，能够有效检测水中多种有机物，尤其是低浓度、高毒性有机污染物，具有显著的应用价值。GC-MS广泛应用于水质监测、环境分析、食品安全等领域，可对水中微量有机污染物进行定性和定量分析。然而传统的GC-MS设备通常体积较大、操作复杂，且需要在控制良好的实验室环境中进行。由于检测过程需要时间，且依赖于定期采样和后续分析，存在时间滞后和检测周期长等问题。对于有机污染物，尤其是具有挥发性或不稳定的有机物，无法满足及时性和灵敏度要求。

表 6-2 车载重金属分析系统应用场景

应用单位	应用场景
国家供水应急救援中心华北基地、新疆基地、西南基地、西北基地、华东基地、华南基地、华中基地、东北基地	突发公共卫生事件供水保障、自然灾害供水保障
深圳市水务（集团）有限公司	突发公共卫生事件供水保障、重大活动赛事供水保障、城镇供水居民投诉监测
南水北调中线干线工程建设管理局 南水北调东线总公司	引调水工程供水应急保障监测
重庆市疾病预防控制中心	突发公共卫生事件供水保障、重大活动赛事供水保障
湖南省、河南省、云南省、江西省生态环境监测中心和四川省生态环境监测总站	饮用水水源地供水保障、重大活动赛事供水保障

车载 GC-MS 设备和在线 GC-MS 设备，具备实时、自动监测水中有机污染物的技术优势，能够在水源地、水厂、供水管网等关键环节进行即时监测，显著增强水质监控的实时性和覆盖面，及时发现污染源并进行应急响应[3]。

1）技术原理

车载/便携式气相色谱-质谱联用仪（图 6-8）使用内置电池和载气，可由单人携带操作，在环境恶劣的事故现场进行准确定性定量分析。仪器将低热容气相色谱技术与离子阱质谱技术有机结合，可充分发挥快速气相色谱法分析速度快、分离效率高、联合质谱法定性能力强、检测灵敏度高等优势。同时，通过采用惰性化定量环/吸附管自动切换技术和离子阱自动增益控制等新技术，能根据样品浓度动态调节离子阱内样品离子富集倍数，实现多个数量级的动态检测范围。产品还可外接顶空、吹扫捕集等前处理设备，应用于环境水体中挥发性有机物（VOCs）、半挥发性有机物（SVOCs）的现场分析。

该系统主要由采样系统、全自动吹扫捕集进样器、进样系统、气相色谱模块及离子阱质谱模块等组成（图 6-9）。水样通过采样系统进入全自动吹扫捕集进样器，样品经吹扫捕集前处理后进入色谱分离模块，完成样品分离。分离后的样品依次进入离子阱质谱模块进行质量分析，得到准确的定性和定量结果。

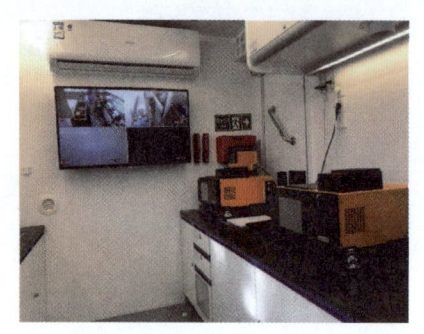

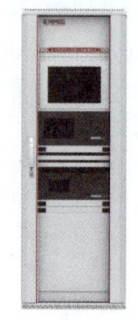

图 6-8　车载/便携式气相色谱-质谱联用仪　　图 6-9　水中挥发性有机物在线监测系统

2）技术创新与典型应用

车载/便携式 GC-MS（图 6-10）和水中挥发性有机物在线监测系统，攻克了低热熔快速解析分离、高保真富集浓缩、内离子源电子传输和控制、自动增益、增强型碰撞诱导解离等多项技术，实现了产品国产化突破。

该设备相当于可携带的小型实验室，包括采样、记录、分析，将质谱技术和色谱技术小型化，可装备于移动监测车，也可通过肩背

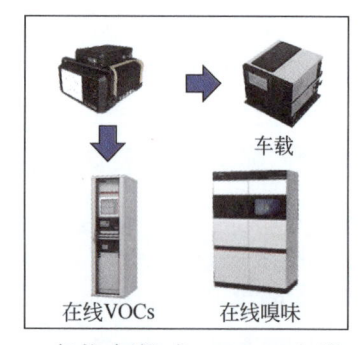

图 6-10　车载/便携式 GC-MS/在线 GC-MS

或手提方式移至汽车无法驶入的现场进行监测。仪器分析速度快，数据采集时间≤4 min（以分离 43 种 TO-14 标气为标准），是常规 GC-MS 分析效率的 4 倍。测量手段灵活，通过顶空进样系统、固相微萃取综合前处理仪，实现现场环境水质 VOCs 和 SVOCs 快速定性及定量分析。操作简便，采用图形化操作界面，使用触摸液晶屏进行人机交互，降低了现场操作的复杂度。基于以上特点，车载/便携式 GC-MS 适用于复杂恶劣的环境，是环境污染、化学化工原料泄漏、应急突发事件等监测的必备仪器。

水中挥发性有机物在线监测系统，基于吹扫捕集 GC-MS 检测原理，用于水中各类 VOCs 的在线监测。系统由全自动吹扫捕集进样器、取水控制器和在线式气相色谱-质谱仪等三部分组成，同时具有自动加入内标的功能。通过连续的采水、吹扫捕集和解吸，将获得的样品气送至在线气相色谱-质谱仪进行实时的在线分析，得到准确的定性定量结果。

目前，车载/便携式 GC-MS 已在我国供水应急救援、引调水工程供水应急保障、水环境监测等多个领域得到广泛应用，典型案例如表 6-3 所示。

表 6-3 车载/便携式 GC-MS 应用场景

客户单位	应用场景
国家供水应急救援中心华北基地、新疆基地、西南基地、西北基地、华东基地、华南基地、华中基地、东北基地	突发公共卫生事件供水保障、自然灾害供水保障
深圳市水务（集团）有限公司	突发公共卫生事件供水保障、重大活动赛事供水保障、城镇供水居民投诉监测、供水异味监测
南水北调中线干线工程建设管理局 南水北调东线总公司	引调水工程供水应急保障监测
上海市疾病预防控制中心	突发公共卫生事件供水保障、重大活动赛事供水保障
陕西省、山西省、山东省、广东省、浙江省生态环境监测中心	饮用水水源地供水保障、重大活动赛事供水保障

3. 菌落总数/总大肠菌群在线分析仪

传统微生物检测手段存在操作过程繁琐、检测周期较长、人力成本高昂、对技术人员专业水平要求较高等问题，在日常供水系统运行中难以实现高效、快速、覆盖面广的监测，容易延误应急响应时间。研发供水微生物指标分析仪能够实现自动化、智能化的微生物检测，克服传统手工分析的多种局限，在供水系统微生物水质指标监测中体现出快速、高效、低成本、适用性强等优势。

1）技术原理

总大肠菌群水质在线分析仪（酶底物-分光光度法，图 6-11）的技术原理为：在 44.5℃的环境下可以利用乳糖发酵产酸产气，并产生特定酶。该酶与培养基底物发生反应，随着培养时间的变化使混合溶液呈现黄色，整个培养过程中利用一定波长的光电检测计进行连续读 OD（光学密度值）值检测。根据在一定混合溶液 OD 值下、水中总大肠菌群对数值与培养时间成反比的原理建立数学模型，即可得出总大肠菌群浓度。

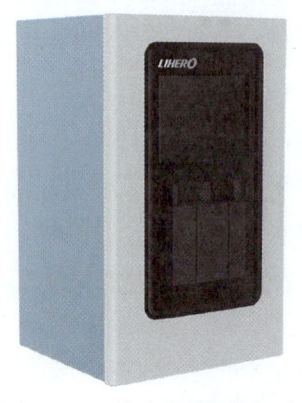

图 6-11 总大肠菌群水质分析仪（在线监测）

菌落总数水质在线分析仪（酶底物-分光光度法）的检测原理与水质总大肠菌群分析仪类似。样品中的微生物（包括细菌、酵母菌等）在适宜的温度和营养条件下能够生长并代谢，产生特定的酶。这些酶能够与添加到培养基中的特定底物发生反应，从而触发一系列生物化学变化。菌落总数分析仪利用光电检测原理来连续监测这种变化，结合已知微生物生长曲线和酶底物反应动力学，建立数学模型计算 OD 值（使用一定波长光线照射培养基，并测量反射光或透射光的强度）与菌落总数之间的关系。

2）技术特点与创新

总大肠菌群水质分析仪和菌落总数分析仪，是全自动在线监测系统。仪器测试周期为 4～18 h，测量范围为 1 个/100 mL 到 1.0×10^7 个/100 mL，最小采样周期为每小时 1 次，水样与培养液反应时间为 6～24 h，可根据水样的类型和含菌个数调节。

这两类产品技术特点如下：

提供脱机手动、脱机自动、联机自动等多种测量模式，用户可根据实际需求和现场条件灵活选择，确保检测过程的灵活性和适应性。

具备温度异常、仪器故障、缺试剂等多种报警功能，能实时监测仪器工作状态和试剂使用情况，及时发现并处理潜在问题，确保检测过程的稳定性和安全性。

配备多个独立恒温培养检测系统，能同时处理多个水样，提高采样频率，满足高频率水质监测的需求，确保检测结果的时效性和准确性。

具备内置浊度修正功能，能自动校正水中浊度对检测结果的影响，提高结果的准确性和可靠性，适用于不同浊度范围的水样检测。

具备自动管路消毒和清洗功能，能有效减少采样管路中的微生物污染，确保采样管路的无菌状态，提高检测结果的准确性和可靠性。

仪器操作简单，支持无人值守在线连续监测，能自动完成检测并远程上传数据结果，用户可通过网络实时查看和管理检测数据，提高监测效率和便捷性。

配备便携式校准模块（依据国标方法），可根据实际水样的特点进行现场校准。校准方式灵活方便，确保仪器在不同环境下的准确性和稳定性，提高检测结果的可靠性。

4. 高氯酸盐水质在线分析仪

高氯酸盐是一种广泛应用于火箭燃料、烟花、炸药和化肥生产中的化学物质，在自然环境中难以降解。一旦进入水源，高氯酸盐会对人体健康产生潜在风险[4]。GB 5749—2022 首次将高氯酸盐纳入生活饮用水水质扩展指标，要求供水系统加强对其含量的检测和控制，也对供水系统的水质监测能力提出了更高要求。目前，高氯酸盐检测通常采用离子色谱法等实验室分析手段，这些方法虽然精度较高，但存在操作繁琐、人工依赖性强、检测周期长和效率低下等问题，难以满足实时监控需求，在突发性水质污染事件中，难以及时响应。研究开发高氯酸盐水质分析仪，通过自动化、在线检测手段克服传统方法局限性，为供水系统提供实时、高效的监测能力。

高氯酸盐水质分析仪（图 6-12）基于分子荧光技术开发，可以实时在线监测水样中高氯酸盐浓度，实现实时监控，满足地表水、地下水、饮用水、自来水厂、食品加工厂、疾控中心等多个应用领域的风险预警监测等需求。目前，仪器已应用于湖南省高氯酸盐水质自动监测网络试点建设项目、四川省雅安市生态环境局高

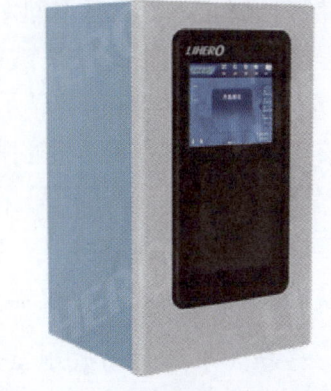

图 6-12　高氯酸盐水质分析仪

氯酸盐自动监测设备建设项目等。

其检测流程如图 6-13 所示，主要原理为高氯酸根（ClO_4^-）与有机合成络合物在微酸性条件下反应生成一种荧光络合物。该络合物可被有机溶剂萃取，在一定的激发波长和发射波长下产生荧光并用于定量。检测结果满足《生活饮用水标准检验方法》（GB/T 5750—2023）、美国环境保护署方法 314.1《通过离子色谱法测定饮用水中的高氯酸盐》（US EPA 314.1）和《水质-溶解性高氯酸盐的测定　离子色谱法》（ISO 19340—2017）标准的相关规定。

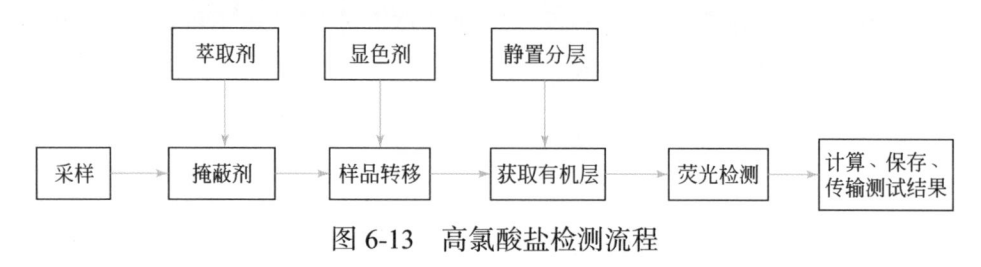

图 6-13　高氯酸盐检测流程

高氯酸盐水质分析仪取得了高氯酸盐荧光检测专用高选择性显色剂研制、荧光显色反应过程条件优化、微弱荧光信号高灵敏强抗干扰检测等多项技术突破；可自动在线检测，检出限≤2 μg/L，重复性 RSD≤3%。仪器的整体性能与购置、运维成本"双高"的离子色谱法方案水平相当，但年运行成本仅为现有离子色谱法分析仪的 1/10。

该产品具备如下功能：仪器基本参数贮存，断电保护与自动恢复；时间设置功能，可根据需要设定监测频次（连续、间歇或手动可设）；仪器异常信息记录、上传功能，如仪器故障自动报警、异常值自动报警、超量程报警、超标报警及缺试剂液位报警等信息；自动清洗；仪器状态（如测量、空闲、故障等）显示；自动标样核查、零点校准、标样校准、零点核查、跨度核查等；密封防护箱体及防潮；仪器状态远程显示；双向数据及信号传输，输出信号采用电压、电流或 RS-485/232 和 MODBUS 标准接口，并提供标准协议；仪器的模块化设计能够通过更换检测面板或切换控制程序实现一台仪器多个参数监测。

5. 移动式水质自动监测系统

突发水质污染事件具有位置不定、时间紧迫等特点，传统监测手段难以及时获取污染源和污染范围等全面信息，延误处置时机。与此同时，突发污染事件通常伴随着污染物浓度的快速变化，固定监测站无法有效捕捉相关动态信息。而移动式水质自动监测系统可通过连续采样和自动化分析，实时记录水质各时段变化，为事件研判和处置提供精细化数据支持，满足应急情况下的连续测试需求，为相关管理部门科学应对和协同处置提供有效技术支持。

此外，传统应急监测通常依赖人工采样、实验室分析，操作繁琐且时间周期长。移动式水质自动监测系统（图 6-14）集成自动采样系统、先进的水质分析仪器（如多参数水质分析仪、重金属分析仪等）以及基站软件控制平台，实现从采样、分析到数据上传的全流程自动化，避免人为操作带来的误差，同时大幅缩短监测时间。

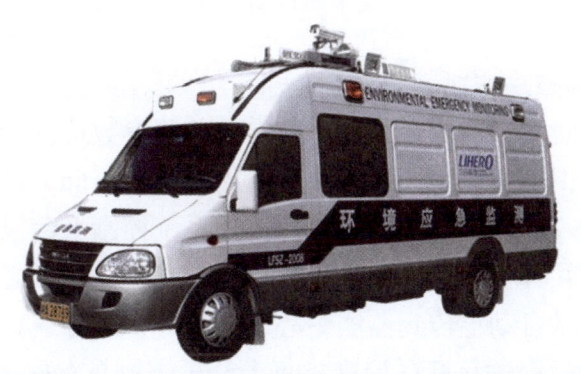

图 6-14　移动式（车载式）水质自动监测系统

1）技术原理

移动式水质自动监测系统（即水质自动监测车，以下简称为监测车）是集水质自动分析仪器、自动取水系统、基站软件控制平台、车辆于一体的环境水质自动监测系统。经改装，监测车对其中仪器采取减震、抗压、避雷等防护措施。车载仪器通过与基站软件控制平台连接，经平台设置并发布各种控制指令，实现整个车载系统的自动化。

系统主要由监测分析设备、现场控制基站以及远程控制中心平台三个部分组成（图 6-15）。系统将水质监测设备集成在一台监测车中，可自动完成水质监测分析过程中采样、留样、分析、数据上传等功能，实现无人值守全自动监测，相当于移动式水质监测自动站。分析过程灵敏快速，满足紧急水体污染事故对水质监测的要求。系统具有全球定位系统（GPS），能随时确定水质监测车的位置，并配备了视频采集传输设备，可将现场情况实时传输到远程控制中心平台，并具备可扩展功能，能随时接入各类自动监测设备。

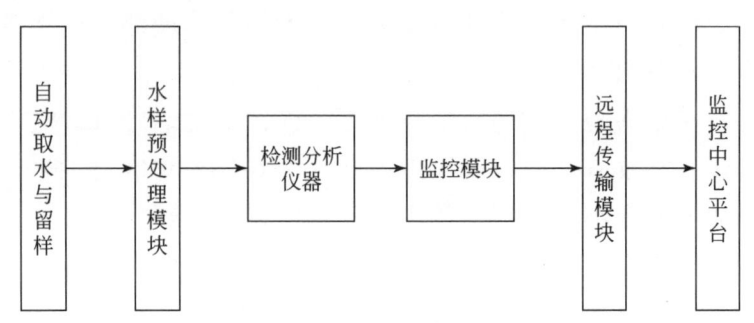

图 6-15　移动式水质自动监测系统基本结构

2）技术创新与突破

移动式水质自动监测系统的水质自动监测参数可达 20 项，并具有快速污染因子识别功能。仪器最短分析周期为 15 min，最长监测参数分析时长不超过 60 min，可连续紧急监测。系统控制平台根据实际情况统计监测数据，并具备超标报警、生成报表等功能，且可通过无线网络传输监测数据实时自动上传到监测中心，自动标识超标或异常数据。分析模块可自动和远程进行标样校准，每个分析模块具有质控核查功能。

该系统攻克了国产化、高灵敏、智能化、小型化等难题，可实现多参数水质自动监测；从"采水""预处理""检测"到"控制"全过程自动化，集成控制、车载减震以及多载体水质监测自适应组网等多项技术；构建了监测数据自动质量控制与保障体系，配套水环境综合信息化管理平台软件，可快速构建移动式水质全自动监测与应急指挥平台，实现 100 余项水质监测指标的灵活配置；满足野外长期自动监测需求，除常规监测指标与模块外也可集成 GC-MS、ICP-MS 等监测痕量 VOCs、金属非金属元素等，在现场与区域其他监测系统动态组网，为水环境污染突发事件应急监测、日常水质巡检、饮用水源地水质预警等提供技术支撑。

该系统可应用于突发性水污染事故和自然灾害引起的水质污染的

应急监测，城市饮用水源地、城镇供水水质安全普查、巡检及重大活动的水质安全保障等。

6.1.3 多参数检测集成工作站

1. 全自动多通道水质分析仪

常规实验室中，手工检测不仅费时费力，还容易因人为操作失误导致结果偏差，影响数据可靠性。近年来随着水质监测任务的增加，使得传统检测手段难以在短时间内高效处理大批量样本，进一步限制了水质监测工作的整体效率。而全自动水质多通道分析仪等产品通过引入自动化进样、样品预处理和反应检测功能，能够显著简化操作流程，降低对检测人员专业能力的依赖，同时提高检测效率和数据的准确性，使水质实验室能够应对大批量样本的检测需求。

目前，全自动多通道水质分析仪可对化学需氧量、高锰酸盐指数、氨氮、总磷、总氮、氟化物、氯化物、阴离子表面活性剂、挥发酚、氰化物、六价铬等多个水质指标进行全自动检测；可用于生态环境监测、供排水监测、自来水厂、水文水资源监测、海洋环境监测、企业自行监测和第三方社会化检测公司等相关单位的水质分析。

1）技术原理

全自动多通道水质分析仪（图 6-16）依据国标方法原理设计，主要由自动进样器、显示器、检测模块、控制系统及实验室 APP 等组成。

进样器自带操作系统，无需额外配置计算机，搭配显示器可完成进样器所有指令；采用全自动进样方式，进样针自动移动到指定孔位将样品移取至检测模块，经检测模块检测的结果通过进样器传送至展示平台展示给用户。

检测模块采用与国标方法等效的检测方法，不同检测模块针对不同检测项目，提供 106 项检测项目。自动进样器与多通道检

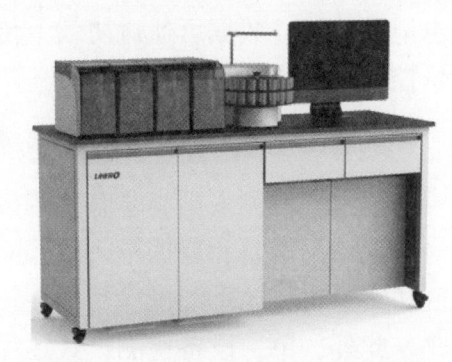

图 6-16 全自动多通道水质分析仪

测器联用，各检测器按顺序单独进样同时测试，实现进样、预处理、反应检测、计算结果等全过程工序自动化、批量化作业，实现 24 小时无人值守作业。

2）技术创新与突破

高精度全自动采样与检测系统。采用液位+柱塞泵采样和红外液位检测器计量，克服了蠕动泵管老化带来的取样误差，仪器标线漂移小，维护量小，实现了精确采样；自动清洗仪器管路和反应、检测单元，确保检测准确性；检测全过程工序自动在线，无人值守。

智能校准与模块化设计。测量、计量等传感器可自动校准，同时支持手工/自动、远程校准；模块化设计允许通过检测面板或控制程序切换，实现一台仪器同机监测多个参数；可查询试剂与部件使用情况，提醒维护。

高效自动进样器。可与多个模块化检测通道联用，精密步进驱动及编码器反馈系统确保稳定性；自动完成进样针清洗，减小记忆效应，管路死体积（液体在管路中流动时无法被完全替换或冲洗的区域）小；样品位数量达 82 个，网络化通信接口实现与分析仪及上位机同步操作；体积小、重量轻、安装使用方便，通用性强；自动化程度高，无人值守，24 小时不间断工作。

控制软件与数据处理。可控制待测水样自动进样、多通道分析模块自动样品分析检测及进样管和检测管路的自动清洗；样瓶配置功能包括样品信息录入、标样测试通道指定、样瓶测试优先设置等；支持样品录入模板的导出导入；提供数据和日志查询、检测报告、故障界面提示及日志记录功能；数据可通过协议上传至实验室信息管理平台，实现自动质量控制。

2.轨道式全自动水质检测集成系统

传统水质检测采用实验室检测模式，对专业实验人员有高度依赖，较易出现结果偏差和数据不一致等问题。同时，水质检测需要消耗大量试剂和实验材料，手动操作精确性较低，易造成资源浪费和成本增加等问题。此外，单一设备检测模式往往存在数据获取能力和精度不足的局限，无法实现多类型指标同步检测。

开发全自动水质检测集成系统可以减轻水质检测对人工操作的依赖，提高检测效率和精度，确保数据稳定性与结果一致性，并优化资源利用与成本控制。全自动水检系统作为一款智能化、自动化、信息化实验室水质检测自动化产品，包括水质分析模块、全自动上下样系统、全自动样品传送系统、全自动进样系统、中控系统、智能辅助系统等，可实现水质监测项目全自动、批量化和无人值守检测，提高水质检测效能、监测数据的可靠性和可溯源性，同时大幅度降低检测成本。产品适用于地表水质量调查、污染溯源、饮用水安全检测及城市化服务。目前，包括在中国环境监测总站、北京等全国各地方生态环境监测中心（站）已得到实际应用。

1）技术原理

该系统由六大部分组成（图6-17），包括中央控制单元、机械臂单元、流转轨道、进样单元、检测单元、试剂供应单元，结合扩展辅助设备，实现智能高通量的水质分析检测。

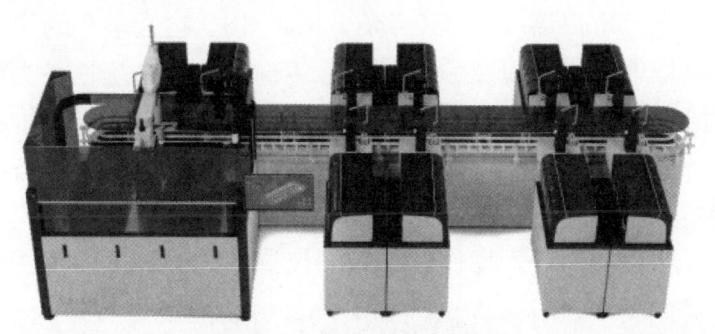

图 6-17　全自动水检系统

具体工作流程为（图6-18）：样品由工作人员随筐推入机械臂单元上样区后被抓取至旋瓶装置，经扫码识别读取样品信息。待测样品由机械臂取盖后进入流转轨道，非待测样品直接转入下样筐。样品随轨道流转，由算法据工位状况调度，直至目标检测工位。样品坞龙门架抓取适配样品至进样位后，进样针探入瓶内，取样或吹气搅拌后取样至检测模块。检测模块自动完成样品的取样、处理、显色（光度法）或滴定（容量法）、计算，并上传检测结果。

完成检测的样品由机械臂抓取，复盖后转入下样筐（无盖工作模式略过开盖和复盖环节）。工作人员可通过系统控制软件查看检测数据、设备状态、运行日志及全流程样品轨迹。

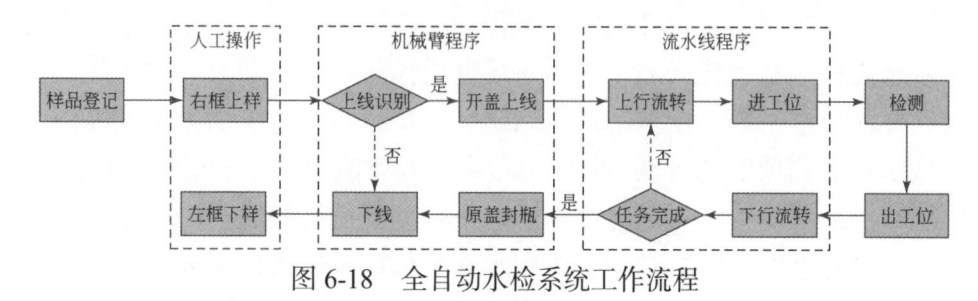

图 6-18 全自动水检系统工作流程

2）技术创新

全自动水检系统在水质分析领域中展现出显著技术优势，在"人、机、料、法、环"五个方面尤为突出：

依靠精密仪器、主控系统和标准化操作程序等大量自动化功能，显著减少对专业实验人员依赖，降低人工成本。

配备先进分析仪器（如 GC-MS、ICP-MS、全自动多通道水质分析仪等）、前处理装置，以及数据采集、传输和分析系统，各类设备通过主控系统协同工作，实现对样本的全面分析。与传统实验室依赖于单一或少数设备进行逐项检测相比，全自动水检系统的多样化设备组合大幅提升了检测速度、精度和数据获取能力。

通过程序化的前处理操作及精密的仪器参数调控，实现试剂浓度和用量的精确控制，显著减少试剂和实验材料的浪费。

采用高度标准化的操作流程，通过预设的标准操作程序和智能化算法模型，确保实验流程的稳定性和一致性，减少因人员经验不足或操作不当导致的误差。在自动化系统的支持下，实验室可高效完成大量样本的处理，提升流程的自动化和一体化水平。

使用封闭系统进行操作，有效减少了试剂挥发和废弃物排放带来的环境污染和人员健康的潜在影响，符合现代绿色实验室的环保要求。

3. 智能化水质检测实验室

近年来，人工智能、机器人、物联网、大数据分析等前沿科技的快速发展，为水质检测领域带来革命性变化。通过集成上述新一代技术，可以构建智能化、自动化水质检测系统，实现检测流程优化和效率的大幅提升。

智能化水质检测实验室（图 6-19）采用"智能机器人+自动化检测仪器"模式，实现采样、检测、废液处置、数据审核等水质检测全过程的自动化、智能化，可极大提高水质检测效率和检测质量，推动水质检测行业现代化转型。

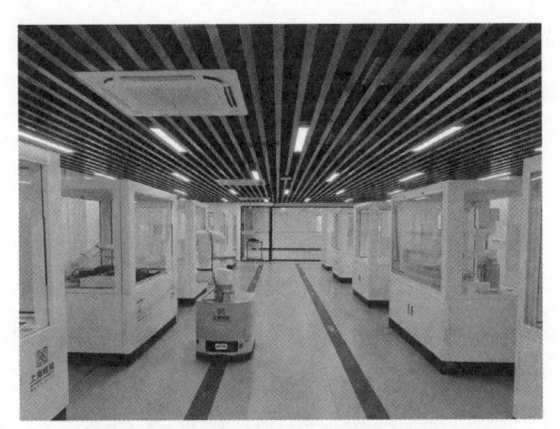

图 6-19　智能化水质检测实验室

智能化水质检测实验室由智能控制、样品、检测及废液处置等四大系统组成；可对滴定类、分光类、重金属、微生物等 20 余项指标进行自动化检测，检测样品类型涵盖饮用水、地表水、地下水等，检测方法符合 GB/T 5750—2023 标准要求，样品处理能力为 150 个/天，检测指标和能力可根据需求扩展和调整。

实验室运行流程如图 6-20 所示。首先，智能控制系统接收本地/远程检测任务，自动分析检测指标、样品数量、采样点位；再将任务信息发送至样品系统，由户外采样机器人自动进行采样工作；采样结束后，户外采样机器人与室内流转机器人进行样品交接；后者将样品运至分样设备，自动分样；根据任务信息，室内流转机器人将分好的样品运送至检测系统进行自动化检测；检测完成后，检测数据自动传回智能控制系统，并根据要求形成汇总表/检测报告；废液处置系统将检测废液进行分类收集、处理。

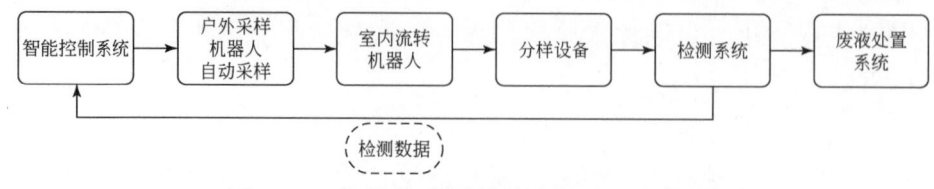

图 6-20　智能化水质检测实验室运行流程

智能化水质检测实验室采用的检测方法，均符合 GB/T 5750—2023 标准要求，无方法偏离/非标方法；检测流程均符合实验室质量体系 CMA（中国计量认证）/CNAS（中国合格评定国家认可委员会）要求，可申请 CMA 认证或 CNAS 认可。通过实现检测全流程自动化，减少人为因素对检测结果的干扰，提高检测质量；降低人员与强酸强碱等有毒有害物质的直接接触，保护工作人员人身安全；通过配备先进检测仪器，如电感耦合等离子体发射光谱仪（ICP-OES）、自动滴定检测仪等，利用仪器工作站精确控制检测时间、试剂加注量等环节，可显著减少人工误差，提高检测结果的准确性。

目前，智能化水质检测实验室已在上海南市水厂进行实际应用，每天对出厂水、原水以及周边管网水进行自动化检测，检测数据实时上传至上海城投水务（集团）有限公司大协同平台。经实际应用，检测效率可提高 5 倍以上，检测结果误差均在 5%以内。

6.2　净水新设备与水厂智慧管控平台

6.2.1　净水新设备开发与产业化

1. 二氧化碳精准调节 pH 系统

在饮用水处理过程中，当原水 pH（酸碱度）偏高时会显著影响混凝过程效率，导致铝盐类混凝剂难以充分发挥作用，引发出厂水铝超标问题[5]。目前，国内供水厂普遍采取的解决措施包括使用酸化混凝剂、增加混凝剂投加量或直接投加强酸（如盐酸或硫酸）来降低原水的 pH 值。然而，这些传统方式存在明显局限性和潜在风险，比如酸化方法操作较为复杂，且可能会对设备造成腐蚀，有一定环境安全隐患；混凝剂投加量增加会增加经济成本和铝残留风险；原水 pH 值变化受到多种因素影响（如流域特性、季节变化、工业排放等），传统方法难以精准调节，影响后续处理工艺的稳定性和效果。

基于上述问题，二氧化碳精准调节 pH 系统成为水厂优化水质处理工艺的重要选择[6]。首先，二氧化碳溶于水后生成碳酸，能够和缓调节水体 pH 值，避免强酸带来的安全隐患和环境风险。相较于强酸投加系统，二氧化碳系统更易操作，可降低设备维护和操作管理的复杂性。其次，二氧化碳系统可结合在线监测与智能控制技术，实时调整投加量，实现对水体 pH 值的精准控制，避免传统调节方法的过度或不足。第三，通过精准调节 pH 值，可优化混凝剂投加效果，显著提升混凝效率，降低出厂水铝超标风险。另外，二氧化碳的成本相对较低，使用过程中不产生额外化学污染物，低腐蚀性特点还可显著延长设备使用寿命，运行经济性高。

1）技术原理与创新

二氧化碳调节 pH 技术的投加方式分为气液投加和液液投加。气液投加的原理是直接将二氧化碳气体注入原水中，使其与原水中的碱发生反应，最终达到降低和稳定 pH 的目的[7]，具体如图 6-21 所示。

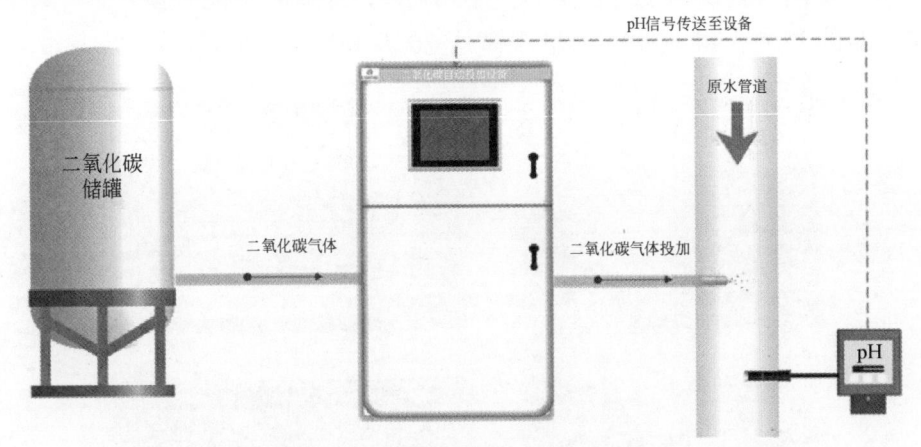

图 6-21　二氧化碳气液投加原理

液液投加是将二氧化碳气体注入水中，待其形成溶解态二氧化碳、碳酸、碳酸氢根离子和氢离子，然后通过"液液投注"的方式将上述碳酸溶液注入原水，使其与原水中的碱发生反应，具体如图 6-22 所示。

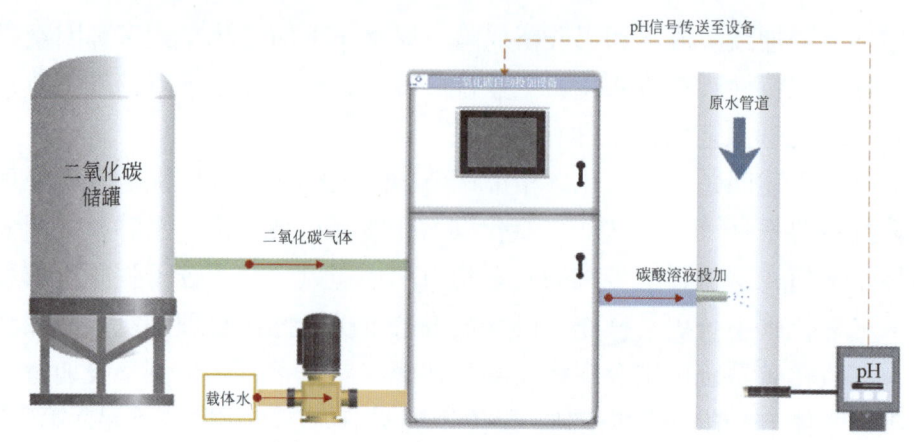

图 6-22 二氧化碳液液投加原理

二氧化碳投加系统突破了气水混合系统 CO_2 溶解效率、碳酸加注系统 CO_2 利用效率、pH 调节反馈系统精准度与灵敏度等技术难题，实现 pH 值精准调控，误差在±0.1 以内；在一定工况条件下，CO_2 利用效率可达 90%以上，pH 最低调至 7.0；CO_2 投加量根据原水 pH 值实现智能调控；可大幅降低水厂混凝剂药耗，减少上游生产药剂的碳排放。

2）典型应用与案例

二氧化碳精准调节 pH 系统（图 6-23）可适应不同规模水厂 pH 精准调节的要求，目前处理水量规模从 20 万 t/d 到 140 万 t/d，见表 6-4。

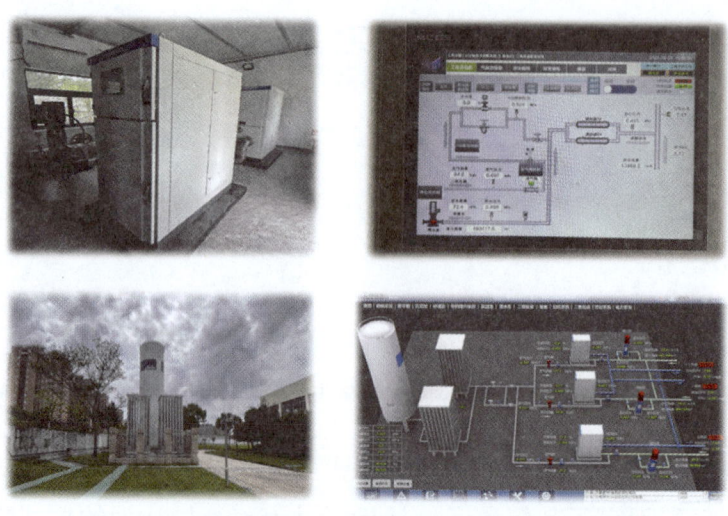

图 6-23 二氧化碳精准调节 pH 系统及操作界面

表 6-4　部分水厂二氧化碳精准调节 pH 系统应用情况

应用水厂	处理水量	应用情况
XJ 水厂	20 万 t/d	
上海泰和水厂	100 万 t/d	已通水应用：运行效果稳定、有效
TZDB 水厂	20 万 t/d	降低出厂水余铝和混凝剂投加量
上海长桥水厂	140 万 t/d	

在水厂应用二氧化碳精准调节 pH 系统后，可以降低混凝剂投加量，同时有效控制了出厂水余铝浓度，如图 6-24、图 6-25 所示。

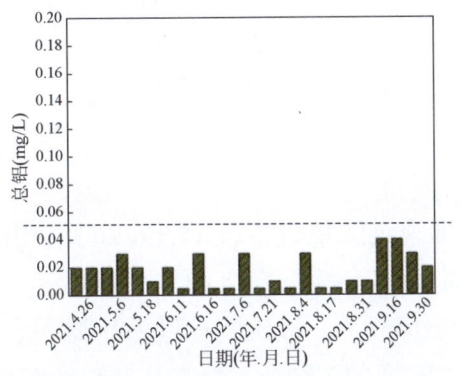

图 6-24　二氧化碳精准调节 pH 后出厂水控铝效果

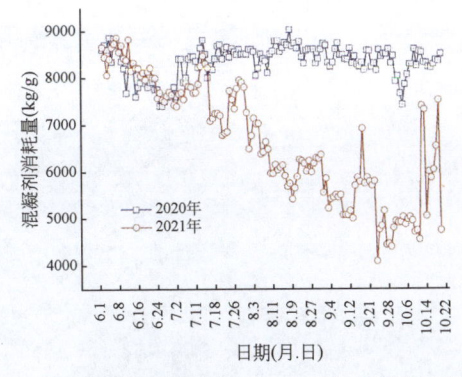

图 6-25　二氧化碳精准调节 pH 前后混凝剂消耗量

2. 压力式中空纤维膜过滤集成装备

超滤膜分离技术是饮用水净化和水质安全保障的重要技术[8]，不仅能去除细菌、病毒、"两虫"等致病微生物及藻类、水生生物，还可有效减少消毒剂用量和消毒副产物生成，对于提高生物和化学安全性效果显著。随着 GB 5749—2022 的全面实施，以及上海、武汉等地相继出台对水质要求更高（出水浊度指标＜0.5 NTU）的地方标准，超滤膜及其集成技术已成为水厂新建和提标改造的关键技术。

压力式超滤膜过滤技术是目前先进膜法水处理技术之一。以中空纤维超滤膜组件为中心处理单元，配以特殊设计的管路、阀门、自清洗单元、加药单元和自控单元等，形成闭路连续操作系统。原水在一定压力下透过微滤/超滤膜进行过滤，达到物理分离净化目的，其技术核心是高性能抗污染膜组件及与之相配合的独特膜清洗技术。水厂的新建、扩建或提标改造都面临投资大、征地难、成本高、土地受限、改造周期长和施工难等痛点，迫切要求膜法饮用水处理设备向集成化、规模化发展。

1）技术原理与创新

压力式中空纤维膜过滤集成装备（图 6-26）是由若干超滤膜组件集成于模架内组成膜堆，多个膜堆在自动化系统的统一控制下构成相对独立的超滤膜装置（图 6-27）。带压原水进入超滤膜主系统后，经过超滤膜的过滤处理，水中的细菌、藻类、胶体及悬浮颗粒等物质被截留去除。超滤膜的结构设计有利于滤膜的更换和增容，并满足均匀配水的需要。

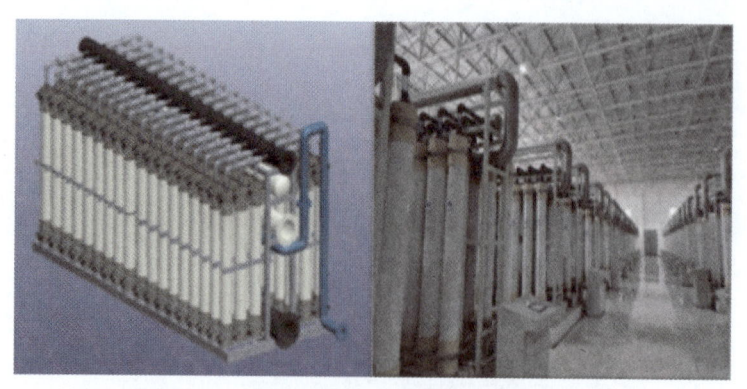

图 6-26　压力式中空纤维膜过滤集成装备

目前，该集成装备的开发取得以下成果：

亲水性良好、孔径在 10~30 nm、纯水通量≥800 L/(m²·h)（25℃）。具体包括：聚偏二氟乙烯（PVDF）成膜体系混合均化过程中进行原位

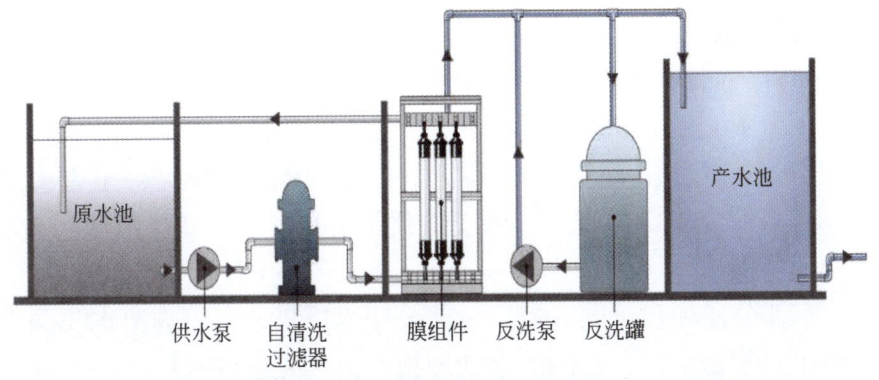

图 6-27 膜组件配置相应的辅助系统及工艺流程

化学亲水改性，在实现干态膜丝接触角<30°的同时，有效减少缓释型水溶性聚合物及相应助剂的使用，避免溶出物对水体的二次污染；在膜丝凝胶-固化过程中通过热辅助在线多重牵伸，实现膜丝力学性能提升并赋予膜孔良好的尺寸稳定性，避免聚合物膜产品因使用过程中发生蠕变等而导致的分离精度劣化。

端头浮动型饮用水处理用膜组件。在膜丝集束封装成器过程中，膜束下端采用"垂直导轨"活动式结构设计，依靠重力和气水冲击力使浮动端头沿轴向做往复运动，提高气擦洗效率，降低压力式组件清洗频次。组件中水体的运动轨迹基于流体力学设计，提高水体在膜表面湍动速度，降低膜污染速率，有效提升膜运行时膜丝随水流和间歇气流的抖动去污效果，降低膜运行能耗的同时延长膜使用寿命。

万吨级中空纤维膜过滤集成装备。应用工程仿真技术，采用几何模型建立压力式超滤膜组件及膜机台原始结构参数，通过流体力学计算对应用于膜组件模拟的多孔介质模型进行了验证，对膜装备在不同流量工况下的内部流动状态进行了仿真分析，机台连接采用多排横纵排布的膜柱结构，在两组膜设备之间集成进水总管、清水总管、浓水总管及曝气总管，同时将设有曝气孔的曝气细支管集成在进水支管内，在增加膜柱数量和极大提升超滤膜设备制水效果的同时，有效提高了超滤膜装置的集成度，实现了机台化，同时保证布水布气均匀。与现有装备相比，超滤膜机台集成度提高 50%以上，单台处理能力达到 1 万 t/d。

2）典型应用与案例

我国自主研发的同质增强型中空纤维膜，是一种全自动、单台处理能力达 1 万 t/d 的连续膜过滤装备。每台装备配备 108 支 8 寸膜组件，拥有 8640 m² 中空纤维膜的过滤能力，占地面积 14.28 m²。节省占地面积 50%，降低成本 20%以上。恢复性化学清洗由一年 4 次降低到 1 年 1 次，减少药剂成本 50%以上。

北京郭公庄项目（图 6-28）。郭公庄水厂是北京市为南水北调中线来水新建的配套工程，是国内水处理技术最为先进的水厂之一，日处理规模 50 万 t。其采用"预臭氧+机械加速澄清池+主臭氧+碳吸附+超滤+紫外消毒"工艺。超滤单元采用压力式中空纤维膜过滤集成装备技术，设计处理能力 60 万 t/d，日供水能力从 322 万 m³ 增加到 372 万 m³，同时显著提升供水品质，增强用水安全保障。

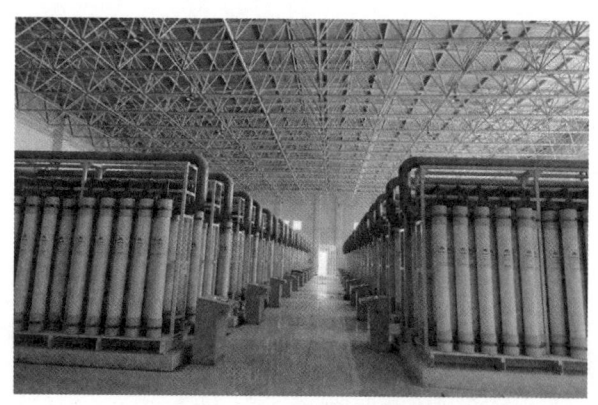

图 6-28　郭公庄项目现场

天津凌庄子项目。凌庄子水厂为天津市中心城区三大水厂之一，经多年运行，水厂构筑物陈旧、设备设施破损严重。其提升改造项目采用"预臭氧+机械混合+上向流脉冲澄清池+超滤膜"工艺，超滤采用压力式中空纤维膜过滤集成装备，设计处理能力 30 万 t/d，出水水质、水量、稳定性等得到极大提升。

3. 节能型浸没式超滤膜集成装备

浸没式膜过滤工艺采取膜组件完全浸置膜池中，在离心泵抽吸负压驱动下进行膜过滤。而现有工艺主要采用负压抽吸驱动，其持续运行增加了用电成本，也对设备长期稳定性提出较高要求。为此，开发重力驱动型浸没式膜过滤集成装备（图6-29），利用水体重力流为主要驱动，可显著降低运行能耗，减少对复杂机械设备的依赖，降低设备维护成本和系统运行风险。

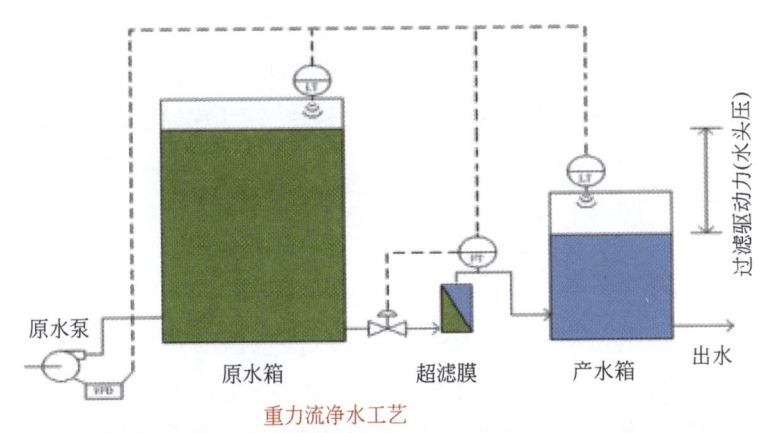

图6-29 重力驱动的浸没式膜过滤净水工艺

1）技术原理与创新

基于水体重力驱动且无药、无动力浸没式超滤膜集成装备（图6-30），主要用于传统混凝-沉淀-砂滤工艺的水厂改造，用膜滤取代砂滤，砂滤池改为膜滤池，充分利用现有土建构筑物，利用膜池与清水池之间的高度差作为膜过滤驱动力。

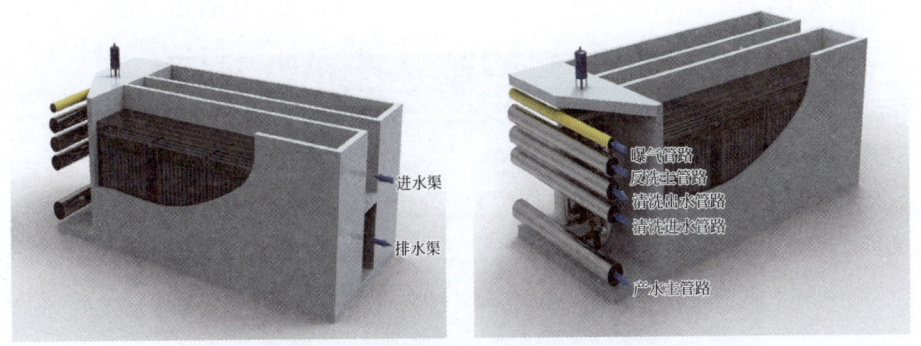

图6-30 浸没式膜过滤集成装备

与泵驱动式超滤相比，重力驱动浸没式超滤技术具有不用泵、原水水质适应性强、少加药、水质好、操作简易、能耗低、建设运行成本较低等优点；系统操作压力低，自动化程度高，使用寿命较长；模块化结构设计，占地面积小，适合大型中水回用项目和水厂利用现有滤池进行扩建提标改造。

2）典型应用与案例

唐山自来水厂12万t/d处理工程。超滤膜进水为沉淀池出水，进水浊度波动较大（1.5～4 NTU），最高6.8 NTU，一般在4 NTU以下，超滤膜产水浊度稳定在0.1 NTU以内。对比3个月连续运行数据，产水量相同（1.4×10^4 t水）情况下，相比常规超滤膜系统节省能耗50%以上，相同处理规模下膜池比砂滤池节省50%以上占地面积。

4. 装配式一体化设备水厂

随着我国城镇化进程的加速以及农村供水覆盖率的不断提升，传统水厂在建设周期、灵活性和适应性等方面的不足日益显现。一方面，市政供水面临快速增长的用水需求，现有供水设施无法及时扩容或升级，供水能力和水质难以满足日益严格的标准。另一方面，农村地区由于地理分布分散、供水设施薄弱，常常缺乏高效稳定的供水系统，难以保障饮水安全。

资源有限条件下，如何快速构建高效、灵活、集成化的水处理设施成为亟需解决的问题，开发装配式一体化设备水厂（图6-31）成为必然需求。其不仅可实现模块化设计和快速安装，满足不同场景的供水需求，还能降低建设周期和运营成本，提升供水系统的适应性和可靠性。

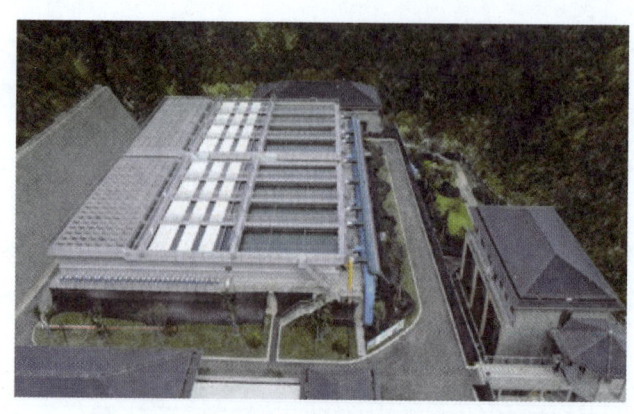

图6-31 装配式一体化设备水厂实拍图

1) 技术原理

装配式一体化设备水厂技术及系列产品是由工厂化组件生产、现场拼装的钢结构一体化净水设备,采用不锈钢或优质钢材料,在加速建设周期的同时,显著提升设备加工精度和净水效果。主要工艺及所用设备如下:

混合。旋喷式微阻型管道混合器(图6-32)采用内外双层双向多点喷射设计,确保药剂与水的充分混合和混凝效果[9]。其创新的内外双腔结构在保证高效混合的同时,大幅降低能耗,水头损失为传统管道混合器的10%;防堵塞性能显著减少设备长期维护成本。微阻力管道混合器与混合器井的设计相结合,实现模块式安装(图6-33),显著简化施工过程。

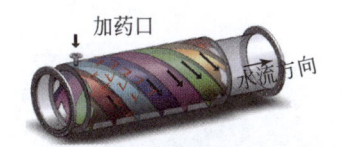

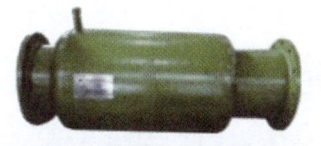

图6-32 旋喷式微阻型管道混合器(原理及实物图)

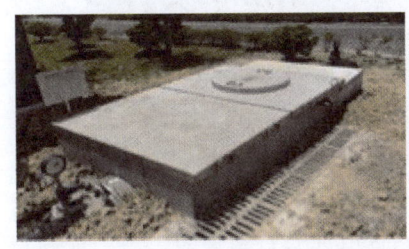

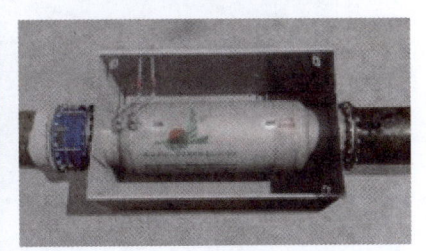

图6-33 模块式安装的微阻力管道混合器

反应。采用叠式双效反应器(图6-34),将其安装在多格竖井上下翻转回流的絮凝反应池中[10]。反应池中垂直水流方向设置若干层叠式双效反应器,反应器数量自进水端至出水端逐渐减少,水流通过反应器时,相继收缩、扩大,反复形成多级高频紊流流态,在紊流条件下药剂与水中胶体颗粒充分接触、碰撞,产生密实的矾花。叠式双效反应器施工、安装、管理维护方便简

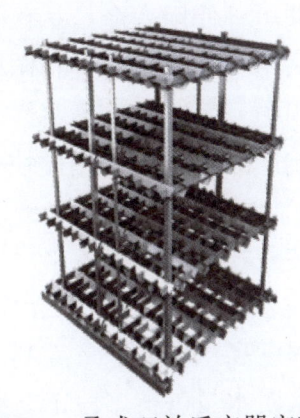

图6-34 叠式双效反应器实物图

单,对原水水量和水质变化适应性较强,投运后可以结合实际工况调整,絮凝效果高效稳定。

沉淀。新型的横向分流式斜板沉淀装置[11](图 6-35),在侧向流斜板及迷宫斜板技术基础上改进,由多组包括导流板、沿流体流通方向设置的多片翼板等沉淀部件排列而成。水流水平流动,通过设置多层翼板将水流分层沉淀净化,当水流经一层翼板后,沉淀物将排入沉淀区。一块斜板的沉淀面积是普通沉淀斜板的两倍以上。斜板内水流方向与平流沉淀池水流方向相同,沉泥方向向下与水流方向垂直,斜板采用水平倾角60°安装。斜板安装在除泥斗外的整个过水断面,沉淀池斜板安装容积率高,可有效减小沉淀池尺寸。

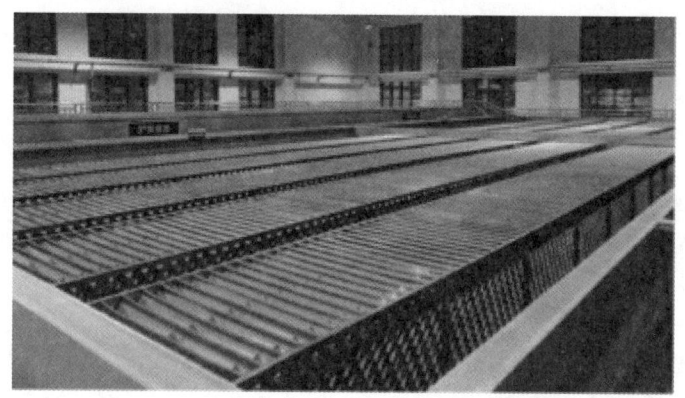

图 6-35　横向分流式斜板沉淀装置实物图

过滤。滤池采用均质滤料的组装式 V 形滤池[12],可重复使用,施工工期短且使用寿命长。配水配气系统采用高精度滤头滤板(图 6-36),材料采用不锈钢,具有制作精度高、专业化与规模化生产等优点;在滤池使用中,不锈蚀、不腐烂、不变质、力学性能不衰减、多次拆装移用不影响产品性能;采用模块化安装,维修便捷。

2)技术创新与应用

装配式一体化设备水厂采用集成模块化设计、标准化生产制造、拼接式安装,具有投资省、占地小、建设周期短、出水优质稳定、智能化运行程度高、可搬迁重复利用、具备残余回收价值等优势。装置可根据水源水质水量进行多段工艺组合的"量身定制",既适应低温、低浊,也适应高藻、高浊等原水的处理,可实现各类原水给水处理目标。运维管理上实现了监控系统化、运行自动化、通信数字化、值守智能化、管理智慧化等优势，更加方便高效。

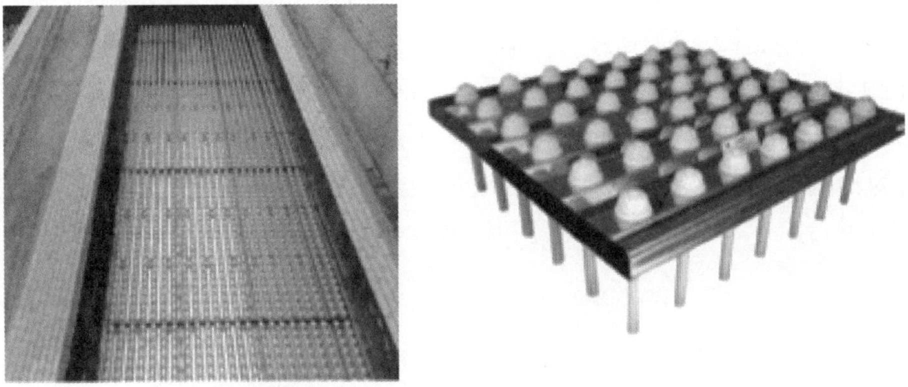

图 6-36　不锈钢滤板及工程应用图

产品可用于快速新建市政供水设施，扩大水处理能力，对已有供水设施进行替代或扩建；适用于建立农村片区独立、分散式供水系统；也可高效满足宾馆、医院、工厂、基建、军事基地等独立供水需求。目前，装配式一体化设备水厂技术及系列产品已在全国数千个城乡供水工程中应用，覆盖日处理 200~200000 t 的广泛规模需求。

6.2.2　水厂药剂智能投加控制系统平台

城市供水厂利用絮凝剂、消毒剂、pH 调节剂等处理药剂，去除水中杂质。在实际生产中，药剂投加通常依赖实时水质监测和历史经验，人工调整投药量，工作强度大且难以实现实时精准投加。为提升投药控制的智能化水平，采用信息化、物联网、大数据分析等新技术手段，开发智能投加控制系统平台，有助于实现水厂药剂的智能投加控制，保障水质安全，节约药耗。

针对水处理工艺的非线性、大滞后、多输入因子和时变性等特点，水厂药剂智能投加控制系统通过丰富的历史运行数据、融合机理分析和 AI 算法，建立了聚合氯化铝、次氯酸钠、氢氧化钠/石灰等药剂的智能投加控制模型。结合水厂药剂智能投加控制一体机和系统平台的构建，实现水处理工艺的运行精细化、决策精准化以及管理科学化。

1. 系统功能架构

水厂药剂智能投加控制系统的功能架构（图6-37）分为基础设施层、控制层、边缘层、应用层。其中，基础设施层通过监测仪表和加药设备监测水质水量信息并实现加药；控制层通过可编程逻辑控制器（programmable logic controller，PLC）采集数据和控制药剂投加；边缘层为药剂智能投加控制一体机，通过投药模型计算智能加药量；应用层进行平台展示、智能投药决策和投药模型训练。

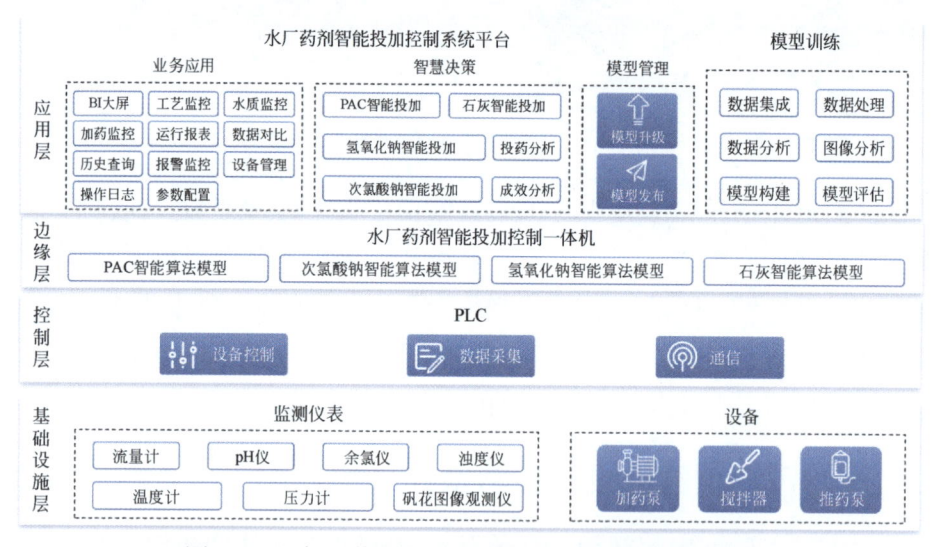

图6-37 水厂药剂智能投加控制系统的功能架构

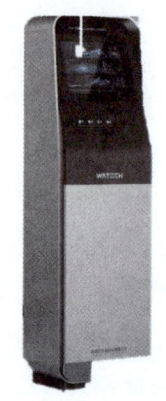

图6-38 水厂药剂智能投加控制一体机

2. 系统组成

（1）智能投药控制模型。作为药剂智能投加控制技术内核，采用"前馈+模型+反馈"复合精准控制模型，可智能判断与校核仪表异常值，精准计算最佳投药量，实现混凝投加闭环全自动化智能投加控制。

（2）水厂药剂智能投加控制一体机（图6-38）。搭载具备高运算处理性能的边缘硬件控制系统，实现聚合氯化铝、次氯酸钠和氢氧化钠等药剂智能算法模型的实时计算；

配置多路千兆以太网口，支持多种通信协议，与水厂 PLC 控制系统及现场仪表设备无缝集成，串联水厂各投药过程，实现节省药耗、运行稳定、水质提升、少人无人值守等水厂运营目标。

（3）控制系统平台。可在 Web 端管理、查看和展示药剂投加系统数据，实现药剂智能投加的集中控制和模型管理。具有工艺流程监控、投药实时数据展示、投药效果分析和结果导出、报警提示等功能。

3. 典型应用与案例

目前，水厂混凝智能投加控制系统已在深圳南山水厂、盐田港水厂、沙头角水厂等近 20 家水厂得到应用，适用不同地域水质特点、不同的混凝沉淀工艺。根据水质状况可节约药耗量 5%～15%，沉后水浊度波动降低 20%，闭环控制运行时间大于 98%。

水厂次氯酸钠智能投加控制系统已在深圳市笔架山水厂、梅林水厂、苗坑水厂应用，适用不同工艺特点、不同季节水质水量，可降低滤池反冲洗等对余氯的影响程度。水厂 pH 调节智能投加控制系统已在深圳市梅林水厂、盐田港水厂应用，适用于不同工艺、固体/液体药剂投加，可对投加量、投加浓度进行实时控制。根据水质状况，次氯酸钠/pH 调节药耗优化量可达 5%～10%，闭环控制运行时间大于 98%。

6.2.3　水厂水平衡智能控制系统平台

水厂供水过程中，一方面要考虑制水成本和出水水质达标，另一方面还需保障供水稳定。在供水稳定方面，目前水厂进水量调度大多依靠传统经验，在用水峰谷阶段的判断依据是，过往水厂供水峰谷阶段的时间分布情况及当前供水压力值，据此得出的水厂进水量调度结果常常难以满足实际需求。水厂工艺控制同样受到进水量波动的影响，通过进水水量调控使水厂各单体液位维持在一定范围内，可降低水厂工艺优化运行控制的难度。开发新型水厂调度系统即水平衡系统，可在满足水厂供水稳定的前提下，进一步提升水厂的智能化控制。

1. 系统构建

水平衡智能控制系统通过信息化、物联网、大数据分析等新技术手段，将水厂进水水量、出水水量和系统损失水量与清水池容积大小的结合，分析得出最大限度维持清水池高水位所需的进水流量，同时综合考虑设备损耗、管道安全等，尽可能保证进水流量过渡平缓、取水泵房运行稳定。

为实现水平衡智能控制，水厂现场应具备如下条件：水厂进水、出水管道应配置在线流量计；水厂清水池应配置在线液位计；厂区自用水量的相关计量（如生产废水外排量、回用水量及厂区药剂溶解、构筑物冲洗、生活用水量等的计量）应配置在线流量计；影响水厂水量调节的设备应配置在线仪表（如水厂提升泵运行频率、沉淀池排空清洗信号）。

在此基础上，为构建水平衡智能控制系统，需如图6-39所示搭建系统架构。

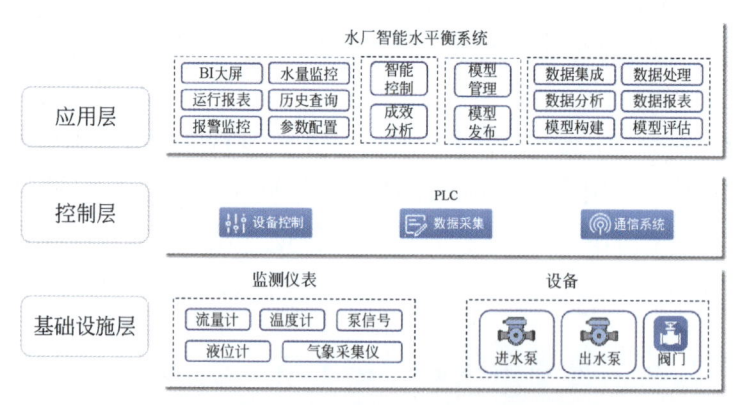

图 6-39　水厂智能水平衡系统构架图

其中，基础设施层一般包括水厂水量相关在线监测仪表和水量控制相关设备；控制层一般包括水厂水量控制相关PLC控制系统，主要面向监控与数据采集（supervisory control and data acquisition，SCADA）系统进行控制；应用层一般用于进行平台展示、水平衡控制决策和水平衡控制模型训练。

2. 系统功能

水平衡智能控制系统通过预测水厂供水需求来调度水厂进水量，平稳进水量和维持清水池液位在较高水准的同时，实现工艺运行控制的优化和送水泵的能耗降低。

水平衡系统主要包含：

（1）预测模型。围绕清水池水位构建预测模型，根据片区供水需求结合水位预测，对取水泵站运行提出原水管道阀门和水泵转速的调节建议，使取水泵站机组平稳过渡到目标工况，实现水厂产供平衡。系统具备延迟保护机制，避免水泵和阀门频繁启停。

（2）控制方案执行前自动评估水锤风险（水流状态发生急剧变化时，管道系统可能遭受的剧烈冲击和振动现象），根据评估结果自动优化控制方案。

（3）在确保水厂进水流量基本稳定的条件下，平缓调节进水流量，最大限度维持清水池高水位（不发生溢流），减少送水泵运行扬程，达到节能降耗的目的。

3. 典型应用与案例

该系统在国内某日供水量 20 万吨的水厂展开应用。该水厂清水池液位要求控制在 0.8~3.1 m 内，水厂总进水量（原水+回收水）不超过 9000 m^3/h。

未使用智能控制时，人工控制的清水池液位为 1.41~2.97 m。使用智能控制后，水厂进厂原水水量变化平稳的同时，清水池液位维持在 1.73~2.79 m 内，实现最低液位的提升，且液位在 2.7 m 维持时间增长，有效保障供水需求，实现工艺平稳运行及送水泵节能。

6.3 管网安全运行技术与设备

6.3.1 管网运行维护新设备开发与产业化

1. 新型给水管道清洗车

根据对我国部分城市给水管网的不完全统计，1953 年以前敷设的管道 5193 km，占 6.2%；1954~1965 年间敷设的管道 6822 km，占 8.1%；1966~978 年间敷设的管道 11110 km，占 13.2%；1979~1995 年间敷设的管道 31641 km，占 37.5%；1996 年后敷设的管道 29583 km，占 35.1%[13]。给水管道长年运行后，内壁由于沉淀物、锈蚀物、黏垢及生物膜相互结合形成不规则的环状混合物"生长环"。当管网内水流速度、水压或流向突然改变，生长环外层松软状污垢会脱落，造成短时水质恶化，甚至出现"红水"或"黑水"，或有机物、微生物、重金属等含量升高的情况。"生长环"还会随管道使用年限增厚，造成过水断面和通水能力下降，水头损失和供水能耗增大。

通过管道更换或修复可解决管网水质二次污染的问题，但需要花费较大的人力、物力和财力，且影响管网正常供水。相比之下，管道清洗因其工作量小、投资少、耗时短等优点，成为减少管网污染风险，提升水质和输配效率，保障管网正常运行的有效方法。目前，城镇供水管道的清洁主要依靠单向流清洗、气水脉冲或机械方式，清洗效果、施工要求等均存在一定局限性。因此，研发新型管道清洗技术和装置，对提升供水企业管理和服务水平，改善居民用水水质具有积极意义。

1）技术原理

新型给水管道清洗车（图6-40）应用气-水-冰三相脉冲管道清洗技术。通过精密调控，使压缩空气以脉冲波形直接作用于冰浆上，能量瞬时高度集中释放。高频高压的冰浆在管道内诱发紊流效应，随之沿管道内壁形成螺旋状切向力，并以剪切形式作用于管道内壁的生长环。该清洗技术通过精确配比与调控，使得三相介质在管道内混合，显著提升流体的整体质量与动力学性能。三相混合流体在管道内高速流动，产生更为强烈的剪切力，共同作用于管壁上的各类附着物。脉冲和三相流的协同作用，实现了管道内壁的高效清洁。

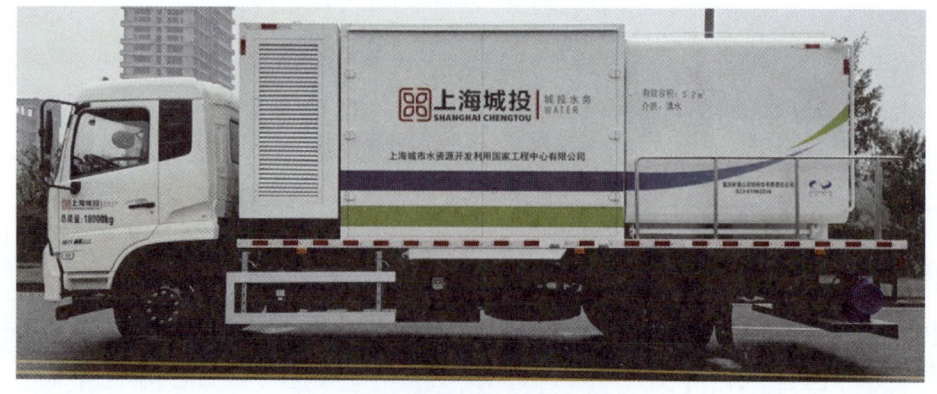

图6-40　新型给水管道清洗车

2）产品优势

新型给水管道清洗车采用东风底盘，上装动力系统、清洗系统、输送系统等。搭载智能控制系统，对冰浆制备及输送系统、气体脉冲发生及控制系统、数据监测系统进行控制，根据待清洗管道的管材、管径、管龄、腐蚀、漏损等情况，确定清洗模式及清洗参数，实现三相脉冲、气水脉冲、冰浆清洗的独立或组合清洗，显著提高管道内生物膜及沉积物的去除效果及清洗效率。其优势主要包括：

适用面广。可用于 DN100～DN500 不同材质市政管道、街坊管道及工业厂区供水管道清洗；可用于水源水管口径小于被清洗管道的情况；适用老旧管道以及新铺管道并网前的清洗。

清洗效果优异。可根据管道实际情况，采用三相脉冲清洗、气水脉冲清洗、冰浆清洗单独或三者结合的方式对管道进行深度清洗，管道内生物膜及沉积物去除率达 90% 以上。清洗后管道出水浑浊度、余氯与清洗水源相当，水质指标符合 GB 5749—2022 规定（图 6-41）。

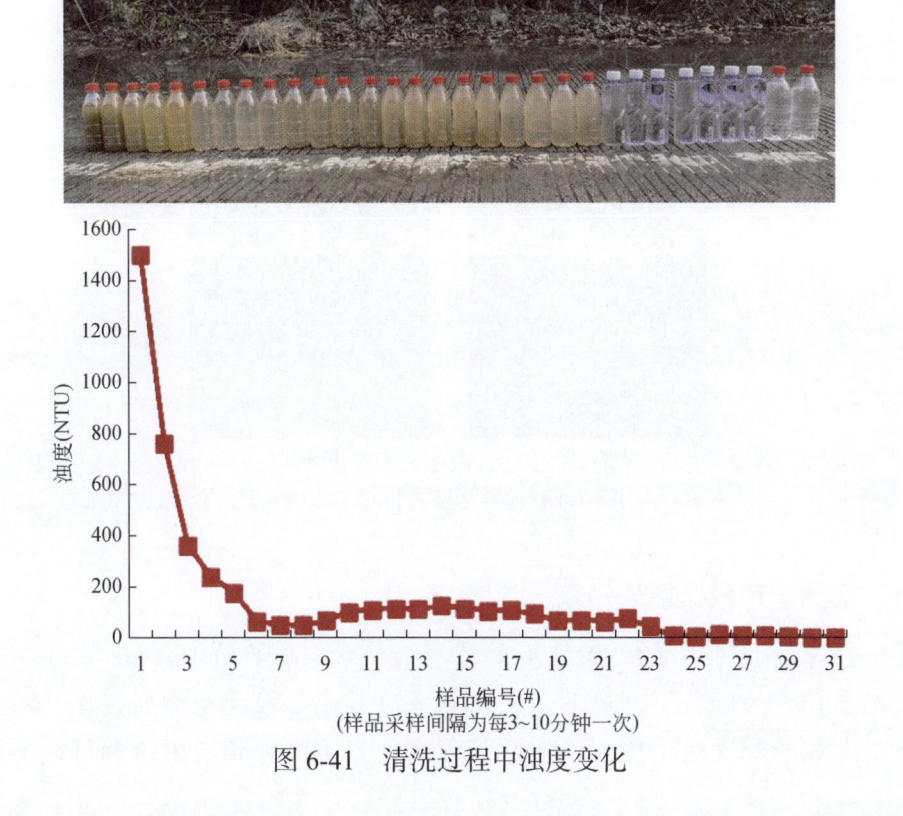

图 6-41 清洗过程中浊度变化

环保节水。清洗介质使用含固率 40%～60% 的冰浆，由自来水和食用盐制备，无环境污染；与传统水力清洗相比节水 60% 以上。

便捷惠民。清洗效率高，停水时长缩短 50% 以上，对居民用水影响更小。

3）典型应用与案例

新型给水管道清洗车可用于市政管道、街坊管道及工业厂区供水管道清洗；适用于老旧管道以及新排管道并网前的清洗。

案例：小区街坊管清洗

待清洗管道位于居民小区，包括一段老旧管道和一段新排管道，两条管道呈折线形，并行铺设。老旧管道为 DN200 的铸铁管，新排管道为管径 DN200 的球墨铸铁管，管长均为 190 m。经现场勘查和内检测评估，对老旧管道采用气-冰-水三相流清洗，对新排管道采用气-水脉冲清洗。冲洗前浊度大于 0.5 NTU，冲洗过程中最高浊度约 450 NTU，冲洗后浊度为 0.46 NTU。经管道内检测，原管壁上附着的沉积物和锈蚀清洗效果较好，管道环境显著改善（图 6-42）。

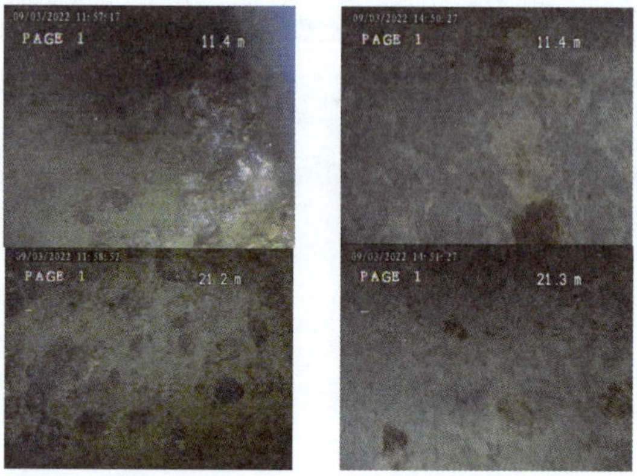

清洗前　　　　　　　清洗后

图 6-42　清洗前后管道内检测

案例：市政末端管道清洗

待冲洗管道为管径 DN100 的球墨铸铁管，总长约 120 m，位于市政管网末梢，为一段"盲肠管"，水质风险较高。经现场调研勘探，对其采用三相脉冲管道清洗。清洗后，管道内壁上沉积物与附着物得到有效去除（图 6-43 与图 6-44），消除了污染隐患。

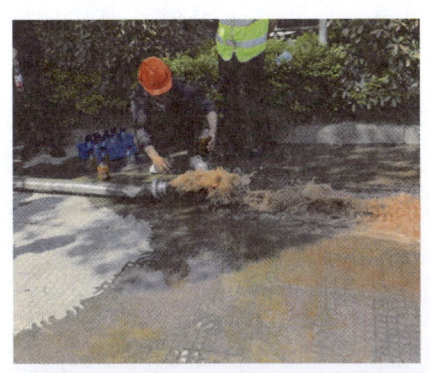

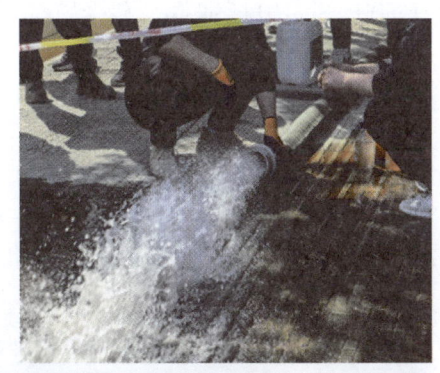

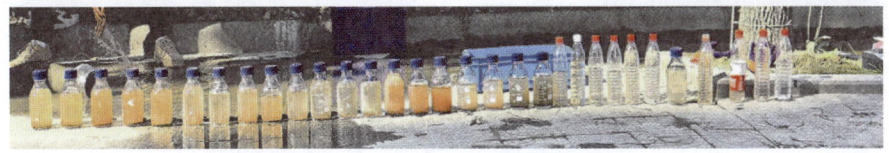

图 6-43　市政末端管道清洗效果

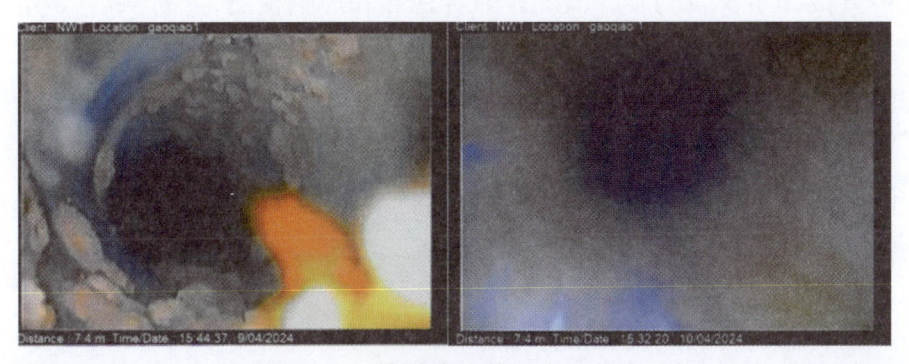

图 6-44　管道清洗前后内壁状态

2. 管道带压检测装备

近年来，管道带压内检测技术作为一项城镇市政管网管道结构检测的重要手段，可在带压下实现管道内壁状况的检测，实时记录并有效识别管道结构病害类型、位置、特征及严重程度，对管道结构病害识别与安全诊断分析、管网事前预防维护、降低管网漏损、避免爆管及服务中断，提升供水企业对供水管网风险管控能力意义重大。

1）技术原理

管道带压检测是一项基于声学的无损状态评估检测技术。管道带压检测设备可在满水带压的供水管道内运行（不影响正常供水运营），检测管道状态，包括泄漏、滞留气囊等问题，并能通过闭路电视检查管道结构缺陷。

新一代系缆式管道带压检测设备可在带压情况下对管内进行视频评估，对漏点精准检测并在地面精准定位，借助定位功能实现管网测绘。设备采用模块化设计，可配置标准款探视器和声呐探视器。长距离动力检测可自带动力前进，无需配备动力伞，适用于无水流检测。

2）产品优势

系缆式管道带压检测设备包含如下优势：

实时带压检测供水服务无需间断，检测最高管线水压可达 14 bar（1 bar=10^5 Pa）；管线自带 50 mm 接头灵活应用于多种规格，且对直径 300 mm 及以上管线无材料限制；探视器高集成设计，配备惯性导航姿态传感器，适用于多支管、蝶阀、多弯头等复杂带压管道；地面跟踪系统可直接测绘管线的实际情况；兼容视频和声呐检测，结合听音、定位模块，精准检测和定位漏损、沉积、破损等管道病害位置，听音接收灵敏度大于-210 dB，定位精度±0.5 m，最小检测漏水量 0.02 L/min；采用零浮线缆，通信供电一体，单次检测距离达 2000 m；插入装置投放仅需 1.4 m 净高，操作简单；通过便携平板终端界面操作，流程清晰简单，配备专业报告软件生成检测报告。

3）应用场景与案例

设备输出管网的视觉图像信号，通常可在较为复杂的管网系统和市区管网中使用。如某城市对几百千米供水管道实施带压检测。探测前需对仪器进行组装调试，通过水流牵引调整可视角度与界面。仪器根据不同的漏损情况产生不同漏损信号，并在视频界面产生相应信号提示（图 6-45）。

3. 管道一体化消毒设备

供水管道经过新建、改造、修复、抢修等工作，在投入使用前都需要市政有关部门对供水管道进行冲洗消毒，检测合格后方能并网通水。该消毒方式目前自动化程度不高，在实际应用中存在操作繁琐、药剂配比混乱、水资源浪费、消毒效果不稳定等痛点，同时主要靠人工手动取样监测冲洗消毒效果。

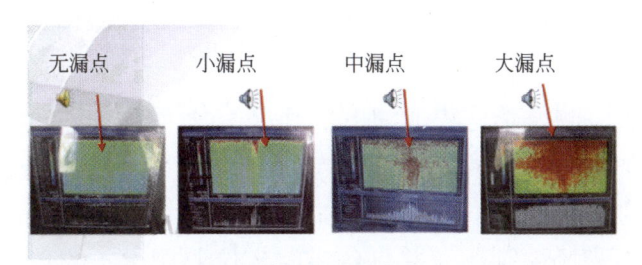

图 6-45 系缆式管道带压检测设备检漏信号

针对行业需求研发的管道一体化消毒设备，具有自动化、可移动、便携等特点，能快速、简单、方便地在清洗现场应用，节约成本，提高效率；实现消毒药剂的自动精准投加，并可实时监测管道末端浊度、总氯，确保新投入运行的供水管网水质符合 GB 5749—2022 和 DB 31/T 1091—2025 的规定。

1）设备组成

管网一体化消毒设备由加药端控制设备、末端水质监测设备、云平台系统三部分组成（图 6-46）。

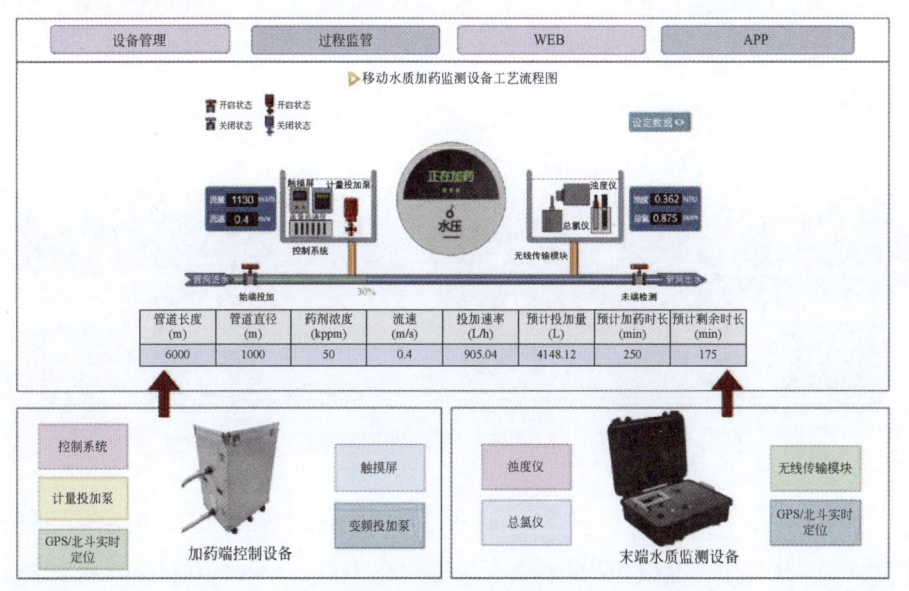

图 6-46 设备及系统构成

加药端控制设备：集成一体化设备的控制系统，采用大尺寸触摸屏实现人机交互，采用计量泵来精准控制加药速率，操作简单，可实现一键启动加药。

末端水质监测设备：集成浊度仪和总（余）氯仪，实时监测管道末端水的总（余）氯、浊度数据。无线传输模块将水质数据实时上传到云平台，数据通过物联网平台同步到加药端控制设备。采用便携手提箱式设计，使用不受场地制约，并具备实时定位监测设备的功能。

云平台系统：支持网页或手机 APP，消毒过程中加药设备、流量计、水质监测等终端设备的管理和过程实现可视化监督，并支持数据浏览、存储、追溯功能。

2）产品特点与应用

管道一体化消毒设备具有自动化、标准化、数字化等特点，可实现消毒药剂自动精准投加，并实时监测管道末端余氯、浊度等水质参数。消毒所用的消毒剂由传统的漂粉精更换为 5%次氯酸钠溶液。相比传统冲洗消毒优势如下：冲洗过程中通过对浊度实时监测，可及时发现浊度达标，节约冲洗用水量；通过计量泵实现药剂精准投加（图6-47），使次氯酸钠能够完全溶解，末端实时监测总氯值，节约消毒剂和用水量；清洗过程通过实时监测末端浊度和总氯值，及时发现清洗达标，节约清洗用水量。

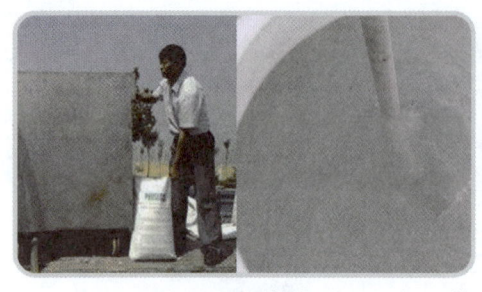

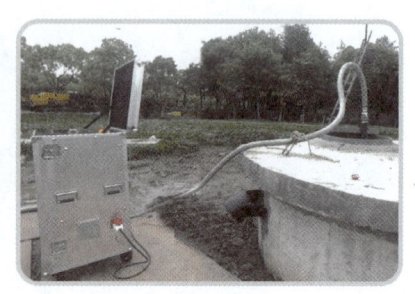

图 6-47 传统（左）与一体化设备（右）加药对比

该设备在上海青浦、闵行、临港新片区不同管径、不同长度的管道冲洗消毒中多次使用（图6-48），完成DN1000、DN1200管道累计总长50余千米的管道消毒清洗工作，消毒效果良好，较传统方式显著节约冲洗水量和消毒剂使用量。

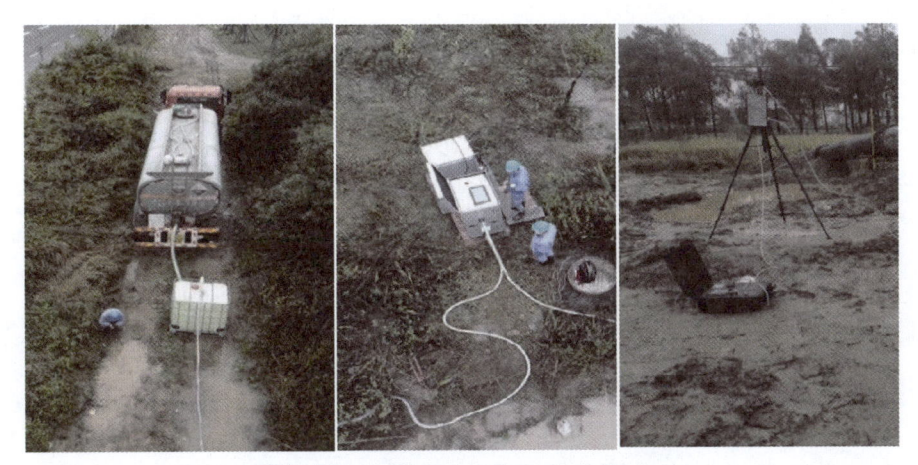

图 6-48　管道清洗消毒设备现场应用

案例

2020 年 11 月 27 日，临港新片区特斯拉专管。管径/长度：DN1000/21.2 km。加药 5% 次氯酸钠溶液，加药口浓度 40 ppm，加药时长 10 h，加药总量 13.5 t，冲洗后浊度 0.5 NTU，总氯含量＞5 ppm（图 6-49）。

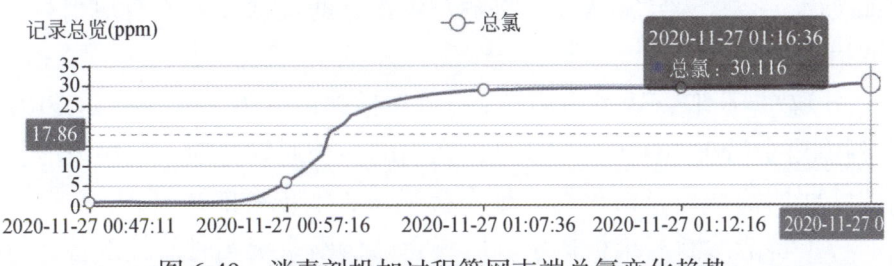

图 6-49　消毒剂投加过程管网末端总氯变化趋势

6.3.2　管网漏失监测技术和设备

1. 电磁式远传水表

电磁式远传水表（图 6-50）是由电磁流量传感器和转换器组成一体的流量测量系统，具有宽量程、低始动流速、高精度等特点。可用于大用户贸易、小区考核、二次供水、分区计量等水务场

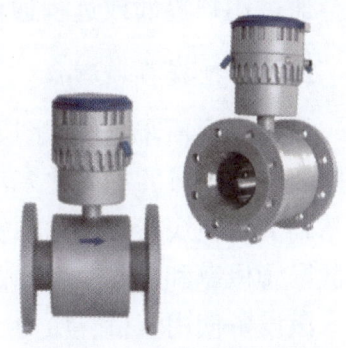

图 6-50　电磁式远传水表

合，且可广泛应用于无电源场所的流量测量。

技术创新：

（1）超宽测量范围。水表量程比从 R160 至 R630 可选，能够覆盖低流速到高流速各应用场景。

（2）自适应变频测量。采用先进的自适应变频测量技术提升测量精度并节约能源消耗。当系统检测到阀门的开启或关闭，或流量发生显著变化时，采样频率自动调整至每秒一次，进行一分钟的快速数据采集。

（3）数字通信接口，数据读取更便捷。内置数字通信模块，可以直接读取瞬时和累积流量等关键参数，无需额外配置外围设备；支持远程监控，可随时随地掌握用水情况。

（4）适应复杂环境。采用 IP68 级别的防水防尘标准，配备多重密封结构，即使长时间浸泡水中，也不影响工作性能，适应户外或井下潮湿环境。

（5）即时报警保障安全运行。具备多种类型预警提示功能，一旦出现如励磁、空管等异常状况，将触发警报并通过预设方式通知相关人员采取措施。

（6）数据获取方式灵活多样。提供包括通用分组无线业务（GPRS）、窄带物联网（NB-IoT）及 RS-485 在内的多种通信选项，让用户能更方便地获取所需信息，便于与其他系统集成，实现智能化管理。

（7）智能诊断与维护提示。内置智能诊断系统实时监控设备运行状态，通过数据分析预测维护需求。当监测到设备性能下降等情况时，仪表会通过用户界面或远程通信接口提示用户进行及时的维护和调整。

2. 多功能漏损监测仪

多功能漏损监测仪（图 6-51）是一款由压力、流量、噪声传感器及数据记录仪组成的一体化多功能漏损监测系统。在合理选择管道监测点的基础上，在线实时监测预警，用户可及时发现管道渗漏或泄漏，从而降低爆管概率和供水安全事故的发生。

该设备使用流量、压力、噪声参数综合监控区域泄漏情况，并结合分区管理软件的分析功能，增强漏损监测仪使用效果。三个参数传感器的有机整合，减少了分别安装调试三套设备的工作量，降低成本，提高工作效率。一致的采样点使结果分析更具精确性。GPRS 模式数据记录仪可显著提升数据采集、传输和处理分析的能力及效率，降低系统维护难度和费用。

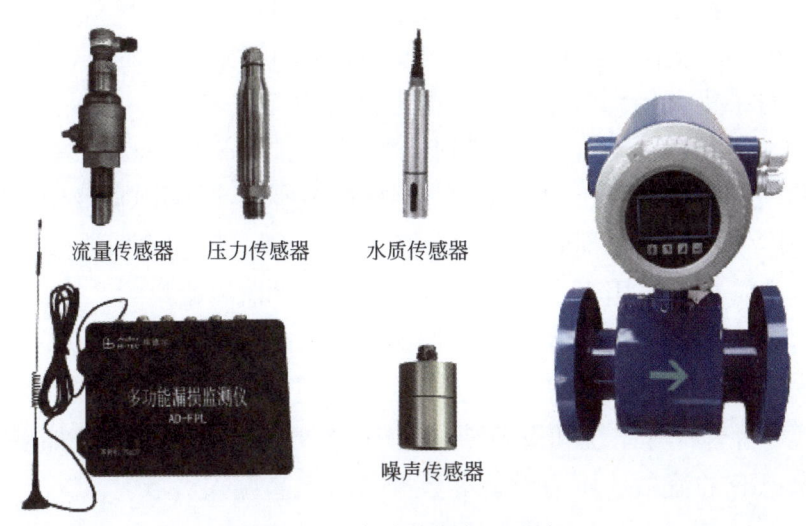

图 6-51　多功能漏损监测仪

在实施分区管理过程中，通过带压打孔安装监测设备，尽可能避免在主管网上断管。将压力和流量测量集成后，通过一个开孔解决两种参数的测量，并将噪声传感器固定在该集成传感器上，大大降低工程量。三个参数（压力、流量和噪声）的测量结果通过数据采集模块和无线 4G 模块传输，并通过客户端软件对数据进行收集处理。

多功能漏损监测仪采用插入式流量传感器，该传感器具备如下优点：超声波发射晶体与被测液体直接接触，提高测量精度和机器稳定性；解决由于管道内结垢或腐蚀严重，外敷式传感器信号弱、测量不正常等难题，并可在水泥管、玻璃钢管等不可焊接或不能传输超声波信号的管道上安装；解决外敷式传感器耦合剂干燥、超声波信号不能正常传输、不能正常工作等问题；可在带压不停水的情况下在被测管道上打孔安装，使传感器和被测介质直接接触实现流量测量，同时保证生产稳定运行且无压力损伤，日后维护也无需停水。

3.水听器

水听器灵敏度高，主要用于给水管道及供热管道的渗漏预警和漏点精确定位，服务于高危管段、重点区域或重要主管，特别适用于长距离、大管径、塑料管等传声弱的管道漏点监测；可监测存量漏点、预警增量漏点，可移动使用，也可长期监测使用；对可疑点精确定点，配套软件系统可对采集上传到服务端的数据进行分析与评估。

该设备既可用于监测存量漏点管段也可预警增量漏点管道。监测的同时利用上传的音频作相关分析，把检漏范围缩小到几百米甚至几米；反应速度快，减少漏损时间，从而降低漏损率。既可用于供水管道也可用于供热管道，可用于金属和非金属管道，且监测距离远。数据可传入用户自有数据库也可传入厂家数据库。

该产品可与分区计量漏损监控运营管理系统（DOMS）、漏水检测听漏仪、听音杆等系统和设备结合使用，实现最佳使用效果。如果没有，可结合已有的流量、压力设备等数据分析出高漏损区域。

6.3.3 管网运行预警管理系统

1.在线渗漏预警系统

在线渗漏预警系统（图6-52）采用频谱自适应滤波预警专利技术，实现管道泄漏噪声的精准分析和预警。数据传输使用NB-IoT。传感器适用于各种工况环境。系统具有报警信息发送功能，可远程设置。利用人工智能、大数据等技术对信号数据进行处理、分析，建立管道噪声数据库，结合滤波算法进行数据分析，可快速预警管道存量和增量漏点，为快速响应与修复提供精准指导。

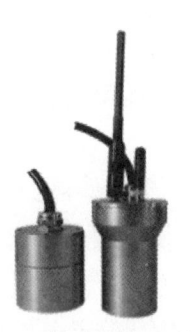

图6-52 渗漏预警系统设备

该设备可即放即用。噪声传感器底部配有高强度磁铁，可将其直接吸附在阀井、阀室或裸露管道之上，也可通过安装夹具固定在非金属管道外壁；可与DOMS结合使用也可以作为一套独立的漏损监测系统使用。

系统对采集的数据在软件上进行分析处理，得出泄漏范围或管段后，使用漏水检测听漏仪、相关仪、听音杆等设备，检修人员根据系统派单到泄漏管段进行检测，精准定位漏点后开展漏点修复措施。该产品体积小，安装方便，具备覆盖强、功耗低、运营成本低等优点，适用于各种工况环境及各种压力管网监测。可快速预警管道存量和增量漏点，可移动式使用也可长期监测使用。

2. 城镇供水管网漏损管理系统

城镇供水管网漏损管理系统是漏控业务标准化与智能化的信息化工具，通过信息化技术把漏控业务的管理和技术手段固化在系统内，以实现漏控管理的标准化、精细化、智能化。

系统从漏损业务视角整合物联网、营收、地理信息系统（GIS）、工单等供水业务数据，基于水平衡和分区计量管理理论，构建以"总览、报警、诊断、分析、处置、评估"为核心的全流程漏损管理体系，有效控制和降低供水管网的漏损。

1）设计原理

漏损管理系统基于完整的漏损管理体系进行设计，适用不同管理场景，设计原理见图 6-53。将城市供水管网划分为大分区、独立计量区域（district metering area，DMA）分区、远传大用户、散户、主干管网，各部分相互关联、嵌套，是漏损管理的重要组成。

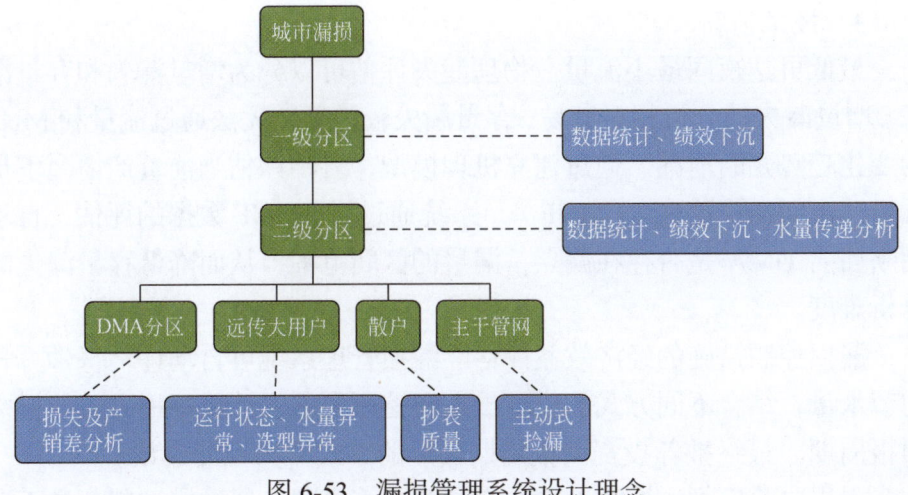

图 6-53 漏损管理系统设计理念

大分区可以是多级嵌套关系，一级分区水量大、用水复杂、管理面积大，责任对象一般为营销公司等，其最重要的功能是数据统计和绩效下沉，把水务公司漏损管理的指标进行逐级下沉。一级分区的下级分区相对水量较小，用水稳定，通过流量、夜间最小流量（MNF）、产销差等数据进行漏损的水量传递分析。DMA 分区包含在大分区内，主要管理庭院管网，规模适中、用水性质单一，可快速发现物理漏失。据经验统计80%的物理漏失均发生在庭院管网内，管理好 DMA 相当于管理好物理漏失。远传大用户存在于大分区内及 DMA 外，大用户的结算方式包括表后的物理漏损，远传大用户的普及与管理是表观漏损管理的有效方式之一。对于无法划分在 DMA 内部的散户，用水量相对较小且分散，这部分的漏损管理在于提高抄表质量。主干管网与庭院管网相比，长度短、管材及施工质量较好，其管理方法以水听器、定期巡检等主动式检漏为主，可实现对物理漏失的控制。

2）功能架构

功能架构需依据漏损管理体系进行设计。其中，系统底层对接各系统相关数据，根据底层数据建立分区逻辑。以报警事件为驱动，作为数据分析的入口，在分析模块提供大分区、DMA 分区、大用户、感知设备（流量、压力、噪声、设备状态等）4 种分析逻辑。分析模块后是事件和工单，作为业务流转的载体。最后是顶层的宏观分析模块，通过漏损决策模型输出行动建议，为决策提供依据。

3）技术创新

最低可达夜间最小流量。物理漏失评估可以分为增量漏失和存量漏失。增量漏失的分析相对容易，存量漏失较为复杂无法通过流量和 MNF 的变化趋势判断泄漏。通过建立机理模型，自动评估当前资产情况下最低可达夜间最小流量（LMNF）。系统通过对 LMNF 数据的评估，自动判断当前 DMA 是否存在漏点，漏量的区间范围，从而降低存量漏失的分析难度。

漏损控制措施的经济效益评估。漏损管理系统可自动评估每种方式的节水量，结合不同方式的成本投入和控压要求，计算每种方式的投资回报周期，最终推荐投资回报周期最短的方式作为控漏建议。

漏损决策模型。建立 DMA 产销差决策模型，通过模型判断是否存在漏失、漏失管段、漏失水量、可采取的控漏措施，分析计费表挂接的逻辑关系是否存在问题，最后输出决策建议。

6.4 二次供水设备和管理平台

6.4.1 矢量变频控制供水设备

智能、高效、节能是二次供水水泵机组的发展方向。IE5（国际电工委员会标准中的最高能效等级）泵组稀土永磁电机以其高效、节能、静音、轻量化等特性，能更好地顺应国家"双碳"政策导向及工信部提出的电机能效提升计划[14]，有助于在满足供水需求同时，降低供水能耗。其可用于新建、老旧小区改造等项目，目前已在全国进行推广，在20余家水司交付使用。

1. 技术原理

矢量变频控制供水设备（图6-54）的组成包括矢量变频控制增压泵、稳压补偿罐、智能控制柜、综合水力控制单元、成套附件等。设备结构及程序设计能兼容带水箱和不带水箱两种场景，"无负压""箱式无负压""变频+水箱"三种供水模式。

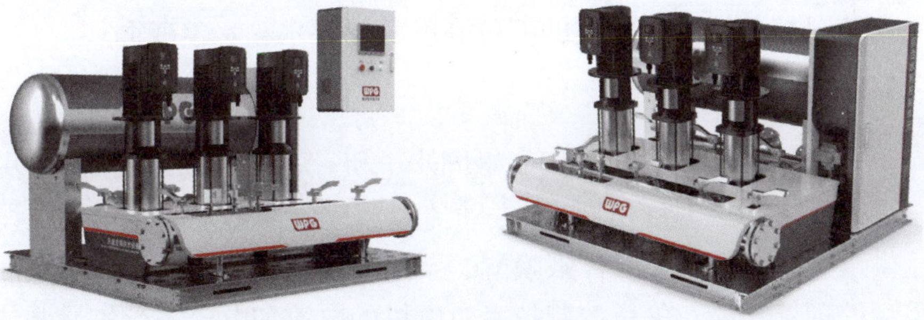

图6-54　矢量变频控制供水设备

（1）罐式无负压供水模式。设备依托于流量控制器实现对市政管网压力的采集和负压保护。当检测到用户出水端的管网压力低于设定所需压力时，矢量变频泵自动运行比例-积分-微分（proportion-integral-differential，PID）闭环控制，实现设备出口变频恒压供水。当市政管网压力充足时，市政管网来水通过矢量变频泵加压供水，同时一部分与设备出口端压力等压的水通过综合水力控制单元进入稳压补偿罐。当用户端小流量用水时，稳压补偿罐对外供水稳压，水泵机组进入休眠状态。当市政端来水不足时，稳压补偿罐对设备进水口供水补偿，保证用户端用水。

（2）箱式无负压模式。设备实时监测市政管网和用户管网压力，根据检测压力和设定压力的差异，通过长时间差量补偿等方式，使设备不仅利用市政来水压力，不产生负压，且具有不间断供水的能力。当市政管网来水压力充足时，从其中取一路给水箱进行补水，一路由增压主泵二次加压给稳压补偿罐蓄能和后端用户供水。当市政管网来水不足时，综合水力控制单元减少对市政的取水量，确保市政来水压力始终维持在最低服务压力值以上，同时稳压补偿罐减压后与市政来水汇合，经水泵加压后向用户供水。当夜间小流量时，稳压补偿系统直接向用户供水，避免主泵机组频繁启动。当市政给水长时间运行状况良好时，通过PLC程序强制水箱取水增压启动，进行定时循环，保证水箱水质的鲜活度。

（3）变频恒压控制模式。由市政来水往水箱供水，设备进水端接水箱出水。当用户出水端的管网压力低于设定压力时，矢量变频泵自动运行PID闭环控制，实现设备出口变频恒压供水。当用户端小流量用水时，稳压补偿罐对外供水稳压，水泵机组进入休眠状态。智能控制系统可根据用水情况精确控制水箱内的液位高度，确保水箱水定期循环。

2. 技术创新

（1）矢量泵控技术。采用永磁同步电机+矢量控制技术，同时集成水泵变频器+PLC+温度传感器+振动传感器等，通过泵控技术实现设备恒压供水逻辑、加减泵、休眠唤醒、泵组轮换、出口压力和振动温度数据采集处理等功能。矢量控制技术对电机的电流和电压进行矢量调节，实现电机速度、转矩等参数的精确控制。

（2）分布式控制。每台水泵均可以作为主泵主导设备运行。当主泵出现故障时，备用泵自动切换为主泵，通过控制局域网（controller area network，CAN）串行通信协议通信交互的数据主导设备运行，保证设备可靠性。

（3）双冗余传感技术。设备出口端设置两套压力传感器，互为备用，互为验证。根据水泵频率、电流等数据进行故障判断，当主传感器出现故障时，自动切换备用传感器工作。

（4）配方功能。设备可根据使用场景进行配方选择。默认配方供水优先，出水压力稳定，适合常规用水场景。节能配方节能优先，适合如学校寒暑假、写字楼节假日等用水较少场景，通过参数设置减少泵组启停，流量少出口压力略低。自定义场景用户体验优先，供水压力充足，适合大型会议、酒店旺季、演唱会等大型集会场合。

6.4.2 二次供水管理平台

近年来，随着国家及各地相关政策出台，供水企业逐步接管大量二次供水泵房。二供泵房数量多、位置分散、设备类型繁杂，专业技术人力配置无法实现现场值守。依赖传统巡检和客服热线报障，设施运行状态和故障信息严重滞后，故障响应及处置效率低下。为保障居民用水安全，需建设集监控、管理、分析于一体的二次供水管理平台，实现远程集中监控和信息化运维管理，提升运维效率和专业化管理水平。

二次供水管理平台基于远程监控、自动化控制、数据分析与信息处理、大数据及人工智能等技术，将加压设备、视频监控、门禁、仪器仪表等设备统一接入智能管理平台，一站式实现数据采集监测、诊断报警、远程控制、运行维护管理、水质管理、档案管理、设备全生命周期管理等功能，为二次供水的管理、决策、成本及服务等提供支撑。目前，这一管理平台已在长沙、武汉、长春、厦门等地水务企业得到应用。其中交付武汉水务的二次供水管理平台，实现近 3000 座泵房的实时数据接入、报警、无人值守管理。

1. 功能架构

系统设计秉承包含安全优先、高效运维、用户友好等理念，其功能架构包含以下几方面：

物联网平台。提供海量、开放、可无限拓展的数据接入能力，支持秒级传输；支持几十家设备的数据接入协议，可灵活、便捷、快速采集各类设备数据。

全方位监控管理。通过实时监控、海量历史数据分析、设备全生命周期管理、报警精准诊断及推送处置等功能，及时发现问题，提高响应效率，提升供水稳定性。

运维管理。将巡检、维修、保养、水箱清洗等运维流程线上化，流程更通畅，动作更规范，提升运维效率和质量；平台端可针对视频及数据进行线上巡检，通过任务清单、巡检记录、异常跟踪、巡检报告等实现管理闭环，节省资源、提升效率、降低运维成本。

水质管理。通过水质实时监控、水龄管理等手段，实现水质的监控与管理，确保水质安全。

能效管理。提供多维度能效分析，识别低效设备并进行针对性提升，实现节能降耗。

驾驶舱。展示泵房、设备、报警、运维、水电量、压力等各类数据指标，为管理者提供多维度的数据分析及决策支持（图6-55）。

2. 技术创新

泵房综合评分模型。通过对供水可靠性、节能性、环境卫生、水质管理、运维管理等进行全面监控、深度分析，形成泵房综合管理评估体系；依据综合评分及排名状况，可针对性提升优化泵房设施管理水平；可根据不同泵房类型对评分维度、评分项、得分规则等进行自定义设置。

异常自诊断。通过深度数据分析+规则引擎+人工智能诊断模型，建立智能化异常自诊断系统，降低报警误报率。通过故障分析和解决方案专家知识库，及时指导运维人员进行运维，恢复正常供水。

设备能效分析与改善。平台根据设备参数及运行数据、水电量数据、供水户数等，建立设备能效分析模型，对设备效率、用水情况、水泵启停情况等进行综合分析，分析造成设备低效的因素，并提供改善建议，实现节能降耗目标。

6.4.3 龙头水质智能管控系统

办公楼栋作为城市大量存在的建筑类型，不同于居民住宅，大量用水集中在工作时段，存在隔夜水和隔周水在供水系统内停留，造成水质超标风险。在水务行业数字化转型的背景下，以自来水龙头可直饮为目标，基于龙头水水龄管控技术，开发具有在线监测、实时预警、自动处置和信息集成的龙头水水质智能管控系统，具有广阔的应用前景。

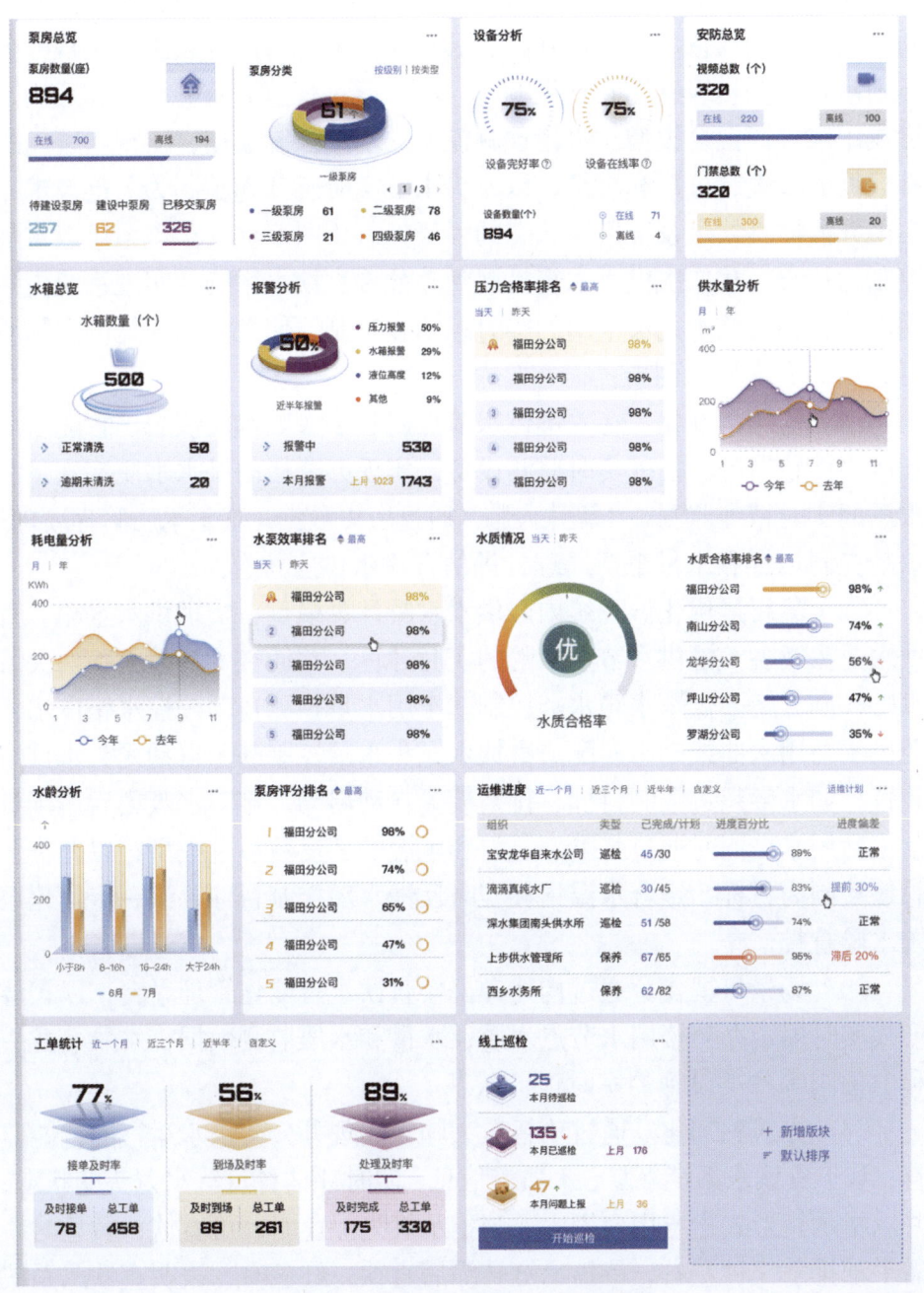

图 6-55 二次供水管理"驾驶舱"

1. 原理与创新

龙头水质智能管控系统集成水质监测、用水监管、水龄控制等系统，通过用水感知设备，结合物联网、云存储、人工智能等技术，实现办公楼用水状态的秒级感知和秒级响应。同时通过智慧大脑的开发和运用，集成用水规律拟合模型、水量预测模型、水龄控制模型，实现系统内所有数据的收集、分析和决策，以龙头水龄实时感知和控制为关键技术，实现办公楼直饮水系统用水状态的秒级控制（图6-56）。该系统以水龄控制为核心，从二次供水水箱扩展到办公楼直饮水系统，实现系统内各用水节点和直饮水龙头水龄的实时感知和控制，使龙头水和管网水同质可直饮，实现如下创新：

（1）监测精准化。在关键供水节点安装多参数水质仪表、智能水表和压力传感器等高精度实时监测设备，实现办公楼内供水水质、水量和水压的实时精准监测。"智慧大脑"通过历史数据，基于水质管理要求、水龄控制目标和水量平衡原理，评估直饮水供应状态。

（2）运行最优化。系统内嵌供水水龄计算模型，实现供水水箱、直饮水龙头及各关键供水节点水龄的实时计算，并通过"智慧大脑"决策水龄控制方案。供水水箱水龄控制基于用水量预测自动调控水箱进水，使供水与用水曲线动态匹配。直饮水龙头水龄控制基于自动龙头水排空装置，如水龄超过控制目标，排空装置自动启动，排空水收集后用于日常生活用水。同时通过水龄、总氯和水温的多参数拟合模型，以龙头水总氯控制为目标，结合水温指标实时反馈水龄控制目标，进一步优化系统水龄管控。

（3）场景可视化。通过构建办公楼直饮水智能化管理平台，以大屏形式实时展示办公楼用水节点水质、水量和水压监测数据，水泵、龙头和电磁阀等各类设施的实时运行状态。

（4）方式感知化。通过"智慧大脑"实现办公楼供水运行的智能监管，基于直饮水系统水龄、水质等信息，实时评估各直饮水龙头的状态，并以指示灯形式指导用户用水。当指示灯为绿色时，可直饮；黄色时，需手动排空3秒左右，待指示灯转绿后直饮；红色时，表明直饮水系统发生水质异常不可直饮，待水质异常排除指示灯转绿后恢复直饮。

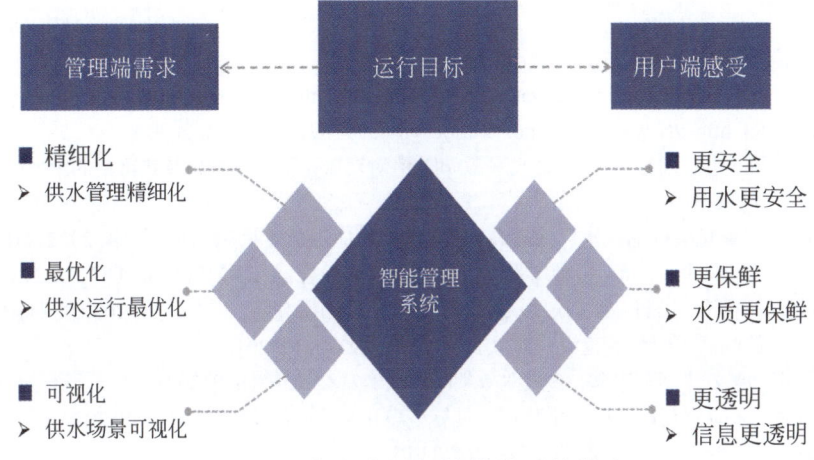

图 6-56　龙头水质智能管控系统特点

2. 典型应用与案例

该系统首次在上海城投水务（集团）有限公司上线运行，使得龙头水和管网水同质，可直饮（图 6-57）。对办公楼龙头水质 9 个月的采样跟踪，系统运行安全稳定，龙头水始终满足 GB 5749—2022 和上海市地方标准 DB31/T 1091—2025 对水质的要求。

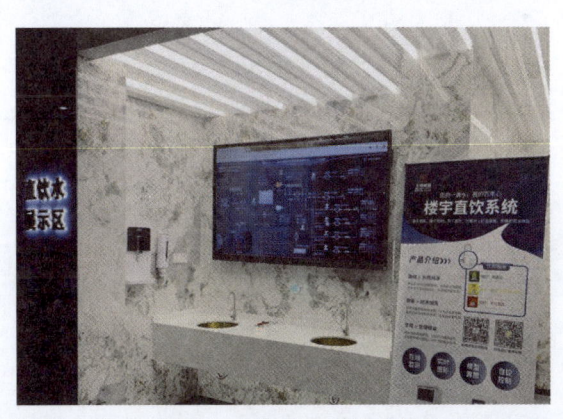

图 6-57　上海城投水务（集团）有限公司智慧化管理大屏和直饮水展示区

参 考 文 献

[1] Fu X X, Xie X J, Charlet L, et al. A review on distribution, biogeochemistry of antimony in water and its environmental risk[J]. Journal of Hydrology, 2023, 625: 130043.
[2] 农永光, 胡刚. ICP-MS 在检测水中的重金属元素当中的应用[J]. 北方环境, 2011(11): 187.

[3] 吕天峰, 许秀艳, 梁宵, 等. 便携式 GC-MS 在水体挥发性有机污染物应急监测中的应用[J]. 环境监测管理与技术, 2009, 21(1):4.

[4] WHO. Guidelines for drinking-water quality: fourth edition incorporation the first and second addenda[R]. https://www.who.int/publications/i/item/9789240045064. 2022.

[5] 尹卫政, 陆亭伊, 闵建军, 等. 地表水源 pH 值对聚氯化铝混凝效果及残留铝的影响[J]. 环保科技, 2020, 26(3):3.

[6] 吴雪飞. 二氧化碳投加在水厂处理高 pH 原水上的应用及效果[J]. 净水技术, 2022, 41(S1).

[7] 胡涛, 金磊, 吴雪飞, 等. 一种增强型二氧化碳气水混合器: CN212680887U[P]. 2021.

[8] 林亚凯, 何柳东, 田野, 等. 饮用水净化超滤工艺应用研究[J]. 广东化工, 2020, 47(1):3.

[9] 池万青. 旋喷式无阻型管道混合器: CN201310368923.8[P]. 2015.

[10] 池国正, 池文君, 张健 等. 叠式双效絮凝器: CN218290567U[P]. 2023.

[11] 池万青. 横向分流式斜板净化装置及具有该净化装置的沉降池: CN103495292A[P]. 2014.

[12] 池万青. 组装式 V 型滤池: CN204841089U[P]. 2015.

[13] 中华人民共和国中央人民政府. 三部委关于印发城市供水管网改造近期规划的通知[R]. 2006-02-27. https://www.gov.cn/gzdt/2006-02-27/content_211998_2.htm.

[14] 中华人民共和国工业和信息化部. 工业和信息化部办公厅 市场监管总局办公厅关于印发《电机能效提升计划(2021—2023 年)》的通知[R]. [2021-11-22]. https://www.miit.gov.cn/jgsj/jns/gzdt/art/2021/art_09b9a0f43de9496abff73b1954831e37.html.

第 7 章

供水体系的国际借鉴与技术输出

供水系统对保障饮用水健康、提高人类健康水平做出重要贡献,被美国工程院评为 20 世纪最伟大的工程技术成就之一。

欧美等发达国家凭借其工业化与城市化的先发优势,在供水体系的建设上起步较早,发展较为成熟。相比之下,我国受限于历史条件,供水体系的现代化进程相对滞后。我国第一座现代化饮用水厂——杨树浦水厂于 19 世纪末在上海建成,由英国工程师设计并采用代表当时工业水平的慢滤池过滤技术,标志着我国供水体系现代化的开端。改革开放以来,为加速我国供水行业的现代化进程,积极引进国际先进的供水工艺、设备、技术及管理经验,并结合国内实际需求进行消化吸收与创新,在供水水质安全、服务效率和管理水平等方面取得显著提升,逐步构建起具有中国特色的现代化供水体系,为行业可持续发展奠定坚实基础。

本章将围绕国际先进技术与工艺、标准和检测技术的借鉴与发展等问题,阐述全新国际形势下,中国供水技术的国际输出,分析国际合作范式的变革等,全面展现中国供水体系在全球化背景下的借鉴、创新与贡献。

7.1 国际先进技术与工艺的借鉴与发展

7.1.1 水源保护技术

生态修复技术是开展水源地水质保护的主要方式。生态修复技术最早起源于 20 世纪 60~70 年代,起初主要应用于修复受污染的土地和水体。后来随着环保意识提高,发达国家逐渐发展出一系列生态修复技术来开展水源地保护并形成了多种有效的修复策略和方法。例如，丹麦的阿勒湖通过生物净化措施来减少湖泊富营养化；英国伦敦梅斯布鲁克河附近通过创建新的河漫滩和湿地来提高湖泊生态恢复力，从而改善水源地水质质量。此外，发达国家还出台一系列环境保护政策和法规来支持生态修复技术的研究与应用，促进水环境保护工作的开展。而我国从20世纪80年代开始，引进和消化吸收国外先进生态修复技术，对我国湖泊、水库等水源地开展修复和保护，同时依法划分水源地，设立物理隔离设施并定期开展生态评估与修复来保证水源地水质（图7-1）。

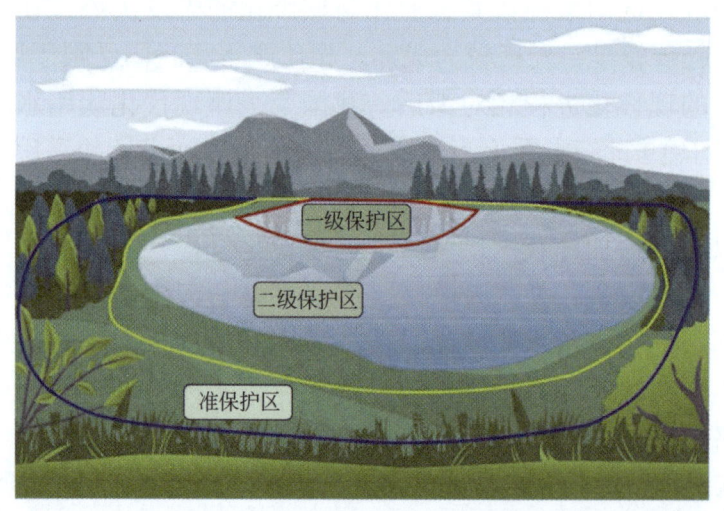

图 7-1 饮用水水源地区域划分

例如，甘肃成县磨坝峡水库水源工程通过围栏、标志牌、拦污索、边坡植被恢复及放流增殖形成生态净化等措施对该水源地进行生态恢复[1]。为恢复南水北调中线水源地丹江口水库原有生态，丹江口水库曾通过构建恢复不同植被群落，拦截阻滞沟谷径流以及配套生态塘等净化措施来构建水源地生态屏障，为其他水库的生态建设提供借鉴与参考[2]。此外，中国科学院生态环境研究中心团队通过构建水力停留时间（HRT）调节模型并进行现场验证，成功为饮用水水库蓄水中的水力调节提供科学依据，其可有效控制水库中藻类生物所引起的霉味等衍生气味的负面影响，主要过程如图7-2所示[3]。

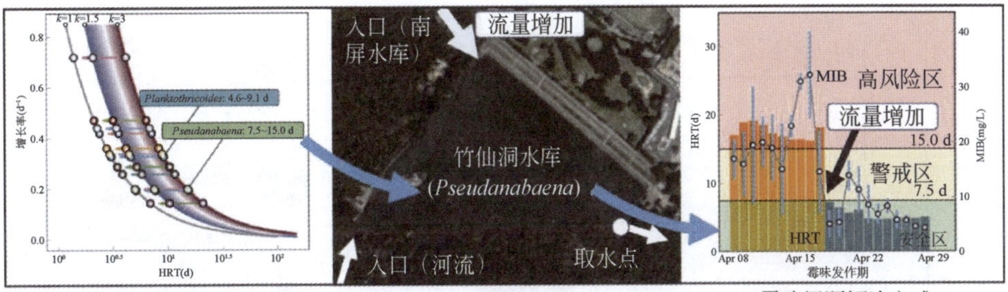

图 7-2 水库中藻类衍生气体的控制过程[3]

7.1.2 常规处理技术

1. 混凝沉淀

20 世纪初,美国自来水厂开始采用传统的混凝与沉淀技术进行饮用水处理。随着科技进步和水质要求的提高,美国自来水厂不断改进技术,包括优化混凝剂种类和投加方式、改进沉淀池设计和操作等方面,提升最终出水水质。我国通过借鉴与学习,逐步优化混凝剂种类、投加方式以及沉淀池设计,并注重节能减排,最终形成适合国情的混凝与沉淀优化技术。

为优化混凝效果,国内水厂一般会根据原水水质情况筛选并确定最佳的混凝剂种类和投加量,通过调整混凝剂的种类和投加量,形成更易于沉降的絮体,从而提高混凝沉淀效率。高效混凝剂、助凝剂的研发也可以提高污染物的去除效率。Fe-Mn 强化混凝工艺可以使高锰酸盐指数和氯仿的去除效率提高 10.6%,氯仿的形成减少 26.4%[4]。通过调节 pH 也可以提高污染物去除效率,通常而言当 pH 较低时会提升强化混凝剂去除天然有机物的效率[5]。此外,中国科学院生态环境研究中心团队通过深入研究混凝过程中絮体表面 Al 元素的分布特征,发现 Al_{13} 作为单体铝离子在自发或强制水解条件下的聚合产物,可以凭借其独特的物理化学特性在混凝过程中展现出显著优势:通过高效中和颗粒物表面的负电荷,促使胶体系统失稳并实现快速聚集沉降,作用机理如图 7-3 所示。

沉淀优化技术主要是指通过改良已有沉淀池或将原有的沉淀工艺与生物技术联合应用于净水水池。通过改良或改进,能够有效解决沉淀池面积大、处理作用弱等问题。陈帅朋[6]开发出一种集末端强化沉淀、

图 7-3　Al_{13} 主要作用机理

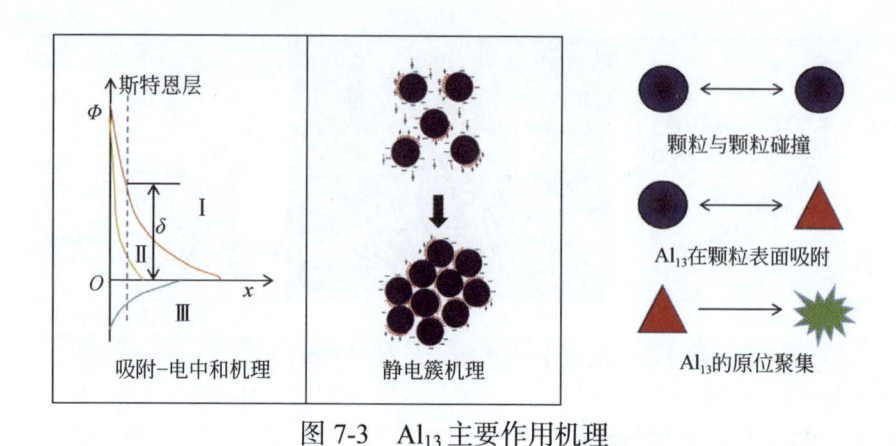

虹吸式排泥及末端集水系统于一体的集成沉淀池改造工艺,并在南方某 3 万 m^3/d 规模的供水厂实际投用,最终沉淀池浑浊度去除效果提升 70%~80%,产水率提高 20%,且具有较强的抗冲击能力。

2. 氯消毒

20 世纪初,液氯作为一种消毒剂开始在国际上广泛使用,特别是在饮用水领域用于杀灭细菌和病原体,保障水质安全。然而氯气消毒虽然杀菌灭活作用高效且成本较低,但由于氯气有剧毒性且需要加压成液态氯存储于氯瓶中进行运输和使用,存在泄漏、爆炸、危害环境的危险。而次氯酸钠的杀菌效率和液氯相当且无毒无害,能与水任意比互溶,亲和性良好,更易于存储和使用,不易发生泄漏,是较为安全理想的化学消毒方法。次氯酸钠溶液作为用途广泛的广谱杀菌灭藻剂,具有很强的杀菌灭藻作用[7]。

次氯酸钠消毒技术最早在日本应用于饮用水和消毒池水的消毒处理,国外针对次氯酸钠消毒技术的应用进行了技术改进和创新,包括配方优化、设备改进、消毒效率提升等方面。日本还特别制定消毒剂使用标准和规范,规范次氯酸钠消毒技术应用,确保消毒效果和安全性。该消毒技术最初也是由日本引进中国,已经被现有城市中心自来水厂作为液氯替代技术,如北京和上海中心城区内的水厂已改用次氯酸钠消毒。该方法是目前使用最安全、操作最简便的消毒方法。杭州清泰水厂将次氯酸钠消毒与液氯消毒进行对比发现,消毒效果中次氯酸钠消毒工艺对原水耗氧量的去除率低于液氯,出厂水余氯略低于液氯消毒，但次氯酸钠消毒的管网余氯衰减速度更慢，能更有效地抑制管网中微生物的滋生，且次氯酸钠消毒可以增大水体的总碱度，增加水体的 pH，减少液碱使用量[8]。

7.1.3 深度处理技术

1. 活性炭吸附

活性炭具有大量微孔和介孔结构，这为其提供了巨大的表面积，有利于吸附溶解在水中的有机物和其他污染物。1929 年美国芝加哥自来水厂发生恶臭事故从而使得活性炭首次用于嗅味处理并取得良好效果，次年美国费城便建立起第一个使用活性炭吸附池除臭的水厂[9]。20 世纪 60 年代末 70 年代初，煤制粒状炭的大量生产与再生设备的问世使得发达国家开始开展利用活性炭吸附作为深度处理技术的研究，粒状活性炭净化装置也陆续在美国、欧洲、日本等地建成并发展至今。活性炭吸附技术作为目前常用的水处理方法，可以有效地去除水中的有机物、氯、沉淀物和异味等污染物。国外对粉末活性炭吸附性所做的大量研究表明：粉末活性炭对三氯苯酚、农药中所含的有机物、有机微污染物、三卤甲烷及前驱物和消毒副产物三氯乙酸、二氯乙酸和二卤乙腈等均有很好的吸附效果，还可有效去除霉味、腥味、化粪池气味等[10-12]。活性炭孔结构如图 7-4 所示。

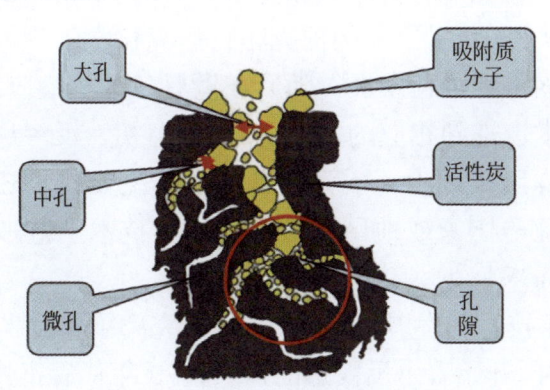

图 7-4 活性炭孔结构示意图

自 20 世纪 60 年代开始，我国开始有针对性地开展关于活性炭吸附性能的研究，至今已取得大量研究成果。2005 年的松花江硝基苯污染事件中，粉末活性炭为保障供水安全发挥了重要的作用。哈尔滨工业大学团队[13]针对受硝基苯污染的松花江水，研究了 5 种不同的粉末活性炭去除硝基苯的性能，发现比表面积最大、碘值和亚甲基蓝值最大、同时水分和灰分含量较低的炭种对硝基苯的去除效果最好。当前，活性炭吸附技术与其他技术的协同作用是国内研究的重点。中国科学院生态环境中心联合华北水利水电大学开展了多相芬顿-活性炭工艺联合作用的研究，结果表明多相芬顿能够明显增强后续活性炭过滤有机物的能力而且该联合技术能够有效强化后续消毒效果[14]。此外，国内外的相关研究表明，活性炭用于饮用水中除了可以对有机污染物进行去除，对于水中的全氟烷基物质[15]、重金属元素[16]也具有一定的去除效果。

2. 膜分离

膜分离技术是一种基于半透膜选择性透过特性，利用压力差为驱动力来分离水中杂质，从而提供稳定可靠的水质，其主要包括微滤（MF）、超滤（UF）、纳滤（NF）、反渗透（RO）。膜分离技术最早是从 20 世纪 60 年代海水淡化开始的，1960 年洛布和索里拉金教授制成了第一张高通量和高脱盐率的醋酸纤维素膜（反渗透膜），这种膜具有对称结构，使反渗透从实验室走向工业应用。在此之后各种新型膜陆续问世：1967 年美国杜邦公司首先研制出以尼龙-66 为膜材料的中空纤维膜组件，1970 年又研制出以芳香聚酰胺为膜材料的"Pemiasep B-9"中空纤维膜组件，并获得 1971 年美国柯克帕特里克化学工程最高奖。自此反渗透技术在美国得到迅猛发展，随后在世界各地相继应用。在此期间，微滤和超滤技术也得到相应的发展。21 世纪初，反渗透技术已广泛应用于饮用水的深度处理中，成为制备纯水的主要技术之一，新加坡、欧洲、澳大利亚等国家或地区均持续利用膜技术工艺来生产饮用水以满足国内饮水需求[17]。

我国膜科学技术的发展是从 1958 年研究离子交换膜开始的。20 世纪 60 年代，我国开始着手反渗透的探索；70 年代后正式进入膜技术开发阶段，在这时期，我国相继研发出微滤、电渗析、反渗透和超滤等各种膜和组器件；80~90 年代，膜技术有了较大的飞跃，跨入了推广应用阶段，同时一些新型的膜如气体分离膜也相继出现；进入 21 世纪后，膜材料生产实现了规模化，膜分离技术在中国完成了从实验室到大规模工业应用的过渡，并已成为一种高效节能的新型分离技术[18]。在近些年的发展中，许多学者进行了膜分离技术处理生活饮用水的探究，并将其与常规的工艺做了对比，结果表明膜出水比采用传统工艺的水厂出水水质更佳，尤其是对微生物和浊度的去除率远高于传统的水处理工艺[19, 20]。中国科学院生态环境研究中心团队近年来还提出了一种使用低压 Janus 膜的高效净水方法，通过单通道过滤可实现水中各种类型有机物和重金属的同时分离，去除效率较高且能耗较低[21]。不同膜处理工艺特点见表 7-1。

表 7-1 不同膜处理工艺特点[22]

膜处理工艺	MF	UF	NF	RO
孔径（μm）	0.1~10	0.05~1	10^{-3}	$0.3 \times 10^{-3} \sim 1.2 \times 10^{-3}$
动力（MPa）	0.1~0.3	0.3~1.0	0.4~1.5	1.0~10.0

通过借鉴欧美膜分离技术，中国膜技术的开发与应用得到了快速发展。海南省开展"膜法"农村饮水安康示范工程，通过采用 PVC 合金 UF 膜技术对多个农村生活用水进行改造，覆盖人口约 6.5 万人，共投入资金约 1500 万元，以保障农村居民饮水安全[23]。浙江省实施"千万农民饮用水工程"，引入 OMEXELL 小型 UF 膜组件来解决山区农村饮水不安全问题[24]。广东省佛山市高明区开展"村村通自来水工程"，通过大规模使用 UF 工艺来提升饮水水质，为解决农村饮水安全问题提供了借鉴案例。此外，中国科学院生态环境研究中心[25]研发并制造一种基于纳滤膜技术的自动饮用水净化系统并在斯里兰卡某试点投入使用，对于地下水中的溶解性有机碳（DOC）、溶解性总固体（TDS）、硬度等物质具有良好去除效果且口感颇佳，赢得广泛认可。此外，将膜技术结合臭氧氧化，还可以有效应对有机物和抗生素残留，提高污染物去除效率。

3. 高级氧化

高级氧化工艺（AOPs）是指使废水产生羟基自由基以充分氧化降解废水中有机污染物和有毒物质的技术工艺，根据羟基自由基的不同可将其分为芬顿或类芬顿氧化法、臭氧氧化法及光催化氧化法[26]。高级氧化技术的研究起始于 20 世纪 70 年代，最初主要作用于水处理领域，后来随着科技的进步，高级氧化技术在国际上不断创新，发展出了多种技术并进行应用。中国通过从国外引进和消化吸收高级氧化技术，如光催化氧化、臭氧氧化等，逐步建立了自己的技术体系并结合自身情况进行多种氧化技术的自主创新。中国矿业大学联合中国科学院生态环境研究中心开展等离子体高级氧化技术去除饮用水中土霉味物质的研究，发现在实际水源水质下采用该技术其能够有效去除 5 种特征土霉味物质，5 种物质浓度均能降低到嗅阈值以下[27]。

近年来，新型臭氧氧化技术的出现促进了饮用水的深度处理，其主要通过催化剂来实现有机物的高效去除，作用机理如图 7-5 所示。

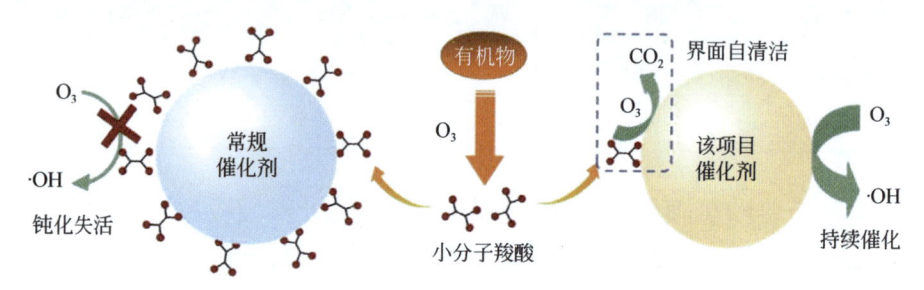

图 7-5　新型臭氧氧化技术作用机理

4. 紫外线消毒

紫外线消毒技术最早可以追溯到 20 世纪初的北美和欧洲地区，在第二次世界大战后才逐渐在水处理领域开始应用（图 7-6）。1910 年马赛自来水厂首次采用紫外光消毒技术，2007 年 Mori 等[28]对紫外-发光二极管（UV-LED）水消毒的研究揭开了人们对 UV-LED 的消毒潜力研究的序幕。随着科技进步和对水质安全的要求不断提高，紫外线消毒技术在北美和欧洲地区得到了进一步推广和发展，当地多个自来水处理厂均采用紫外线消毒设备确保供水的安全和卫生。

20 世纪 80 年代初，中国开始引进和应用紫外线消毒技术，后来通过借鉴北美和欧洲紫外线消毒经验以及自身不断加大对该技术的研发和创新力度，成功将 UV 技术广泛应用于中国农村及小型水厂。国内一些农村地区的村级供水系统通过紫外线消毒设备对集中供水进行消毒处理，

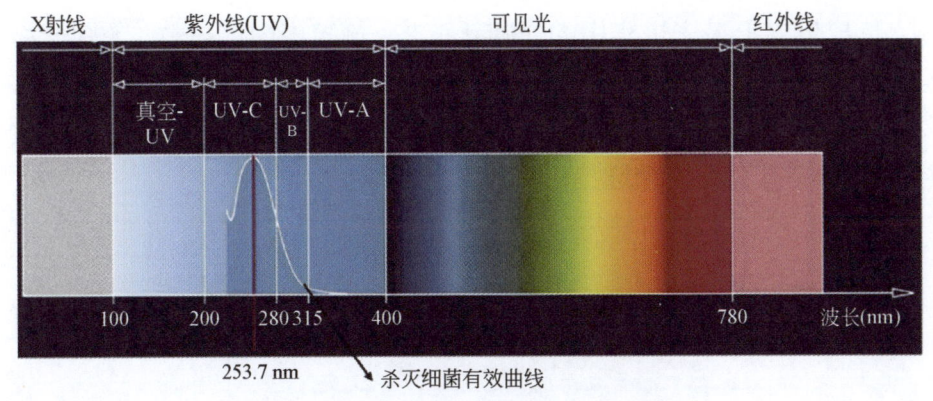

图 7-6　紫外线消毒技术作用原理

从而提高供水质量，减少水源污染风险。黑龙江省某农村小型集中供水工程通过采用紫外线消毒技术有效减少了水源中微生物的种类和数量，若结合二氧化氯进行联合消毒，则效果更好且成本较低[29]。而对于国内小型水厂来说，紫外线消毒技术占地小、效率高，是一种适用且有效的消毒方法。北京市平谷区某小型自来水厂便采用紫外线消毒系统对供水水质进行消毒处理来提升水质[30]。

5. 地下水除砷

砷（As）是一种广泛存在于地下水中的有毒元素，长期摄入高砷水会导致皮肤病变、癌症等严重健康问题。为保障饮用水安全，开发高效、经济的地下水除砷技术至关重要。美国 EPA 的两步法除砷，具体分为氧化和去除两步：首先将毒性更强的三价砷［As(III)］氧化为五价砷［As(V)］，常用氧化剂包括氯气（Cl_2）、高锰酸钾（$KMnO_4$）和臭氧（O_3）；其次通过吸附、混凝沉淀或离子交换等方法去除 As(V)，常用技术包括活性氧化铝吸附、铁盐混凝沉淀等。

该方法在高砷地区，如孟加拉国、印度等地得到广泛应用，但存在操作复杂、副产物多、运行成本高等缺点，且氧化过程中可能形成氯仿等副产物，存在二次污染风险。

在该领域，我国科学家取得了突破性进展，中国科学院生态环境研究中心团队开发了铁锰复合氧化物，同时实现砷的氧化和吸附，建立了一步去除三价和五价砷技术（图 7-7），突破低成本、原位再生除砷难题，形成世界上最先进实用的除砷新工艺。该技术简单高效、无副产物，且无需额外投加药剂，已在我国内蒙古、西藏、河南等地应用。未来，一步除砷技术法有望在更多地区得到应用，为地下水除砷提供更加高效、经济的解决方案，为全球提供可借鉴的经验。

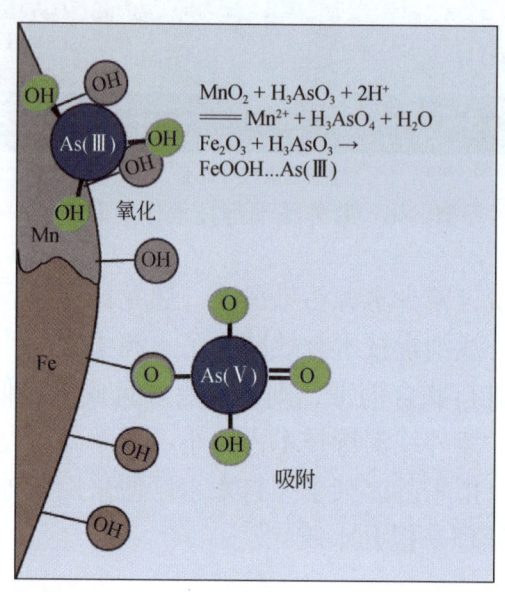

图 7-7 "氧化-吸附"一步法除砷原理

7.1.4 水质监测技术

1. 在线监测系统

21世纪初期，水质在线监测系统在欧美等国家逐渐成熟，可满足不同水体环境的检测要求。随着智能化技术的不断发展，欧美国家在水质检测技术方面开始处于全球领先地位，其科研机构和企业相继研发出多种高精度的水质传感器并建立水质自动监测系统，可为水质监测提供连续、准确的数据支持。水质自动监测系统是一个集水样采集、预处理、分析、数据传输与控制以及数据管理与应用于一体的综合性系统，它通过水样采集单元稳定地获取具有代表性的水样，再由预处理单元对水样进行精细处理，确保分析结果的准确性，因此其能够实时准确地监测水温、酸碱度（pH值）、总有机碳（TOC）、溶解氧（DOM）、电导率等关键参数。

通过对欧美国家的学习与借鉴，引入多参数实时检测仪器，我国建设了覆盖全国的饮用水水质在线监测网络，实现全国数据的共享和综合分析。通过实时监测水质参数，系统能够及时发现水质异常，为水厂污染控制提供科学依据，还能降低监测成本，提高监测效率，为生态环境保护提供有力支持；同时通过引进和学习先进化学分析仪器，如气相色谱仪、液相色谱仪、质谱仪等，对水中有机污染物、重金属离子等进行精确的定性和定量分析，特别是在追踪微量污染物和理解复杂环境样品的组成方面优势明显。

2. 智慧水务

21 世纪初期，随着物联网、大数据、人工智能等技术的广泛应用，发达国家正在逐步实现实时监测、数据分析与预警并形成"智慧水务"管理模式。智慧水务通过传感器、智能仪表等设备能够实时采集水资源的各种数据，如水量、水质、水压等，并将这些数据传输到数据中心进行处理分析，实现对水资源的精准管理。美国已经成功建立了完善的水质监测网络和数据库，实现了数据的共享和综合分析；而欧美国家正在将物理、化学和生物监测指标相结合，形成全面的水质评估体系并应用于智慧水务系统。

随着 5G 时代的到来，结合物联网、云计算等技术，我国也逐步建立了水务智能化管理与优化模型。物联网技术作为智慧水务的核心技术之一，为智慧水务提供了有力支持。通过水资源利用平台的实时监测数据处理和决策支持等功能，可以有效提高水务系统的智能化水平，实现水资源的优化利用，为用户提供更全面、稳定的服务。然而，我国当前仍需解决数据安全、技术标准等挑战，推动物联网技术水资源利用平台在智慧水务领域的深入应用。

7.1.5 应急供水与水质保障技术

为应对中国地震、洪涝等灾害的应急情况，我国借鉴欧美的应急供水经验，研制出应急净水装置和便携式水质消毒技术。应急净水装置通常与车辆等交通工具结合，具备快速到达现场并进行水质净化的能力，可以迅速应对各种应急供水需求。应急净水装置通常采用先进的水处理技术，如反渗透（RO）双膜法、高级氧化技术等，其能够高效去除水中的杂质、有机物、无机盐以及微生物等，确保出水水质达到饮用水标准，同时配备自动化控制系统，可以实现水处理设施的自动运转和远程监控，显著降低人工操作的成本和风险。福建省闽清县"7·9"特大洪灾后，水源地原水浊度一度达到1000 NTU以上，造成常规水厂无法运行。当地部门制定了以超滤为核心的一体式净水装置作为应急供水方案，该装置表现良好，管理方便，为灾后应急供水提供了实践和经验[31]。

便携式小型次氯酸钠发生器是便携式水质消毒技术的一种，随着科技进步和创新，该项技术和产品也在不断发展和完善。例如，近年来出现的等离子体活化水消毒技术，利用等离子体活化水（PAW）的显著抗菌特性对水质进行消毒处理，具有高效、环保、节能等优点。

7.1.6　持续借鉴国际先进经验

1. 数字化与智能化升级

为解决传统供水体系痛点，响应国家可持续发展战略，首先，需要对供水体系进行数字化与智能化升级。因此要加速学习国际先进的智慧水务理念，了解物联网的架构、通信协议、传感器技术等，以及其业务应用场景，如水质监测、水量监测、设备监控等；要掌握大数据的采集、存储、处理和分析方法；要认识机器学习、深度学习等人工智能算法的原理和应用，以及其在智慧水务中的潜在应用场景，如水质预测、漏损检测等，进一步推动人工智能（AI）、大数据和物联网在水质监测与水厂运行中的应用。其次，要做到多专业相互融合，掌握相关技术基础，学习智慧水务平台的建设和运营，关注行业动态和最新技术进展，并加强实践应用和国际案例分析，不断提升我国智慧水务的技术水平和管理效率。

2. 新兴技术探索

对于新兴技术的探索可能包括工艺的创新、新型材料的研发设计及多重技术的组合。其中，工艺创新，如脉冲高磁水处理技术可有效改善饮用水口感，减少水源水垢形成，满足公众对高品质的需求；离子灭菌除藻技术具有显著的杀菌灭藻效果，可有效去除水中氮磷污染物，减少水源地富营养化状况。新型材料的研发设计，如开发具有高分离效率、更强稳定性和更长使用寿命的高性能膜材料，提高其抗污染性能和耐化学腐蚀性能，或在材料中引入特定的官能团或纳米粒子，实现膜材料的功能化改性等。此外，多重技术的组合，如臭氧-生物活性炭工艺集活性炭物理吸附、臭氧化学氧化、生物降解及臭氧灭菌消毒等功效为一体，处理效能好、能耗低；纳米催化技术与生物降解技术的有机结合，可从多方面提高有机污染物的去除效率和生物相容性。

3. 国际合作与技术交流

加强与国际组织（如 WHO、UNEP）和发达国家的技术合作，是促进我国经济发展，推动各国技术融合，解决全球水资源问题，构建人类命运共同体的重要措施。通过国际组织平台可以了解全球水安全技术的最新进展和趋势，通过与发达国家的水处理技术企业、科研机构等建立长期稳定的合作关系，可以共同开展技术研发和创新，提升中国饮用水技术的整体水平。与发达国家共同设立联合研发中心或实验室，集中优势资源，攻克水安全技术领域的关键技术难题，将会为中国饮用水技术的发展提供有力支撑。此外，积极分享中国在水处理技术方面的经验和成果，参与全球水安全技术的研究与标准制定，将会为中国饮用水技术的发展提供国际认可的标准依据，有效推动中国自主制定的水安全技术标准与国际接轨，提高中国饮用水技术的国际竞争力，为全球水安全事业贡献中国力量。

4. 绿色与可持续发展

推动绿色与可持续发展是保护环境与生态平衡，高效利用自然资源，实现经济繁荣，促进社会和谐，改善人类福祉的重要举措。积极推动基于自然的解决方案（NBS），通过恢复和保护水源地生态系统，如湿地、森林等来提高水源地自然净化能力，减少进入水体的污染物含量和污水产生量，从而减少后续污染物处理带来的能源消耗与碳排放。合理利用 NBS 原理，开发和应用生态处理技术，如人工湿地、生物滤池等，通过自然过程去除水中污染物。此外，在饮用水处理过程中，结合自然和人工方法，如利用自然水体进行预处理，再辅以人工处理步骤，可以更好提高整体处理效率并减少碳排放。

7.2 供水管理体系的国际借鉴与发展

7.2.1 国际先进经验与案例

1. 英国：私有化

英国的供水体制改革始于 1989 年，当时撒切尔政府通过引入私人公司来运营供水系统，实现了供水行业的市场化和私有化。在改革后，水务公司在政府监管下独立运营，负责水源的获取、供水、污水处理等任务，政府则通过环境署（Environment Agency）和水务监管机构（Ofwat）进行监管，确保水质和服务的可持续性。英国的水务行业私有化采用的是区域性垄断模式，每个地区由一家水务公司提供服务，其被赋予管理供水的全部责任。英国《水法》规定了水质标准和供应商责任，确保水务公司在提供安全饮用水方面的合规性。此外，政府还定期进行水质检查，通过公开透明的方式向公众报告水质情况。英国的供水管理体系强调公众参与和透明度，尤其在水质报告和公众反馈机制方面，水务公司需定期公开水质数据和运营情况，并通过公众咨询和反馈机制来改进服务，Ofwat 对水务公司实行严格监管，并鼓励公众对水务服务质量提出意见和建议。

我国在供水体制改革过程中，部分借鉴了英国市场化改革的经验，尤其在水务企业的运营机制和监管模式方面。虽然中国没有像英国那样全面私有化供水系统，但在某些地区和领域，特别是在大中城市，已经引入了政府和社会资本合作（PPP）模式[32,33]。这一模式通过吸引私人资本参与水务基础设施建设和运营，改善了供水效率和服务质量。近年来，中国多个城市通过 PPP 项目推动供水设施的建设和运营，解决了供水行业长期存在的资金短缺和管理效率低的问题[34]。我国饮用水水质标准（GB 5749—2006）和《水污染防治法》参考了英国和欧盟国家的相关规定，对饮用水中的物理、化学及微生物指标进行了明确要求；通过环境监测系统，对水源地、供水过程以及用水终端水质进行全程监控，建立了水质公示制度；部分地区的供水企业已定期向社会公开水质数据，以提高公众对供水服务的透明度和信任度。

此外，借鉴国际经验，我国在水质检测上也逐步加强对污染物的检测频次和检测项目，特别是在面对新兴污染物（如 PFAS）的监管上，逐步完善监测和应急响应体系；鼓励公众参与水资源管理，尤其是在供水服务质量提升方面[35]。通过互联网平台和社交媒体，政府和供水公司定期发布水质报告和供水服务评估，并设立热线和投诉渠道，方便公众对水质和供水服务提出意见和建议。在一些城市，政府还与社会组织和非政府组织合作，推动水资源保护和水质监督的公众参与[36]。

2. 法国：特许经营

法国的饮用水管理采用了一种独特的特许经营模式（concession model），即地方政府授权私人公司在一定期限内负责饮用水的供给、分配和管理。这种模式下，地方政府仍拥有水资源和基础设施的所有权，并负责监管；而私营企业，通常是法国大型水务公司如威立雅（Veolia）和苏伊士（Suez）获得运营特许权。合同期限通常为10~30年，具体期限视合同而定。合同到期后，地方政府可选择续约或转为公营模式（即市政化）。特许经营模式是介于完全私有化和完全公有化之间的一种混合模式。这种模式允许地方政府（即公共部门）与私人企业合作，但同时保留对资源和服务监管的控制权。

特许经营制度的主要特点包括：第一，设施公有，在任何情况下政府均拥有设施的所有权，特许经营合同到期时，市政设施的经营权重归政府；第二，以合同形式规定双方权益，并详细规定各项责任；第三，政府对特许经营企业拥有监督权，既要保证特许经营企业有利可图，又要避免其获取暴利；第四，企业拥有开发权，在许可的范围内尽力开拓市场，获取合理经营收入；第五，政府保留对价格的干预以及单方面中止合同的权力；第六，特许经营是一个开放性的系统，经营权发租方的行政机构范围很大，涵盖各级政府机构，承租方也包含了国有企业、私营企业、公私合营或外资企业，有利于竞争机制的充分发挥，使公用事业的市场化程度不断提高[37]。

特许经营制度具备融资能力强、专业化管理、减轻公共负担等优点，但也面临许多挑战：如费用透明度、问责性问题、合同复杂性等。由于种种原因，在 21 世纪，法国多个城市（如巴黎）选择不再续约，将水务服务重新收归公营，称为"市政化"。市政化后，水费降低了约 8%，且盈利被用于环境和基础设施投资，这增强了法国乃至全球范围内对于水务公共管理的信心。

法国的特许经营制度对中国 PPP 模式的发展有较大启示。

首先，重视国家统一 PPP 立法。法国已建立较为完备的 PPP 法律体系，其严谨性使得该国内法与欧盟法冲突的情形鲜有发生。目前国内研究趋于一致的意见是，符合我国国情的 PPP 制度应该是"法律—政策—指南"三个层级的金字塔结构[38,39]。

其次，重视视合作伙伴的选择以及项目的风险分担。从法国 PPP 项目的合作伙伴选择来看，整个过程通过调整和修正各方的满意度并涉及多目标群的联合满意度；从实施来看，选择合作伙伴的联合满意度是最优的。我国政府应保证竞标中的有效竞争，提供项目公司忠于特许权协议的激励，同时还需要能够在特许期间惩罚投资者的机会主义行为。风险分担的问题一旦妥善解决，项目的效率就能提高[40]。

最后，建立健全针对性监管制度。在法国政府的授权下，设立国家专门机构主要负责 PPP 项目的实施，专责协调技术、法律以及金融方面的各项事宜。我国的 PPP 项目尚处于初期发展阶段，要建立健全科学监管体系，监管部门权利要合理分配、建立协调机制。通过准入监督、价格监管以及反垄断监管等提高 PPP 项目的效率。采取市场化手段和激励性监管手段相结合，实现优质低价、社会监督成本低和行业可持续发展目标[40]。

3. 美国：政府主导

美国饮用水管理主要以政府主导为核心，大约 87%的供水系统由政府或地方公共机构所有。公共供水系统服务超过 90%的美国人口，确保水资源的公益性和普及性。

美国饮用水管理主要由联邦、州和地方三级负责：联邦政府规定饮用水最低质量标准，保护饮用水的安全[《安全饮用水法》（Safe Drinking Water Act，SDWA）：由联邦环境保护署（EPA）负责执行]，并且提供资金支持（如基础设施项目的联邦拨款）。州政府执行和补充联邦法规，可以制定更严格的标准，监督地方水务部门运营。地方政府则负责水的处理、分配和收费，地方水务部门直接运营水厂和管网，确保用户获得清洁、安全的水。而私营系统主要承担补充角色，少部分供水系统由私营公司运营（约13%），受到严格监管，必须遵守SDWA规定的水质标准。

政府主导模式有优点也有挑战。优点方面，公共利益优先，具备稳定性、透明性和问责性。挑战方面，首先是基础设施老化，美国水务系统的许多基础设施（如供水管网）已有数十年历史，维护和更新的资金不足。其次是财政压力，地方政府对税收和预算的依赖使得资金有限，可能无法快速满足现代化改造需求。第三是水质问题。尽管法规严格，但一些地方因监管执行不力或资金不足，仍会发生水污染事件。

案例

弗林特水危机是美国饮用水安全事故的典型案例。弗林特市因财政问题，将饮用水供应改为直接取自弗林特河，而非原有的底特律供水系统。由于水处理不当，导致供水系统中的铅管严重腐蚀，污染了饮用水。超过10万人受到铅污染影响，儿童中毒率大幅上升。此事件中，河水腐蚀性强、市管道陈旧，是安全事故起因。依据《安全饮用水法》，密歇根州拥有公共供水系统监督优先权，弗林特河水在用作饮用水水源之前未进行科学合理的水源评价，因此州负有水源评价不当的主要责任；而依据该法，美国环境保护署依然负有确保各州正确实施优先权的责任，因此可认定美国环境保护署在水源评价上监督不力[41]。此事故暴露出政府管理中的失误，特别是在地方财政紧张时，可能牺牲用户利益。因此更加凸显基础设施投资和公众参与的重要性。

目前美国的政府主导模式出现了三个改进趋势：一是加强基础设施投资，在联邦层面增加拨款计划，如《两党基础设施法案》（Bipartisan Infrastructure Law），拨款550亿美元用于修复和升级饮用水系统等。在州和地方层面，鼓励地方政府通过债券融资、税收增加等方式筹措资金。二是强调水质监管和创新，提高检测技术，加强污染源监控，预防类似弗林特危机的事件发生，并且鼓励绿色基础设施，减少水资源浪费，提升资源利用率。三是鼓励社区参与，加强社区对水务管理的监督和参与，增加透明度和公众信任。

我国目前的饮用水管理制度，也是中央政府与地方政府以及各部门分别管理的模式，因此美国的管理模式有许多值得借鉴的地方。具体来说，在中央一级，可以在环境主管部门内设立具有综合协调功能的饮用水委员会，作为全国饮用水管理的最高机构，协调饮用水管理过程中的重要事项，负责制定基本政策、条例、基准和标准等并监督各部门及各级政府的实施，确保对相关部门和下级政府的宏观管理及监督。在流域管理层次，可以建立包括各方利益团体参加的流域委员会。同时为了更好地保护饮用水安全，可以吸收供水企业、环保非政府组织、公众代表等参加[42]。

4. 荷兰：公共管理与集中式运营

荷兰的供水体制通常采用集中化管理和区域化供水的模式。其供水网络由多个水务公司组成，虽然每个地区的供水公司独立运营，但都受到政府和监管机构的严格监管。这种体制确保不同地区的水质标准一致，供水效率高，同时也保证了水务公司的竞争力和创新能力。荷兰的水务公司管理严格、透明，且以提供优质饮用水为核心目标，不仅负责供水服务，还负责水资源的保护、污水处理及其他环境保护相关任务。荷兰对水质的监管十分严格，其饮用水质量标准由荷兰国家公共卫生与环境研究所（RIVM）制定，不仅依赖严格的水质检测和监控，还积极推动水务技术创新，使用先进的水处理技术和在线监测系统，以确保供水水质的高标准。荷兰水资源管理不仅关注水的利用效率，还注重水的长期可持续性，采用科学的水资源规划和管理方法。荷兰《水法》明确规定了水资源的管理措施，包括水源保护、污染防治、水资源节约等方面。

在水资源保护上，荷兰推行生态环境恢复项目，通过自然恢复和人工补充相结合的方式，确保水体生态系统的健康，提升水资源的可持续利用能力。政府通过公开透明的水质数据和水资源管理政策，增强公众对水资源保护和水质安全的意识；设立水资源管理委员会，邀请科学家、专家、环保组织、公众等多方利益相关者参与水资源政策的制定和监督。荷兰还特别注重依法对水务行业的监管，包括水资源使用权的界定、供水服务的质量保障等，严格的法规确保了供水公司的合规性，有效保障饮用水安全。

我国借鉴荷兰集中化管理与区域化供水的经验，逐步推动供水系统区域化[43]与供水企业集约化管理[44]。在一些大中型城市，多个小型供水公司通过合并，形成了统一管理的大型供水公司，以提高运营效率和资源配置的合理性[45]。一些水资源短缺的地区引入跨区域供水调度机制，通过水资源的共享和优化配置，推动区域间的水务合作，提高水资源利用效率[46,47]。借鉴先进经验，我国逐步建立全程水质监控系统，实施从水源地到用户端的全过程水质监测。通过引入实时在线监测技术，实现对水质的即时监控，提升水质监管的精度和反应速度[48]。同时，利用荷兰先进的水生态恢复技术，结合本土情况，推进部分受污染水体的生态恢复和水源地保护。

7.2.2 国际供水体系的管理经验借鉴

1. 风险评估与管理方法

我国在供水体系的风险评估与管理中，通过引入国际先进的方法论，提高了水质标准的科学性和供水系统的安全性。例如，借鉴基于健康风险的污染物限值制定模式，通过评估饮用水中污染物对人体健康的潜在风险，合理设定污染物的限值标准。相比于传统的以技术可行性或经济成本为主导的标准制定方法，这种模式更加强调以保护公众健康为核心，使水质标准更具科学性和针对性[49]。

此外，我国深入学习世界卫生组织（WHO）的水安全计划（Water Safety Plan，WSP）理念（图7-8），构建了一套全过程的水质风险管理体系[50]。这一体系强调从水源到用户端的全链条控制，涵盖了水源地保护、供水系统管理和用户端监控等关键环节。例如，在水源地保护方面，推行严格的保护区划分和污染源控制措施，减少污染物进入水体的风险。在供水系统管理中，应用现代化在线监测设备和智能化控制技术，对水处理过程进行实时监控，确保水质达到标准。在用户端，通过优化管网管理和加强末端监测，进一步防范水质二次污染的问题[51]。

通过引入国际先进的风险评估与管理方法，我国逐步建立了以预防为主、全流程管理为核心的供水安全保障体系，显著提升了水质风险管

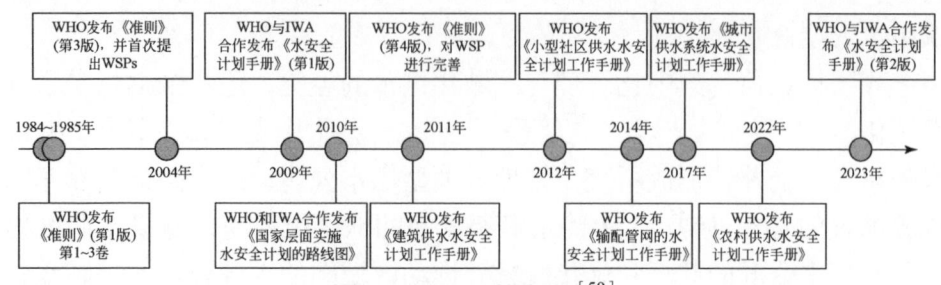

图 7-8　WSP 的发展[50]

《准则》全称为《饮用水水质准则》

控的科学性和系统性，为实现全民饮水安全奠定坚实基础。

2. 监测技术和检测方法

我国在供水系统的监测技术和检测方法上，积极参考国际先进经验，通过标准化与现代化手段的结合，不断提高水质监测的科学性和效率。在饮用水水质检测方法的标准化过程中，积极引入国际上成熟的技术与规范。例如，美国 EPA 的《水与废水检测标准检验法》（Standard Methods for the Examination of Water and Wastewater）成为我国制定检测标准的重要参考。与此同时，采用国际先进的在线监测系统与设备，提升水质监测的精确性和实时性。例如，在线光谱分析仪、自动化监测站和物联网技术的应用，使得供水系统能够实时监控水质的变化[52]。通过这些高精度设备，可以对重金属、有机污染物、微生物等关键指标进行动态监测，显著提高了污染物的早期预警能力[53]。此外，这些设备还能对供水管网的不同节点进行实时数据采集，形成全面的水质监控网络，为快速响应污染事件和优化供水管理提供科学依据。

通过引入国际先进技术和规范，我国逐步建立了覆盖全流程的供水监测体系，不仅提升了水处理过程的透明度和可控性，也为保障公众饮水安全提供了强有力的技术支撑。

3. 公众健康保护与法规体系

在饮用水管理中，我国充分借鉴了发达国家的公众健康保护理念，将保护公众，尤其是弱势群体（如儿童、孕妇等）的健康作为核心目标。在制定饮用水质量标准时，参考国际上领先的饮用水标准，如世界卫生组织

(WHO)的《饮用水水质准则》和美国 EPA 的《安全饮用水法》，注重评估污染物对人体健康的长期影响，特别是对敏感人群的特殊保护需求[54]。

基于这些理念，我国逐步构建了一套以水质监测、风险评估、信息公开和应急响应为核心的法规体系[55]。水质监测方面，制定《生活饮用水卫生标准》，明确水中污染物的限值和检测要求，同时通过先进的在线监测技术和高效实验室分析，确保水质达到安全标准。风险评估方面，将饮用水污染物的健康风险作为评估基础，通过定期评估污染物对健康的潜在影响，优化饮用水质量标准。信息公开方面，逐步推行水质信息透明化。供水企业和政府部门定期发布水质检测报告，向公众公开供水安全状况，完善公众参与机制，为饮用水管理提供更多监督力量。应急响应方面，制定一系列应急预案，明确事故发生时的责任分工和处置流程。例如，通过学习国际上的成功案例，我国加强了突发事件中的快速检测、污染控制和应急供水能力，减少饮用水污染对公众健康的潜在威胁[56]。

通过建立覆盖监测、评估、信息公开和应急响应的法规体系，我国饮用水管理水平得到显著提升。这一体系的实施，不仅提高了供水管理的科学性和规范性，也有效保障了公众的饮水安全，为保护全民，尤其是弱势群体的健康提供强有力的法律支持。

4. 多利益相关者参与机制

我国在饮用水标准制定和实施过程中，学习了国际社会在推动标准制定中的开放性和协作性，积极引入多利益相关者参与机制[57]。该机制将政府、科研机构、企业、非政府组织（NGO）以及公众纳入到标准制定与实施的全过程，形成了多方共治的供水管理模式[58]。

在标准制定过程中，吸收成功经验，注重结合科研和实际需求。其中，科研机构在标准制定中提供关键的技术支持，通过深入研究污染物对人体健康的影响，提出科学的限值建议；企业则为标准的技术可行性和经济成本评估提供实践数据，确保标准能够落地实施。同时，非政府组织在推动饮用水安全的公众意识提升和政策倡导中扮演了重要角色。

通过开放性与协作性的机制，我国逐步建立了一套较为完善的饮用水标准体系，不仅参考国际先进标准，还充分考虑本国需求和资源特点。

在一些区域性标准中，针对特定污染源和水体条件进行了合理化调整，使得标准更具操作性。在标准的实施和监督环节，多利益相关者的参与同样不可或缺。通过结合国际先进经验和本地需求，我国逐步建立完善了多利益相关者参与机制，不断提升饮用水管理的科学性和透明性，为保障公众健康和饮用水安全提供了有力支持，为供水管理现代化和标准体系国际化奠定了坚实基础。

7.3 中国供水技术的国际推广与实践

7.3.1 发展中国家供水需求与现状

1. 水资源现状

水资源短缺与分布不均是全球多个地区面临的重大挑战，尤其在干旱和半干旱地区更为严峻。全球气候变化加剧了这一问题，导致极端天气现象（如干旱和洪涝）频发，严重影响水资源的可持续供应。人口快速增长和城镇化进程加快进一步加剧水资源供需矛盾。以非洲为例，40%的地区为干旱地区，27%为沙漠，可利用水资源有限[59]。据联合国教科文组织统计，非洲约有 3 亿人口因缺水而生活贫困，每年有 6000 人死于水资源危机。联合国开发计划署报告显示，每年非洲有 200 万儿童死于缺水，预计未来 20 年至少有 5 亿人口将生活在重度缺水的环境中[60]。许多地区水资源在时间和空间上分布不均，导致季节性洪涝和干旱并存。例如，孟加拉国雨季降水量大，常导致洪涝灾害，而旱季却有约 25%的地区饮用水源受到影响[61]；尼泊尔拥有 6000 余条河流和 5358 个湖泊，水资源丰富，但仅 87%的人口能够获得基本饮用水供给。

城市化进程加剧供水压力。城市人口的快速增长对供水系统提出了更高要求。如印度加尔各答市和泰国曼谷的人口在过去 30 年间分别增长了 54%和 76%，导致地表水体消失、河水污染、地下水位下降等问题，供水安全受到严重威胁。

农村饮水安全问题突出。"一带一路"共建国家的农村地区饮水安全问题尤为严重。根据联合国粮农组织数据，蒙俄及中亚、南亚和东南亚地区的农村人口饮水不安全比例均在 10%以上，部分国家如土库曼斯坦、也门、阿富汗等甚至超过 30%。

水资源开发利用不平衡。"一带一路"共建亚洲国家水资源开发项目多集中于城市，乡村地区的水资源利用率较低，基础设施建设滞后。

水资源利用效率低下。如非洲的水资源年消耗量仅为年补给量的 5.5%，仅有 7%的水资源得到开发和利用。乌干达等国家的水资源利用率仅为 9.26%，地下水资源开发能力有限，难以实现可持续利用[62-65]。

水体污染现状严重。特别是"一带一路"共建国家水资源的污染情况较为严重，严重威胁居民健康。例如孟加拉国、尼泊尔南部平原的砷污染，斯里兰卡北中省地下水氟化物超标问题，尼泊尔加德满都谷地的地下水调查显示，82.1%的样品存在大肠杆菌污染等。

此外，由于非洲约 90%的生活污水和 70%的工业废水未经处理直接排放，导致水体中化学需氧量（COD）和生化需氧量（BOD）显著升高。泰国曼谷的运河水质监测显示，多数水样的 BOD 在 10~55 mg/L 之间，远超中国地表水 V 类标准。

2. 供水系统现状

供水基础设施方面，非洲和部分亚洲国家的供水基础设施普遍老化，维护能力不足，水资源在输送过程中泄漏损失严重。例如，南非城市供水因设备老旧漏水率高达 36%，乡村地区供水点功能不稳定，供水质量和水量波动大，难以满足居民需求[62]。随着城市化进程加快，水处理设施难以跟上需求增长的速度，检测能力有限，无法有效监控和保障水质安全。

与此同时，供水行业普遍面临发展能力不足、人才匮乏、资金紧张等多重挑战。发展中国家的供水技术普遍较为落后，主要依赖常规工艺，深度处理技术的应用较少，供水体系薄弱，水处理能力有限。以尼泊尔为例，尽管水资源较为丰富，但水处理设施缺乏，城市管网系统老旧，当前供水量不足需水量的 1/3[66]。与此同时，城市需水量正以每年 6%~9%的速度增长，导致 600 万人口无法获得基本供水。

3. 联合国 SDG 6 的目标与挑战

2015 年，联合国所有会员国一致通过了《2030 年可持续发展议程》，提出了17个可持续发展目标（SDGs），旨在应对全球最紧迫的挑战。其中，可持续发展目标第6项（SDG 6）旨在保障所有人均享有清洁用水，这不仅是实现其他可持续发展目标（如健康、粮食安全、性别平等和气候行动）的重要基础，也是推动全球可持续发展的关键环节。SDG 6的核心目标包括普及清洁水和卫生设施，促进水资源的可持续管理，尤其强调饮用水安全保障。SDG 6致力于提升水质改善、水资源管理和基础设施建设，特别是在发展中国家实现普遍、负担得起且公平的饮用水供应。尽管全球在实现SDG 6方面取得了一定进展，但仍面临诸多挑战。根据联合国2023年发布的SDG 6进展报告，全球仍有超过20亿人无法获得安全的饮用水，36亿人生活在没有安全卫生设施的环境中[67,68]。

7.3.2 中国供水技术输出的策略与实践

1. 援助理念与政策框架

在国家"水体污染控制与治理"重大科技专项、《水污染防治行动计划》等一系列国家重大计划的推动下，我国水污染治理技术取得了显著进展。国内庞大的环保市场催生了大量污水治理、环境监测和饮用水净化领域的高新技术企业，积累了丰富的实践经验，形成了独特的"技术-产业-标准"输出模式。通过将绿色产品和技术经验推广至"一带一路"共建国家，中国不仅支持共建国家改善生态环境质量、提升居民生活水平，还助力其实现联合国新千年发展目标。这一举措不仅让各国人民切实感受到"一带一路"倡议的实惠，也彰显了中国作为负责任大国的形象，弘扬人类命运共同体和生态文明的理念。

为促进发展中国家共享中国在水与环境领域的技术成果，中国科学院积极探索国际合作新路径，其中最具代表性的是"中国科学院-发展中国家科学院水与环境卓越中心"（以下简称"水与环境卓越中心"）。该中心于2013年3月依托中国科学院生态环境研究中心成立，是中国科学院（CAS）与发展中国家科学院（TWAS）联合设立的6个"卓越中心"之一，旨在推动水科技领域的国际合作与可持续发展。

水与环境卓越中心通过与TWAS等国际组织的合作，围绕人才培养、平台建设、科技合作和技术示范四大核心领域，构建了多层次、多领域的合作框架（图7-9）。其工作重点包括以下几方面内容。

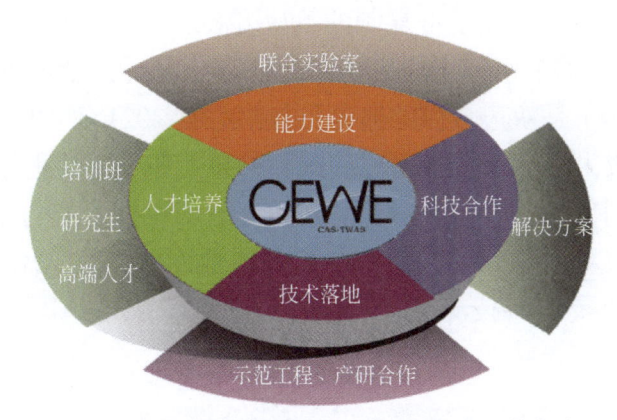

图7-9 水与环境卓越中心（CEWE）工作框架

人才培养：通过"水与卫生培训班"及专题培训（如仪器使用、污水微生物检测、雨水收集利用技术等），提升发展中国家的技术能力；

平台建设：与合作国优势机构共建联合研究中心或实验室，通过企业捐赠和项目资源提升科技创新能力；

科技合作：针对饮用水安全等突出问题，开展联合研究并提出解决方案，推动技术应用示范；

国际合作：依托TWAS、亚洲开发银行（ADB）以及"一带一路"国际科学组织联盟（ANSO）等平台，探索"南南合作"新模式，助力合作国实现SDG 6目标。

2. 多元化合作平台构建

在全球水资源短缺和环境污染挑战日益加剧的背景下，我国国际合作机构积极构建多层次、多领域的双边合作平台，推动"一带一路"共建国家水资源管理和环境治理能力的系统性提升，为区域可持续发展提供创新性解决方案。

以水与环境卓越中心为代表的双边合作平台，依托中国科学院及相关科研机构的雄厚科研实力，与斯里兰卡、柬埔寨、伊朗、埃及等国建立了紧密的科技合作关系。这些平台通过"科技创新-人才培养-政策对话-技术示范"四位一体的合作模式，有效解决了合作国在水资源管理和环境治理方面的关键问题。例如，在斯里兰卡开展的不明原因慢性肾病（CKDu）研究与饮用水安全保障项目，不仅解决了当地重大公共卫生问题，更为类似地区提供了可复制的解决方案。

中国-斯里兰卡水技术研究与示范联合中心（以下简称"中斯水中心"，图 7-10）是双边合作的典范。该中心自 2021 年 10 月启动建设以来，已发展成为区域水技术研究和国际科技合作的重要枢纽。通过政产学研多方协同创新，中心建立了世界一流的水科技研究与示范设施，支持了多项联合科研项目。特别是在 CKDu 追因研究和饮用水安全领域，中心提供了重要的科技支撑，其创新性研究成果得到国际社会的广泛认可。

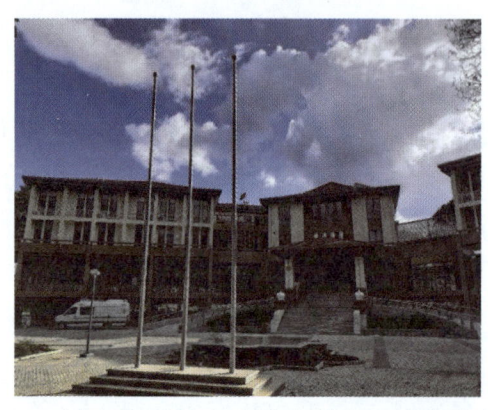

图 7-10　中国-斯里兰卡水技术研究与示范联合中心

中国-柬埔寨环境合作中心的建设体现了双边合作的深度与广度。该中心不仅建立了"中国-柬埔寨水与环境联合实验室"，还通过设备捐赠、人员培训、联合科研等方式，系统性提升柬埔寨的水环境监测和治理能力。该中心与联合国环境规划署（UNEP）、亚洲开发银行（ADB）等国际组织的协同合作，进一步扩大了合作成效。

中国-伊朗联合实验室和中国-埃及联合实验室的建设，则展示了双边合作在技术转移和能力建设方面的独特优势。这些实验室围绕水污染治理、水资源管理、环境监测等关键领域，开展联合研究和技术示范，不仅提升了合作国的环境治理能力，也推动了中国环保技术和标准的国际化进程。

在多边合作领域，我国构建了多层次、立体化的国际合作网络。通过与联合国环境规划署（UNEP）、亚洲开发银行（ADB）、国际水协会（IWA）等国际组织的深度合作，我国在全球水资源治理体系中的话语权和影响力显著提升。作为联合国环境规划署世界水质联盟（WWQA）的重要成员，我国积极参与全球地表水和地下水质量评估工作，为未来水质变化趋势及缓解策略贡献中国智慧，推动青年科技人才培养和水质数据监测能力建设，在优化全球水环境治理体系方面发挥关键作用。在国际标准互认和能力建设方面，实施的"一带一路"共建国家水质检测能力验证计划具有里程碑意义，不仅帮助发展中国家实验室提升水质检测能力，更促进了国际水质标准的协同应用和技术互认。

3. 科技合作与技术创新

1）技术培训与能力建设

在全球水资源管理与可持续发展的背景下，中国通过多边合作平台和国际科技项目，积极推动水科技领域的知识共享与能力建设。这些举措不仅培养了知华、友华的水环境科技人才，还促进了"一带一路"共建国家在水资源管理领域的技术交流与能力提升。

近年来，CAS-TWAS"水与卫生国际培训班"已成为"一带一路"共建国家水环境技术交流的重要平台。2022年，该培训课程升级为慕课（MOOC），长期在中国科学院继续教育网开放，显著扩大了培训的覆盖面和影响力。

此外，技术培训项目逐步走向国际化。2023年6月，中国科学院生态环境研究中心在斯里兰卡举办了多场现场培训。其中，由中国政府援建的斯里兰卡科研综合大楼承办了"中国新概念污水厂"学术报告会，知识交流活动吸引了佩拉德尼亚大学、斯里兰卡供水部及中斯水技术分中心的150余名代表参加。曲久辉院士在报告中介绍了中国在污水处理领域的新技术和新概念，并与与会者就投资、管理及未来合作进行了深入交流，进一步推动了中斯两国在水资源管理领域的合作意愿。

在国际高端论坛方面，积极参与全球水环境治理对话。例如，在《联合国气候变化框架公约》第二十七次缔约方大会（COP27）上，水与环境卓越中心于2022年11月15日在"中国角"举办了"气候变化下的水科技合作"边会，围绕气候变化对水资源的影响及水处理技术的发展趋势展开讨论。

2）供水技术的研发与成果转化

通过与多个国家和科研机构的合作，技术创新和科研成果转化取得了多项实际成效。例如，在中埃合作中，与埃及 Beni Suef 大学共同开展医院污水生物风险研究。针对埃及长期缺乏医院污水处理系统的问题，双方合作开发了基于宏基因组测序的病毒和病原菌筛查方法，并研发了针对37种病原菌及17种抗性基因的精准检测技术。依托科技部国家重点研发计划国际合作项目，与柬埔寨环境部和工业与手工业部共同成立了中国-柬埔寨水与环境联合实验室。自2018年成立以来，实验室捐赠了26套先进设备，并通过技术培训提升了柬埔寨的水质检测能力。

3）创新技术开发与水处理设备的应用示范

针对"一带一路"共建国家的水质污染特征与需求，开发并推广一系列创新的水处理技术与设备，结合电化学、膜技术、离子管理等前沿技术，有效提升这些地区的水处理能力。

在斯里兰卡，曲久辉院士团队成功开发易维护装配式饮用水厂，采用电化学在线絮凝与氧化技术替代传统化学加药单元，显著简化操作流程（图7-11）。该水厂设计处理规模为120 m³/d，可满足约800人的日常饮用水需求，出水浊度稳定低于1 NTU，并有效去除微生物，确保水质达到当地标准。这一技术在斯里兰卡康提 Metihakka 村成功应用，得到了当地供水部门和村民的高度认可，为未来的产业化应用奠定了基础。

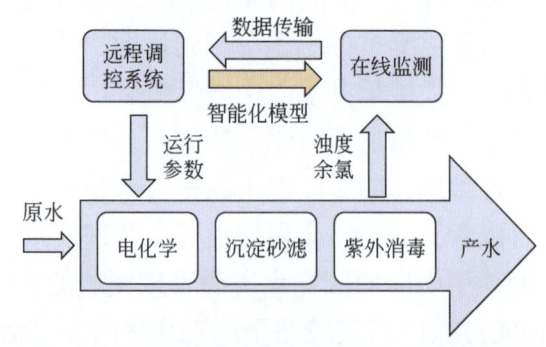

图7-11 易维护装配式饮用水厂工艺流程图

此外，针对斯里兰卡地下水中钙、氟等矿物质含量高的特点，中国科学院生态环境研究中心开发了个性化离子管理分散型饮用水处理装置，采用导向型电渗析（TED）技术，实现对水质的精准调节。该设备已在斯里兰卡多个村庄开展验证；在缅甸，开发了以多介质生物慢滤为核心的水源净化技术，通过复合滤料的使用，有效去除多种污染物，确保水质安全稳定；在孟加拉国，创新性开发复合金属氧化物强化除砷技术，利用金属氧化物材料的氧化和吸附作用，实现对水中砷的高效去除。

4. 企业技术输出

企业技术输出已成为中国环保产业走向国际市场的重要途径，涵盖从设备捐赠到本地化技术培训的全链条支持，助力全球水环境治理体系建设，同时为中国企业在国际市场的拓展提供了新机遇。

通过成立联盟与国际合作平台，推动技术输出并为企业"走出去"提供有力支持。例如，"一带一路"环境科技与产业联盟已成为推动中国水务企业走进发展中国家的关键平台。自2020年起，该联盟通过组织多场国际研讨会和交流活动，促进中外技术深度交流，增强中国企业在国际市场中的影响力。此外，联盟企业通过捐赠设备和提供技术培训，积极参与中国-斯里兰卡、中国-伊朗等水与环境国际联合研究中心工作。通过技术输出，中国环保企业不仅帮助当地解决饮用水安全和水质污染等民生问题，也为更多企业"走出去"创造积极条件。例如，湖南力合科技和浙江联池水务等企业向斯里兰卡、越南、尼泊尔等国提供了水处理设备（图7-12），帮助当地建设水质检测实验室和设备化水厂。

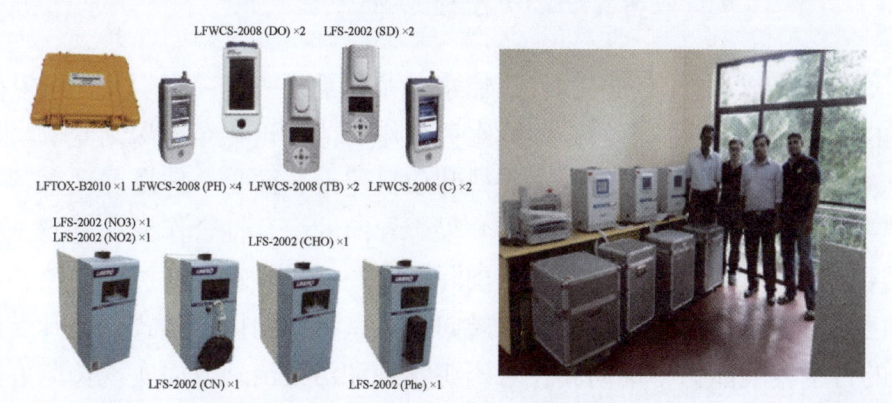

图7-12 湖南力合科技为中国-斯里兰卡水技术研究与示范联合中心的设备捐赠

5. 人才培养

人才培养是解决水环境污染治理和水科技可持续发展的根本手段。依托中国政府奖学金、CAS-TWAS 院长奖学金计划、中科院国际人才计划（PIFI）及"一带一路"硕士研究生奖学金等奖励支持项目，我国为来自发展中国家的优秀人才提供了留学机会，并通过对学生、教师、政府官员等多层次人才的培养，帮助受援国提升涉水基础设施建设和资产管理的综合能力。这些人才学成归国后，多数就职于当地一流大学、研究机构、政府部门，成为推动水与环境研究领域发展的中坚力量。

得益于中国在水科技成果应用示范和技术转移方面的积极举措。合作伙伴国家如卢旺达、柬埔寨、斯里兰卡、尼泊尔、伊朗、孟加拉国等在"获得安全饮用水源人群比例"和"获得基本卫生服务人群比例"方面均取得显著提升。根据联合国最新数据显示，中国开展"一带一路"水科技援助 6 年来，卢旺达的安全饮用水源比例增幅高达 12%，柬埔寨的基本卫生服务比例涨幅达 26%。

近年来，中国水务国际科技合作不断深化，服务国家水科技外交战略。其中，中斯水科技协议的签署得到了两国元首的见证，并被列入中斯政府联合声明。在更广泛的国际舞台，中国水务科技合作成果在联合国人权理事会等重要会议上得到展示，进一步提升了中国在全球水治理领域的影响力。

7.4　国际水务合作的范式转型

随着全球水资源危机的日益加剧，尤其是"一带一路"共建国家面临的水安全挑战日益严峻，国际水务合作的范式正在经历深刻变革。过去，国际援助主要集中于资金支持和项目建设，而受全球发展理念转变的影响，水务合作逐渐向"质量效果"导向的综合性合作模式过渡，更加注重技术支持、能力建设以及国际标准的对接。水科技援助的核心目标已从单纯的资金与物资援助，转向通过系统化的援助模式，提升受援国的自主发展能力，推动其在水资源管理和污染治理方面实现长期可持续发展。

7.4.1 水科技对外援助的理论与实践

1. 水安全援助生态系统与合作机制

水安全问题是"一带一路"发展中国家普遍面临的重要挑战，已严重制约共建国家的社会经济发展进程。由于缺乏必要的资金、技术、人才和产业基础，"一带一路"发展中国家依靠自身力量解决水安全问题难度极大。但是，国际援助在水与卫生领域的资金资助力度并不大。例如，美国国际开发署 2018 财年的援助支出中，水与卫生领域支出仅占总支出的 1.5%。尽管援助规模不断扩大，援助效果尚不能达到预期。一个重要原因就是援助各方只注重援助"数量"或"投入"，没有深刻意识到援助"质量"的重要性。

在传统的国际援助体系中，发达国家以战略型援助模式为主，目的是维护发达国家在全球的战略利益，其援助特点是突出外交和安全战略。除国际援助外，美国、日本、韩国、法国和德国等也都瞄准了这些国家的水市场。例如，日本、韩国和法国承接伊朗海水淡化厂建设项目，提供供水处理领域专业知识培训；美国和韩国的企业在埃及实施海水淡化项目等。

就援助手段而言，欧美日等援助国家、世界银行和世界卫生组织等都在积极推进高额资金援助[69]。但技术援助则主要在于复制发达国家现有技术并组织工程实施，注重援助项目数量增加和技术投入，没有深刻意识到"结果质量"对于达成"援助有效性"的重要性。

在过去十年中，尽管西方发达国家积极向发展中国家提供资金和技术援助，以协助其应对水污染控制与水资源管理等挑战，但这些援助项目的实际成效往往未达预期。主要原因在于，发达国家在援助过程中通常直接复制自身的技术和工程模式，未充分考虑受援国的经济发展水平、环境状况和民生需求，忽视了受援国在水污染防控、水质安全保障与水资源综合管理等方面的能力建设。此外，传统的国际援助体系中，发达国家多以战略型援助为主，旨在维护自身的全球战略利益，援助关系中存在不平等，受援国常常面临不平等的施援模式，援助国在提供援助时附加自己的政治与经济条件，试图对受援国的发展自主权和长期战略施加影响。受援国在项目决策和实施中的主导权常被忽视，这种模式导致援助项目在运行和维护过程中出现高成本等"水土不服"的问题，严重影响了援助的实际效果[70]。

近年来，国际援助理念逐渐发生变化，逐步从"援助有效性"转向"发展有效性"。其中，2011年的《釜山宣言》提出了"发展有效性"理念，指出援助是其他发展融资的重要补充，应当成为获取其他发展融资的催化剂，并确保援助与人权、就业、性别平等、环境可持续性等国际承诺相一致，以实现基础广泛的、包容性的、可持续性的增长[71]。"发展有效性"是真正意义上的"援助有效性"，它的提出标志着援助理念从注重"数量方式"的"援助有效性"向注重"结果质量"的"援助有效性"转变，这是援助理念的一次重要创新。近年来，以中国为首的新兴援助国更为重视"发展有效性"而不是"援助有效性"。

2. 科技援助的执行协调机制

在美国，由国际开发署专门负责执行美国对外援助事务，约有20多个政府机构或部门及150多个不同类型的组织参与到将近50个国家的涉水外交活动中，这些执行机构按其职能大致可分为政策协调、技术输出、军事民用和资本投资四类，它们相互独立又彼此支持，构成了一套完整的援助执行体系[72]。美国国际开发署于2017年发布国家级战略报告《美国政府全球水战略》以指导其对肯尼亚、乌干达、尼日利亚、埃塞俄比亚等13个受援国和地区的涉水事务发展。如何借鉴传统援助国家已有经验同时结合我国国情，构建完整科学、精简高效的水科技对外援助执行体系仍需进一步探索。

整体来讲，我国在水科技方面尚未形成整体性的发展援助方案，影响援助政策的实施效果。在内部协调方面，没有独立的水科技对外援助管理和执行部门，水科技对外援助涉及住房城乡建设部、生态环境部、水利部、商务部、财政部等多个部门共同管理和执行，各部门之间的协调难度和协调成本较高。在执行方面，由于我国对外援助由多个部门参与执行，缺乏完整统一的执行体系，因而难免出现重复执行或责权不明确等问题。在外部协调方面，水科技对外援助活动较少与其他援助国以及多边援助机构合作，有时可能会与其他援助方的援助活动缺乏协同效应，对外援助有效性也因此有所折扣。

要想帮助广大发展中国家切实解决水安全问题，必须突破原有的援助思路和援助生态。如何创新发展援助理念、援助方式和援助管理，完善援助体系构建，既能有效改善人力资源软件建设，又能提升涉水设施硬件建设，已经成为发展中国家在水安全领域提升能力的关键突破口。因此，亟需突破传统援助模式，建立以增强发展中国家水科技创新能力为核心的新型国际合作范式，以实现清洁饮水和环境卫生的可持续发展目标。

7.4.2 水科技对外援助的实施路径与范式创新

1. 创新与变革

开展水科技援助需要科学的援助理论做指导，而受理论研究薄弱、人才匮乏等因素影响，我国尚缺乏成完善的水科技对外援助理论，已有援助项目的顶层设计通常以解决受援方当地环境问题为导向，忽略与气候变化、性别平等、民生改善等全球可持续发展重要议题的有机结合，使得援助活动难以有效应对和适应未来全球环境和人口变化，援助成效难以达到事半功倍。

为此，将当地环境问题与全球可持续发展议题相结合进行援助项目的设计重构，已成为众多传统援助国和国际援助组织的重要工作内容。当前和今后一个时期，我国水科技对外援助理论的完善，以及水与卫生设施建设援助项目的高效实施，还需参鉴国际援助新策略与新案例来深化推进。

案例

美国提出的"新非洲战略"中将"增强抵御气候变化风险的能力，帮助非洲国家社区适应极端天气的影响，抵抗不稳定降雨和长时间、极端旱涝灾害的冲击"作为援非主要工作内容之一；美国国际开发署联合国家航天航空局启动了命名为SERVIR的研究项目，旨在通过太空技术和数据运用来帮助湄公河流域、喜马拉雅地区、东非和南非国家应对气候变化带来的发展挑战[72]；欧盟的"全球公益和挑战"项目中，环境和气候变化领域将共同获得项目总资金70%的资助。联合国人居署在帮助受援国进行水与卫生设施建设的同时实施了一系列促进性别平等主流化理念和举措,例如,联合国人居署在尼泊尔拉利特普尔的科卡纳(Khokhana)地区旨在提升当地农业生产力的援助项目中,妇女在项目各个阶段都有非常高的参与度,甚至涉及道路铺设、水源修复等项工程建设阶段,援助实践表明,推进性别平等主流化、赋予妇女参与和决策权力能够明显促进当地水与卫生的发展[73]。

2. 实施路径

以中国科学院生态环境研究中心为代表,我国相关研究机构采取了"调研先行—方案定制—示范推广"的实施路径,积极帮助发展中国家提升水安全保障能力,对"一带一路"发展中国家的民生改善产生积极影响,得到国际社会高度肯定。

专家调研"先行",形成污染防治的科学路径。近6年以来,国内水科学、地质学、医学、生命科学和知名水务企业组成专家队伍百余人次,通过实地调研、人员采访、水质监测等形式,对柬埔寨等8个"一带一路"发展中国家的水资源现状、水污染态势、涉水基础设施发展水平等方面进行深入调查和分析,编制了包括《斯里兰卡贾夫纳半岛水资源调查分析报告》《孟加拉国饮用水处理现状调研报告》《发展中国家水与卫生报告》等在内的多部第一手调研报告,为"一带一路"共建发展中国家水污染防治和水质提升提供基础数据和科学决策支撑。

案例

自20世纪90年代中期以来,斯里兰卡长期面临不明原因慢性肾病(CKDu)和饮用水安全问题,并一直寻求国际合作和救援。一些发达国家和国际组织曾帮助斯里兰卡研究过这一问题,但最终都没有明确CKDu病因。自2015年以来,中国科学院成立"中国-斯里兰卡水技术研究与示范联合中心",组织多学科专家组成队伍围绕CKDu追因、预防、控制和饮用水安全保障关键技术开展深入调研,形成系统化解决方案,为斯方CKDu总统指导委员会提供强有力的科技支撑。

捐赠关键物资设备,提升环境污染监测和防治能力。设备匮乏是"一带一路"发展中国家开展水污染防治的关键瓶颈。为此,相关机构联合力合科技（湖南）股份有限公司在湄公河上捐建柬埔寨第一个水质在线自动监测站；积极推动斯里兰卡水站监测管理系统平台建设，指导供排水部门开展水站顶层设计，协助其在康提和阿鲁拉德普勒构建了基于物联网的区域级配水-用水联合水站；北京自来水集团、湖南力合、北京京润、江苏金梓等多家水务高技术企业为尼泊尔、伊朗等共建发展中国家捐赠水处理药剂、一体化净水设备等，有效提升了当地环境污染防治能力。

开展技术分享与示范项目。针对孟加拉国、斯里兰卡、伊朗等多个"一带一路"共建发展中国家的饮用水安全问题，积极推进适用技术分享与示范工程建设，因地制宜地推进当地水与卫生基础设施建设。

案例

孟加拉国是世界上饮用水砷污染最严重的国家，每年近 3000 万人口面临地下水砷超标问题，如何经济高效实现饮用水中砷去除是孟加拉国在保障饮用水安全面临的巨大挑战。水与环境卓越中心积极响应孟加拉国地方政府与城乡发展部的技术求助，在完成对孟加拉国饮用水处理现状的调研报告基础上，开发出同步去除三价砷和五价砷的新型高效除砷材料及其一体化处理装置；2018 年 3 月，中方专家团队访问孟加拉国，双方确认启动建设一座设计规模 2 万 t/d、服务 20 万人口的除砷示范水厂，为解决孟加拉国饮用水砷污染难题提供示范。

3. 政产学研用一体化合作范式

在当前全球水安全挑战日益严峻的背景下，中国在水科技援助实践中，逐步探索出以"人才培养—技术示范—平台构建"为核心路径，融合政府、产业、学术、科研和用户（政产学研用）多方协同的新型国际合作范式。这一模式旨在提升发展中国家在水资源管理和污染治理方面的自主发展能力，实现清洁饮水和环境卫生的可持续发展目标。

首先，在人才培养方面，针对发展中国家人才队伍建设的具体需求，中国开发了"长短期结合、海内外并行、问题解决为导向"的水与卫生专项培训项目，帮助政府官员、水务从业人员等提升水污染治理、涉水资产管理等方面的综合能力建设。其次，在技术示范方面，利用中国成熟的环境监测设备和完善的技术实施方案，帮助"一带一路"共建发展中国家提升环境监测与水体污染感知能力，为当地开展生态环境研究提供重要的技术支持和数据基础。通过净水技术分享、经验交流和工程示范，提升当地解决饮水安全保障能力，显著改善民生状况。再次，在平台构建方面，通过共建联合实验室、技术转移中心、技术示范推广基地和科技园区等，促进科技成果的转化和应用，推动建立共建国家和地区科技合作的长效机制。

通过上述"三位一体"的合作路径，融合政产学研用多方力量，中国在水科技援助实践中取得了积极成效，帮助发展中国家提升了水安全保障的自主发展能力，增进了当地民众的获得感，得到了国际社会的广泛关注和高度肯定。

7.4.3 "一带一路"水科技合作挑战与展望

1. 合作机制的优化与合作网络扩大

在"一带一路"倡议持续推进的背景下，中国在水科技领域的国际合作面临资金筹措与管理机制的多重挑战。为实现管理机制优化与合作网络扩大，需从以下几个方面进行深入探讨与改进。

首先，随着援助国援助活动的不断深入和受援国经济的快速发展，国际发展援助的方式逐步从以单纯的资金合作为主转变为资金合作和知识合作并重。知识合作的具体形式主要包括分析和咨询服务、技术援助、能力建设以及项目实施管理等方面。其次，援助方式以项目援助为主，项目之间相对独立、缺乏系统性的前期规划，缺乏针对受援国复杂的水资源条件和多样化的治污需求构建定制化方案和相关配套援助，并且停留在"设计—采购—建设"等上游业务环节，对于项目运营、资产管理、服务管理等下游单元少有涉及，"投建营一体化"的全生命周期援助模式尚未形成，这在一定程度上影响了援助的效果。此外，对外援助一直由政府主导，民间社会团体和私人部门在援助中的作用未得到有效发挥，在官方发展援助中纳入非政府组织的参与，可以适当缓冲官方发展援助的"政治性"，有时更容易被受援国人民接受。资金方面，我国对外援助资金则主要来源于政府的财政支出，非政府机构的资金援助非常有限，仅仅依靠政府提高对外援助预算以增加援外资金，潜力有限，易受经济波动影响，应鼓励创新融资方式，吸引包括民营高技术企业等援助主体的参与，扩大资金来源渠道。

为应对上述挑战，构建以政府部门、非政府组织、水务企业、投资机构等多元成员深度融合的水创新合作网络，可为中国与"一带一路"共建国家在水科技合作及区域可持续发展等方面提供有力的政策、经济、科技、人才和技术保障。充分挖掘和发挥网络中各方有效资源的作用，以解决国际科技合作中涉及的工程运营、资产管理、服务管理等问题和能力短板。与此同时，帮助发展中国家开拓援助资金的来源渠道，促成建立与中国政府投资、金融资本和民间资本合作的对接机制，形成资本运行合力，理顺与发展中国家在开展科技合作全过程和各环节中的供需关系与关键矛盾，以帮助发展中国家尽早实现水环境领域的产业化发展。

2. "质量效果"理念实践

随着全球发展需求的变化和国际援助模式的不断进化，传统的水务援助方式逐渐被以"质量效果"为导向的综合合作模式所取代。要确保水安全和水资源管理的可持续性，单纯的资金和物资援助已无法满足实际需求，必须转向更加注重技术输出、能力建设和标准对接的综合合作方式。

为了更好地适应全球水安全问题的复杂性，援助模式亟需从单纯的资金与物资支持，转向注重长远效果和可持续性的综合合作。发展中国家特别是"一带一路"共建国家，需要更多依赖技术和知识的支持，而非单纯的资金"输血"。因此，援助模式的转型，既是全球水安全治理需求的变化，也是水务合作的必然趋势。

强调通过提高援助项目的有效性和可持续性，帮助受援国在水资源管理、污水处理、污染防治等方面实现自我发展。为了实现这一目标，需要通过技术输出、专业培训、标准对接等手段，提升受援国的自主能力。具体来说，中国在援助过程中，逐步加强对受援国水务技术的支持，注重解决当地长期存在的技术瓶颈，并结合当地实际情况，定制适合的技术方案。同时，通过多层次的培训体系，帮助当地培养专业技术人才，提升管理能力，逐步实现"从输血到造血"的转变。

在全球水环境治理面临严峻挑战的背景下，中国在改革开放以来，特别是近十年间，水环境治理技术取得了显著进展。中国庞大的环保市场催生了一批在水环境监测、饮用水处理、污水治理与资源化等领域的高新技术企业和优秀技术产品，积累了丰富的水安全保障经验。这些成就为中国在国际水环境治理领域提供了独特的优势。当前，随着发展中国家社会经济的快速发展和国际地位的提升，如何协助这些国家，特别是"一带一路"共建国家，解决制约其经济发展的水安全重大挑战，成为全球关注的焦点。传统的西方国家对外援助模式已难以满足发展中国家的实际需求，亟需构建适合其国情的科技援助与合作新范式。

在此背景下，以中国科学院生态环境研究中心为代表的中国科技力量，积极探索"人才培养—技术示范—平台构建"的合作路径，通过政产学研用的深度融合，推动水科技国际合作新范式的建立。这一模式不仅有助于提升发展中国家的水环境治理能力，也为实现联合国 2030 年可持续发展目标中的"为所有人口提供清洁饮水和环境卫生并实现其可持续管理"提供了有力支撑。未来，中国将继续秉持共商共建共享的原则，深化与发展中国家的水科技合作，推动构建人类命运共同体，为全球水环境治理和生态文明建设贡献中国智慧和中国方案。

参 考 文 献

[1] 李丹雄, 王进辉, 张雪, 等. 饮用水水源地建设迹地生态恢复技术探讨——以甘肃成县磨坝峡水库水源工程为例[J]. 中国水土保持, 2020(1): 21-25.

[2] 王超, 张洪, 雷俊山, 等. 南水北调中线水源地陡坡型库岸生态屏障构建[J]. 环境工程学报, 2020, 14(12): 3243-3250.

[3] Lu J, Su M, Su Y, et al. MIB-derived odor management based upon hydraulic regulation in small drinking water reservoirs: Principle and application[J]. Water Research, 2023, 244: 120485.

[4] Tian C, Liu F, Bai Y, et al. Comparison of Fe-Mn enhanced coagulation and O_3-BAC for removing natural organic matter from source waters: A case study[J]. Desalination & Water Treatment, 2015, 57(20): 1-14.

[5] Qin J J, Oo M H, Keker K A, et al. Impact of coagulation pH on enhanced removal of natural organic matter in treatment of reservoir water[J]. Separation and Purification Technology, 2006,

49(3): 295-298.

[6] 陈帅朋. 老旧水厂平流池强化沉淀技术的开发及应用[J]. 净水技术, 2024, 43(S2): 35-42,49.

[7] Lebedev T, Shaydullina M, Sinikova A, et al. GC-MS comparison of the behavior of chlorine and sodium hypochlorite towards organic compounds dissolved in water[J]. Water Research, 2004, 38(17): 3713-3718.

[8] 方榕华, 龚晓晔, 陈辉, 等. 次氯酸钠消毒在清泰水厂的运行研究分析[J]. 净水技术, 2021, 40(S1): 40-43.

[9] 常淦钫. 基于活性炭和膜过滤的二次供水水质保障工艺研究[D]. 哈尔滨: 哈尔滨工业大学, 2022.

[10] Zietzschmann F, Aschermann G, Jekel M. Comparing and modeling organic micro-pollutant adsorption onto powdered activated carbon in different drinking waters and WWTP effluents[J]. Water Research, 2016, 102: 190-201.

[11] Guo Q, Chen X, Yu J, et al. Treatability evaluation of fourteen aldehyde odorants in drinking water by powdered activated carbon: Influence of odorant's properties on adsorption characteristics[J]. Journal of Water Process Engineering, 2023, 51: 103437.

[12] Huang X, Lu Q, Hao H, et al. Evaluation of the treatability of various odor compounds by powdered activated carbon[J]. Water Research, 2019, 156: 414-424.

[13] 赵志伟, 崔福义, 张振宇, 等. 粉末活性炭吸附去除水源水中硝基苯的优选试验[J]. 沈阳建筑大学学报(自然科学版), 2007, 23(1): 134-137.

[14] 鲁智礼, 张尧, 黄俊亮, 等. 多相芬顿-活性炭工艺强化饮用水消毒效果[J]. 环境工程学报, 2019, 13(4): 792-799.

[15] Cantoni B, Turolla A, Wellmitz J, et al. Perfluoroalkyl substances (PFAS) adsorption in drinking water by granular activated carbon: Influence of activated carbon and PFAS characteristics[J]. Science of the Total Environment, 2021, 795: 148821.

[16] Li L, Li Y, Liu Y, et al. Preparation of a novel activated carbon from cassava sludge for the high-efficiency adsorption of hexavalent chromium in potable water: Adsorption performance and mechanism insight[J/OL]. Water, 2021, 13(24):10.

[17] Tang C Y, Yang Z, Guo H, et al. Potable water reuse through advanced membrane technology[J]. Environmental Science Technology, 2018, 52(18): 10215-10223.

[18] 时均,等. 化学工程手册[M]. 北京: 化学工业出版社, 2001.

[19] Campinas M, Rosa M J. Comparing PAC/UF and conventional clarification with PAC for removing microcystins from natural waters[J]. Desalination and Water Treatment, 2010,16(3): 120-128.

[20] 康华, 何文杰, 韩宏大, 等. 中空纤维超滤膜处理滦河水中试研究[J]. 中国给排水, 2008, 24(1): 5-8.

[21] Liu L, Lan H, Cui Y, et al. A Janus membrane with electro-induced multi-affinity interfaces for high-efficiency water purification[J]. Science Advances, 2024, 10(21): eadn8696.

[22] 刘澜, 郑怀礼, 沈烈翔, 等. 不同给水处理工艺对饮用水生物稳定性的影响[J]. 工业水处理, 2010, 30(2): 9-12.

[23] 王洪亮, 王艺, 黑亮. "膜法"技术在海南农村饮水安全工程中的应用与实践[J]. 人民珠江, 2014, 35(6): 111-112.

[24] 奕永庆, 黄姚松. 超滤膜饮用水设备在余姚山区农村应用效果分析[J]. 中国水利, 2007(10): 124-125.
[25] Cooray T, Wei Y, Zhang J, et al. Drinking-water supply for CKDu affected areas of Sri Lanka, using nanofiltration membrane technology: From laboratory to practice[J]. Water, 2019, 11(12): 2512.
[26] Jiang C, Xiao R, Yang P. Research process of advanced oxidation processes in wastewater treatment[J]. Technology of Water Treatment, 2011, 37(7): 12.
[27] 章丽萍, 崔炎炎, 贾泽宇, 等. 等离子体高级氧化技术去除饮用水中土霉味物质[J]. 中国给水排水, 2019, 35(5): 36-42.
[28] Mori M, Hamamoto A, Takahashi A, et al. Development of a new water sterilization device with a 365 nm UV-LED[J]. Medical & Biological Engineering & Computing, 2007, 45(12): 1237-1241.
[29] 邹子婧. UV-ClO$_2$ 消毒技术对农村供水工程微生物群落的影响分析及工艺优化[D]. 哈尔滨: 哈尔滨工程大学, 2023.
[30] 赵宝霞. 北京市平谷区地下水厂节能及紫外线消毒系统设计[J]. 给水排水, 2013, 49(5): 33-36.
[31] 黄功洛, 李孟. 以超滤为核心一体化净水装置在闽清应急供水中的应用[J]. 给水排水, 2017, 53(S1): 41-42.
[32] 蒋健. PPP 模式在城市水务工程中的应用研究 [D]. 南昌:南昌大学,2017.
[33] 吕福胜, 钟登华. 中国水务行业发展现状与趋势[J]. 中国给水排水, 2013, 29(10): 12-16.
[34] 于本瑞, 侯景新, 张道政. PPP 模式的国内外实践及启示[J]. 现代管理科学, 2014(8): 15-17.
[35] Cheung E, Chan Albert P C. Risk factors of public-private partnership projects in China: Comparison between the water, power, and transportation sectors[J]. Journal of Urban Planning and Development, 2011, 137(4): 409-415.
[36] 莫易娴. 国外水利建设投入机制及其对我国的启示[J]. 水利经济, 2012, 30(1): 44-47,73.
[37] 张建军. 论我国市政公用事业改革模式的选择[D]. 青岛:中国海洋大学, 2008.
[38] 喻文光. PPP 规制中的立法问题研究——基于法政策学的视角[J]. 当代法学, 2016(2): 77.
[39] 贾韶琦. 法国 PPP 法制状况及对我国的启示[J]. 天津法学, 2019, 35(3): 64-70.
[40] 蒋涌. 法国政府和社会资本合作模式的发展及其借鉴意义[J]. 法国研究, 2016(1):1-6.
[41] 孙飞翔, 刘金淼, 徐欣, 等. 美国弗林特饮用水危机的警示-强化饮水安全管理有效防范环境风险[J]. 环境与可持续发展, 2017, 42(1): 110-114.
[42] 董敏. 我国饮用水安全法律保障究——以美国《安全饮用水法》为借鉴[D]. 青岛: 山东科技大学, 2011.
[43] 赵洪宾, 何文杰, 韩宏大, 等. 我国供水管网实现区域管理的思路[J]. 中国给水排水, 2001(9): 59-61.
[44] 王海亮. 上海自来水集约化发展研究[J]. 建设科技, 2010(17): 71-73.
[45] 殷荣强. 论上海集约化供水发展[J]. 城市公用事业, 2006(5): 16-18,53.
[46] 王俊萍, 吴慧芳, 陈桂顶, 等. 区域供水水源与设施优化配置模型研究[J]. 给水排水, 2019, 55(12): 113-118.
[47] Fang Z, Chen J, Liu G, et al. Framework of basin eco-compensation standard valuation for cross-regional water supply:A case study in northern China[J]. Journal of Cleaner Production, 2021, 279.

[48] 田恒. 浅析水质自动监测技术在水环境保护中的应用[J]. 资源节约与环保, 2020(7): 84.

[49] 李永林, 叶春明, 蔡云龙. 国内外城市供水系统风险管理现状[J]. 科技与管理, 2013, 15(6): 6.

[50] 王真臻, 桂萍, 李萌萌, 等. 基于水安全计划的供水系统风险管理的国际经验及启示[J]. 净水技术, 2024, 43(8): 1-11.

[51] Roozbahani A, Zahraie B, Tabesh M. Integrated risk assessment of urban water supply systems from source to tap[J]. Stochastic Environmental Research and Risk Assessment, 2013, 27(4): 923-944.

[52] 王春燕, 路婧, 陈裕鑫, 等. 基于物联网技术的中央供水系统实现水质管理与提高的研究[J]. 中国新通信, 2024, 26(22): 46-49.

[53] Aisopou A, Stoianov I, Graham J D. In-pipe water quality monitoring in water supply systems under steady and unsteady state flow conditions: A quantitative assessment[J]. Water Research, 2012, 46(1): 235-246.

[54] Gunnarsdottir M J, Gardarsson S M, Elliott M, et al. Benefits of water safety plans: Microbiology, compliance, and public health[J]. Environmental Science & Technology, 2012, 46(14): 7782-7789.

[55] 龚道孝, 李志超. 我国饮用水安全监管法规体系构建研究[J]. 城市发展研究, 2015, 22(2): 89-95.

[56] 姜晓菁, 姜绿圃, 王博, 等. 长距离引水工程突发事件应急响应决策方法研究[J]. 人民黄河, 2021, 43(12): 109-114.

[57] 王佳. 利益相关者视角下的改善城市供水安全的激励机制研究[D]. 哈尔滨:哈尔滨工业大学,2015.

[58] Wang J, Ge J, Lu Q. Stakeholder involvement in the drinking water supply system: A case study of stakeholder analysis in China[J]. Journal of Water Supply: Research and Technology-Aqua, 2013, 62(8): 507-514.

[59] 金辉虎, 韩健. "一带一路"建设沿线水资源安全问题及思考[J]. 环境科学与管理, 2019(2): 76-78.

[60] 马栋山, 王圣瑞, 李贵宝. 非洲水资源危机与乍得湖水问题[J]. 世界环境, 2015(2): 44-46.

[61] R. 德伯纳斯, 高建菊. 孟加拉国可持续洪水管理框架[J]. 水利水电快报, 2012, 33(12): 28-31.

[62] 李淑芹, 石金贵. 非洲水资源及利用现状[J]. 水利水电快报, 2009(1): 11-13.

[63] FAO (Food and Agriculture Organization). AQUASTAT Main Database, Food and Agriculture Organization of the United Nations (FAO)[R]. http://www.fao.org/nr/water/aquastat/data/query/index. html? lang=en. 2021.

[64] Khalil E E. Water strategies and technological development in Egyptian coastal areas[J]. Desalination, 2004 (165): 23-30.

[65] MacDonald A M, Bonsor H C, ÓDochartaigh B É, et al. Quantitative maps of groundwater resources in Africa[J]. Environmental Research Letters, 2012 (7): 024009.

[66] D. 苏哈迪曼, 郭唯, 李慧. 尼泊尔水资源综合管理实践综述[J]. 水利水电快报, 2016, 37(3): 11-16+27.

[67] UNICEF. Progress on Drinking Water, Sanitation, and Hygiene: 2023 Update and SDG Baselines[R]. https://www.unicef.org/reports/progress-drinking-water-sanitation-and-hygiene-2023-update, 2023.

[68] United Nations. Water Scarcity[R]. https://www.un.org/waterforlifedecade/scarcity.shtml. 2023.

[69] World Health Organization. Water, Sanitation and Hygiene[R]. https://www.who.int/news-room/fact-sheets/detail/water-sanitation-and-hygiene. 2023.

[70] 王旭, 靳炜, 刘娟, 等. 全球新格局下中国开展水科技国际合作的背景、模式与未来展望[J]. 环境工程学报, 2020, 14(8): 2066-2074.

[71] 贺文萍. 从"援助有效性"到"发展有效性": 援助理念的演变及中国经验的作用[J]. 西亚非洲, 2011(9): 120-135.

[72] 李志斐. 美国的全球水外交战略探析[J]. 国际政治研究, 2018(3): 63-88.

[73] UN-Habitat. Gender Mainstreaming Impact Study[R]. https://unhabitat.org/gender-mainstreaming-impact-study-document-04. 2011.

第 8 章

主要挑战与未来展望

面向未来的饮用水安全保障前景，有三个关键因素需要引起足够重视：一是确定的国家发展目标"2035年基本实现社会主义现代化、2049年建成社会主义现代化强国"，对供水行业发展的需求牵引；二是不确定的外部因素，如全球气候变化、国际环境变化等，给我国供水安全带来的挑战；三是可期待的科技进步，如以人工智能为代表的新技术实现新质生产力的突破对供水行业发展的支撑和引领。在此背景下，需要系统分析供水安全面临的问题和挑战，进而探讨供水行业现代化的发展策略、实现路径及其科技发展的重点方向。

8.1 供水安全面临的主要挑战

8.1.1 水源水质风险

1）新标准中的已有风险污染物

《生活饮用水卫生标准》（GB 5749—2022）于2023年4月1日起实施，新标准考虑我国水源风险变化，增加了部分风险污染物：一是乙草胺和高氯酸盐两项扩展指标。其中，乙草胺是目前我国使用量最大的除草剂之一，在我国的使用历史有20多年，具有明显的环境激素效应，能够造成动物和人体的蛋白质、DNA损伤，脂质过氧化；高氯酸盐广泛应用于烟火、军工、燃料、航天、纺织、冶炼等行业，对甲状腺功能有较强的干扰作用，影响人体发育。二是藻类暴发往往导致2-甲基异莰醇、土臭素等物质产生，且这两项指标嗅阈值较低，当水体中浓度超过嗅阈值（10 ng/L）时，可导致饮用水产生令人极为敏感的臭味，影响水体感官。因此，《生活饮用水卫生标准》（GB 5749—2022）增加了上述两项感官指标作为扩展指标加以管控。

2）全氟类化合物等化学风险

全氟和多氟化合物（PFAS）是一类含多个碳氟键、极其稳定的人工合成化合物，物质种类超过 5000 种，自 20 世纪 50 年代以来广泛应用于消防、电镀、半导体、食品、纺织、涂料、光伏、石油、汽车、航空航天等行业。PFAS 已在全球水、土、气等各种环境介质以及食物、生物体中广泛检出。人群研究发现，PFAS 暴露与人类多种癌症、脂代谢和内分泌紊乱、肥胖、免疫、不孕和妊娠不良等密切相关，其中全氟辛酸（PFOA）、全氟辛烷磺酸盐（PFOS）的健康危害最受关注。PFAS 有可能是人类历史上第一次遇到的种类极其繁多、用途极其广泛，而健康风险又非常显著的一类化学品。

2023 年 12 月，美国环境保护署（EPA）公布了针对 PFAS 的国家饮用水标准，规定了针对公共供水系统中 PFOA、PFOS 的强制执行标准，要求两个物质的最高污染物水平为 4 ng/L；2024 年 4 月发布了包括全氟壬酸（PFNA）、全氟已烷磺酸（PFHxS）、六氟环氧丙烷二聚酸（HFPO-DA，GenX）等 PFAS 物质的强制执行标准。

"十一五"期间（2009~2012 年），依托国家"水体污染控制与治理"科技重大专项（以下简称水专项），相关机构分析了我国 35 个城市 123 个自来水厂两个批次的饮用水样品；"十二五"期间（2015~2017 年），分析了 24 个城市 100 个水厂的饮用水样品。结果表明，PFOS 在饮用水中的检出率从 93%降到 78%，但平均浓度从（4.7±0.4）ng/L 上升到（8.6±2.3）ng/L；PFOA 的检出率从 82%上升至 99%，浓度从（7.1±1.2）ng/L 上升到（10.8±1.8）ng/L；一些受点源污染的饮用水 PFAS 含量可高达数百 ng/L。我国饮用水中 PFAS 已成为值得高度关注的水源水质风险污染物。

我国最新修订的《生活饮用水卫生标准》（GB 5749—2022）首次将 PFOA（浓度限值 80 ng/L）、PFOS（浓度限值 40 ng/L）列入标准附录。尽管如此，与美国、加拿大、欧盟等国家的控制标准相比，仍有较大差距。

3）病原微生物等的生物风险

介水传播病原微生物（致病菌、病毒、原虫等）是饮用水安全的主要威胁之一，消除饮用水微生物风险是供水工程建设的初心。总大肠菌群、大肠埃希氏菌和菌落总数是我国《生活饮用水卫生标准》（GB 5749—2022）的常规指标，隐孢子虫、贾第鞭毛虫（"两虫"）已纳入标准的扩展指标。近年来，我国饮用水导致的感染事件仍有发生，饮用水病原微生物风险识别与控制仍任重道远。

新冠疫情的暴发使公众对病毒的关注提升到空前高度。介水传播病毒主要包括轮状病毒、诺如病毒和腺病毒等，诺如病毒和轮状病毒是引起临床腹泻病的主要病原体，而手足口病病毒多以肠道病毒71型为主。介水传播致病菌主要通过人或动物粪便进入饮用水系统，其中如军团菌、非典型分枝杆菌、类鼻疽伯克氏菌等作为环境微生物，能在水及土壤中生长。目前饮用水中主要关注的致病菌包括弯曲杆菌、军团菌等，在供水系统中具有较高风险。

随着全球气候变暖，冰川融化、冻土层溶解，可能造成远古细菌复活、陌生病毒入侵，增加发生疫情的风险，引起了科学界及相关机构的关注。例如，多国科学家团队宣称，在西伯利亚永冻层淤泥沉积物中，原本处于冰冻休眠状态的线虫被"叫醒"，此线虫已4.6万岁[1]。根据《全球生态环境遥感监测2023年度报告》，2001年到2020年间受到全球气候变暖影响，南极冰盖、格陵兰冰盖、青藏高原的冰川总体上都是呈现了物质损失的状态，物质损失会导致全球海平面上升。此外，跨流域远距离调水为生物的迁移和扩散提供了便利条件，使水源区生物有可能在新的环境中迅速繁殖和扩散，成为入侵物种，威胁受水区的生态平衡。例如，有研究表明[2]，南水北调进入密云水库后，浮游植物由82种（属）下降并维持在30种（属）左右；优势类群依次由绿藻门、硅藻门、蓝藻门变为硅藻门、绿藻门、蓝藻门，底栖动物种类先增加后减少。

4）突发事件造成的安全风险

近年来，各类突发事件对供水安全造成的影响愈发显著，既有地震、洪水、滑坡等自然灾害，也有人为因素导致的污染事故等。例如，2011年6月4日晚，杭州市辖区建德市内杭新景高速公路发生苯酚槽罐车泄漏事故，导致部分苯酚泄漏并随雨水流入新安江，造成部分水体受到污染。桐庐县内富春江沿线桐庐自来水厂、桐庐七里陇水厂、富阳区内富春江沿线江北水厂、江南水厂、东梓自来水厂阶段性停止取水，对下游居民正常生产、生活用水造成较大影响。2021 年 11 月 7 日起，宣城市区多个小区和宁国市港口镇居民近日反映家里的自来水有异味。后经查明，系由宁国市某非法小化工作坊多次将生产废水非法倾倒在水阳江上游水系。2020 年 7 月，湖北恩施因清江上游屯堡乡马者村发生地质灾害，大量泥沙流入清江，导致大龙潭水库原水浊度严重超标（浊度＞4000NTU），恩施二水厂、三水厂停产，无法生产供应自来水，城区供水基本中断。

8.1.2 供水系统短板

在经济社会高质量发展背景下，我国城市供水系统升级改造的需求进一步凸显，建筑给水及二次供水系统是其中最大短板，实现终端用户龙头水质稳定达标、老百姓放心直饮，还有许多工作要做。

1）净水系统的安全隐患

近 15 年来，我国供水体系中臭氧活性炭、膜处理等工艺的占比持续增加，尽管相比于常规处理工艺有更好的处理效果，但因水源中污染物的特征不同，处理过程中的次生污染风险也需要引起关注，如水源含溴离子时，臭氧活性炭工艺的溴酸盐副产物的生成风险等。活性炭吸附对全氟化合物等新污染物虽然具有一定的去除能力，但去除效能受活性炭自身特性的影响较大，且吸附容量有限，在较短时间内就达到吸附饱和。超滤膜处理工艺虽然极大提升了净水系统对微生物风险的控制，但对溶解性的全氟化合物等新污染物几乎没有去除能力。纳滤膜和反渗透膜对微量新污染物具有很好的去除能力，但膜污染及高运行能耗等问题制约了其大规模推广应用。此外，有机膜技术工艺装备在膜污染、微塑料等方面的风险也需要持续深入研究。现行的工艺技术与高质量发展背景下现代化水厂的要求还有一定差距。

2）管网系统的安全隐患

供水管材质量不高、管网水力条件不合理、运行维护不及时等因素是影响供水水质、妨害供水安全、管网漏损严重的重要原因。高龄铁管内部的腐蚀管垢还会加速氯的消耗，在管网输配过程中，随着消毒剂在管网中的消耗，导致饮用水在管网中出现微生物再生长繁殖，同时也会产生各种有害的卤代消毒副产物，进而影响管网水质。同时管道内部大量管垢的存在严重降低输水能力，增加管道摩阻和输水能耗。高龄铁管中的腐蚀管垢在高温、低溶解氧、低余氯等条件下，会加速铁的释放，易发生铁致"黄水"，特别是在水源水质季节性变化和多水源供水切换时，易发生管网生物稳定性和化学稳定性问题。

3）二次供水的安全隐患

二次供水是用户"水龙头"前的最后一道供水屏障。二次供水设施往往由开发商在房地产开发过程中同步建设，建成后由物业单位进行管理。由于缺乏建设和管理过程的控制，导致部分二次供水设施质量不高、运行维护不到位，水龄偏长、水质降低，影响居民供水安全，特别是二次供水的消毒剂难以维持，微生物超标情况较多。近年来，部分城市开展二次供水设施改造，改造后由供水企业进行专业化运维。根据《民法典》，二次供水为业主共同所有。如何在法律框架下，进一步理顺二次供水设施的所有权与管理权之间的关系，明确界定政府、供水企业、业主之间的职责边界，还需要做进一步探索和突破。此外，我国针对二次供水的相关标准尚不完善，缺乏对二次供水设备类型、材料选择、设备制造安装、运行和管理模式等的指导依据。因地制宜、优化储供、减少水龄是提高二次供水品质的重要发展方向。

8.1.3　气候变化导致的可能风险

气候变化是全球性问题，已引起国际社会高度重视，我国在联合国框架内积极参与行动，提出了"碳达峰/碳中和"目标，并在相关领域采取措施予以应对。气候变化带来的不确定性，给供水安全带来的系统性挑战，主要的影响体现在以下几个方面。

1）改变水资源分布

气候变化导致水资源的空间分布发生变异，原本水资源丰富的地区可能因降水减少、蒸发加剧而面临水资源短缺的困境；而一些干旱地区则可能因降水异常增多而出现洪涝灾害与水质恶化等新问题。这种空间分布的不均衡性加剧了区域间的用水矛盾，使得跨区域调度水资源等传统供水模式面临重新评估与调整。我国降水资源区域分布差异大，由东南沿海向西北内陆逐渐减少。从降水量空间变化来看，年降水量减少的区域呈东北—西南走向，依次是东北地区、华北及黄淮平原、华中地区、西南地区。在我国的华南、东南和长江下游地区，以及青藏高原、西北地区的降水量呈增加趋势。夏季，我国主雨带位置出现明显的年代际变化。20世纪80年代，长江流域多雨；90年代，雨带南移；2000~2008年，雨带北移到淮河；2009年以来，雨带进一步北移，淮河和华南进入少雨期。1961~2013年，中国十大流域中松花江、珠江、东南诸河、西南诸河和西北内陆河流域地表水资源总量总体表现为增加趋势，而长江流域等原丰水地区则呈下降趋势。

2）影响水源水质和水量

在气候变化背景下，水源的水量、水质变化的不确定性显著增大。从近年来我国的情况看，在高温干旱的情景下，水源来水量锐减、环境容量降低、藻类暴发、水质恶化等问题也会伴随出现。2022年下半年，长江中下游省份发生大面积干旱，部分地方出现无水可用或水质恶化等问题，上海甚至出现了长达半年时间的咸潮入侵现象。另一方面，在极端降雨频发的情景下，水源水位快速上升，流量大幅增加，水体浊度显著增大，对取水设施的安全性、净水设施运行的稳定性都将造成较大影响。2016年7月，石家庄市供水水源地岗南、黄壁庄水库上游受山洪影响，大量泥沙涌入库区，原水浊度突然大幅度升高，使石家庄供水生产受到严重影响。

气候变化所引发的气温上升、降水模式改变、洪水、干旱以及海平面升高等现象，均有可能使介水传播病原体的暴露风险显著提升。降水强度与频率的增加，以及相伴而生的洪水与径流现象，会促使病原体从周边城市及农业区域流入地表水体，进而造成地表水中病原体浓度升高。2022年南水北调中线干渠出现了长达100公里的水绵藻暴发的现象，成为影响沿线受水区水厂稳定运行的重要因素。由此可见，全球变暖可能会改变水生生态系统的结构和功能，导致各类水生病原体的微生物载量增大，促进一些产嗅、产毒以及一些特殊藻类的竞争性生长，导致水源水质发生恶化。

3）影响供水系统的正常运行

气候变化带来的高温干旱、暴雨、冻雨等灾害，将对供水系统的正常运行造成严重影响。高温干旱时，用水需求会明显增加，供水系统负荷增加，低压供水范围会增加，爆管概率加大。发生极端降雨时，供水设施面临断电、被淹等风险。2021年郑州"7·20"特大暴雨，导致城市部分水厂停产、减产，部分原水和出厂水管道被冲毁，1800多个小区因灾停水。2023年7月29日，河北涿州发生大暴雨，短短两天内的降雨量达到了435.7 mm，远超以往一年的量，暴雨导致的洪水造成211个村庄进水，近134万人受灾，113个村庄因灾停水。

8.2　主要应对策略

当前，人民群众对供水的要求已经从"有没有"转向"好不好"。让人民群众喝上放心水，拥有更多获得感，就要以"龙头水"达标为基本要求，倒逼饮用水源水质提升、水厂工艺升级改造、老旧管网改造等，实现"从源头到龙头"全过程保障。

展望未来，"以中国式现代化全面推进中华民族伟大复兴"是我国当前和今后一个时期的最大战略任务。在此历史背景下，供水事业作为公用事业的重要组成部分，应把推进供水现代化作为发展目标，坚持以人民为中心，以深化改革为动力，不断提升水源保障能力、供水设施保障能力、供水管理保障能力，让百姓喝上放心水。为实现这一目标，建议实施"系统化规划、绿色化建设、数智化管理和政策性保障"等发展策略，统筹供水系统的规划建设与管理，并重视科技支撑和政策保障。

8.2.1　系统化规划

我国现行的城市涉水规划种类繁多，内容丰富，专业基础较为扎实，呈现出专业分工、部门分管和系统分割的显著特征，规划编制和实施的主体较多。但涉水专业分工可能带来业务分隔，部门分管容易导致行业壁垒，因此现行的城市涉水规划存在明显的局限性，规划的系统性、协调性不足的问题日益突出，相关规划之间既相互分割又相互冲突，交叉、重复、缺位等问题同时存在，影响规划的编制质量和实施效果，难以适应城市发展的新要求。因此，应按照水系统、水循环的思维，对现有的涉水规划体系进行梳理、调整和完善，并编制城市水系统综合规划，以增强城市水系统的整体性、适配性和应急能力。在城市水系统综合规划和城市供水系统规划过程中，应重点考虑以下内容：水源地的布局及水源水量水质的可靠性，未来城市需水的变化趋势，供水系统发展目标，供水模式和系统布局，主要厂（站）、管网的规模及用地，保障措施、重大项目库等。

同时，还要对应急能力做出系统化规划。2015年，国家发展改革委、住房城乡建设部启动了"国家供水应急救援能力建设项目"，在辽宁抚顺、山东济南、江苏南京、湖北武汉、广东广州、河南郑州、四川绵阳、新疆乌鲁木齐8个城市建设国家应急供水救援中心，设置保养基地，各配备一套应急供水设备。2019年，应急基地建成，我国城市供水应急救援体系初步建成，扭转了我国供水系统长期被动应急的局面，已成功应对40多起突发水源污染引起的供水事故。尽管如此，但就全国范围而言，现有的应急供水救援体系还不能满足现代化要求，需要地方各级政府与供水企业协同推进。

8.2.2　绿色化建设

我国水资源总量不足、分布不均，城乡供水应坚持"节水优先"，统筹生产、生态、生活用水，着力提高用水效率。从我国城乡用水规律来看，由于大力实施节水战略，人均综合用水量呈现持续下降的趋势，总用水量趋于稳定或略有上升，并没有呈现与人口增长、经济发展的线性增长趋势。

在城乡供水设施规划建设过程中，要落实生态、绿色、低碳和微循环的理念：一是要结合城乡空间形态、地形特征、产业及人口分布等，合理确定供水规模，提出供水设施空间布局模式。供水厂规模不能一味求大，要考虑在主力水厂无法正常供水等情景下的供水安全保障。二是，净水材料和工艺的绿色化。要重视功能性无机膜材料、组件及其设备的研发，选用处理效率高、加药量低、副产物少、占地面积小的净水工艺，提高出厂水的微生物安全性和化学安全性。三是，输配水管道的绿色化。要合理布局城市加压调蓄设施，加强供水压力调控，使供水压力维持在合理范围内，既要避免水压过高导致的漏损、爆管增加，又要避免水压偏低导致的居民用水舒适度降低。同时，要选用耐腐蚀、耐冲击的优质供水管材，减缓管网输配过程中的水质衰减。

8.2.3　数智化管理

"重建设、轻管理"的现象在部分地区长期存在，这种现象对供水系统造成的问题主要体现在以下两个方面：一是设施水平高，但运维管理跟不上，没有充分发挥设施的综合效益，导致投资浪费；二是由于运维资金不足、专业人力资源缺乏等原因，导致设施损耗快，一段时间后，设施便处于闲置或废弃状态。要实现供水系统的精细化运维，首先应培养一支专业素养高的人才队伍，并建立精细化运维机制，对供水全过程进行逐级分解，落实各环节控制目标、控制要求和责任主体，并借助信息化、智慧化等手段，加强对精细化运维的技术和信息方面的支撑。

要提高数智化管理水平，就要持续开展科技创新。"十五"至"十三五"期间，通过"863"计划、水专项实施，在饮用水安全保障领域取得了系统性的科研成果，创建了"从源头到龙头"全流程的饮用水安全保障技术体系。面向2035年，饮用水领域的科技创新要坚持问题导向、目标导向和行业需求相结合，坚持以群众对美好生活中"供水质量"的向往为目标，着力突破制约行业高质量发展的关键技术瓶颈，攻克关键装备和材料，发展供水新质生产力，通过科研创新平台建设、产业集群平台建设、人才培养平台建设等，为我国未来的供水安全保障提供全面、系统和持续的技术支撑。

8.2.4　政策性保障

城乡供水是最基本的民生，事关人民群众身体健康，事关经济和社会发展大局，必须坚持公共供水的公用事业基本属性。各级政府作为供水的责任主体，应按照《水污染防治法》和《城市供水条例》《生活饮用水卫生监督管理办法》等要求，对饮用水源保障、供水设施建设和改造、供水管理与运行机制等进行中长期统筹并制定实施计划。

要实现"依法管水"，就要不断健全城乡供水管理的法律依据。我国目前现行的《城市供水条例》于1994年7月19日发布，自1994年10月1日起施行，经2018年和2020年两次修订。2022年，住房城乡建设部启动了《城市供水条例》修订工作，并就《城市供水条例（修订征求意见稿）》向社会公开征求意见。部分城市结合自身的情况，也出台了地方城市供水管理的地方法规。自2005年以来，我国每年的中央一号文件均对农村饮用水安全工作提出明确要求。2018年，水利部组织编制了《农村饮水安全评价准则》，2019年起先后发布了《关于推进农村供水工程规范化建设的指导意见》（水农〔2019〕150号）和《关于推进农村供水工程标准化管理的通知》（办农水〔2022〕307号）等文件，不断推进农村供水实现设施良好、管理规范、供水达标、水价合理、运行可靠的优质格局。通过完善供水管理的法律法规，为加强供水监管、规范供水行为、保障供水安全提供全面的法律支撑。

同时，要在城市更新过程中，加大对供水基础设施的更新改造，不断提高设施水平。党的二十大报告指出，实施城市更新行动，加强城市基础设施建设，打造宜居、韧性、智慧城市。在城市更新过程中，要编制本地区供水管道老化更新改造方案，并结合燃气等老旧地下管线改造、老旧小区改造等，加大对老旧供水设施的更新改造，包括不能稳定达标的净水厂，对影响供水水质、妨害供水安全、漏损严重的劣质管材管道，运行年限满30年、存在安全隐患的其他管道，不符合卫生和工程建设标准规范的二次供水设施等。通过高标准设施改造，建设高质量供水设施体系。

8.3　供水科技发展的重要方向

8.3.1　系统规划的理论创新

饮用水安全面临的问题是复杂的系统性问题，涉及水源、供水、用水、排水等多个子系统，而水源又是个开放的子系统，受自然、社会、经济等多种因素影响，必须在系统思维的指导下进行系统谋划，并继承和发展相关的理论方法。

1）城市水循环

城市水循环是指发生在城市区域内，以自然水循环为基础、社会水循环为主导的循环过程，两个过程的耦合构成了城市水循环。其中，蒸发、降水、径流、入渗是自然水循环过程的4个主要环节，是发生在城市区域内的气象水文过程；水源、供水、用水、排水是社会水循环过程的 4 个主要环节，其循环路径"从源头到龙头"，最终又回到了"源头"，涉及城市水资源开发利用和保护的全过程（图 8-1）。水量耗散、水质代谢、能量交换等三个科学问题贯穿于水的自然循环与社会循环的全过程，需要深化研究自然-社会循环的耦合机理，并建立相应的耦合优化模型。

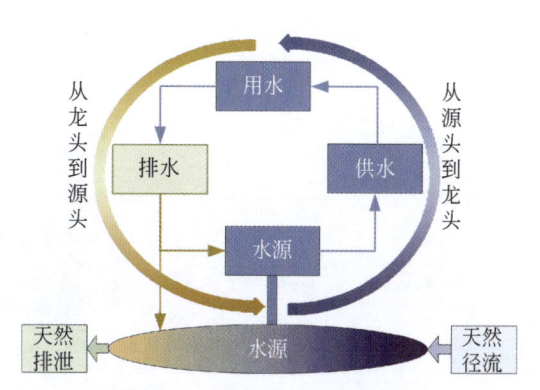

图 8-1 城市水循环概化图

2）城市水系统

城市水系统是以水循环为基础、水安全为底线、水设施为载体、水管理为手段、水健康为目标的综合系统，涉及城市水资源开发、利用、保护和管理的全过程，是城市范围内与水相关的资源、空间、设施的统称。城市水系统涉及水资源、水环境、水生态、水景观、水文化等各个方面（图 8-2）。需要从城市水系统协同发展的角度，深化研究"五水"统筹的理论方法。

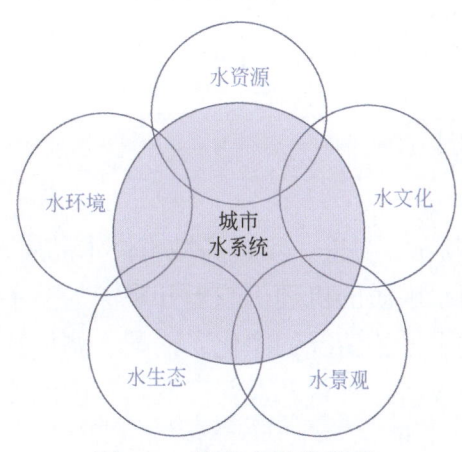

图 8-2 城市水系统范畴

3）水系统的规划

城市水系统规划就是对一定时期内城市的水源、供水、用水、排水等子系统及其相互关系的统筹安排、综合布置和实施管理。城市水系统规划体系由城市水系统综合规划和城市水系统专项（或专业）规划构成。城市水系统综合规划的重要任务是统筹协调水资源承载能力、水环境承受能力、水设施支撑能力、水安全保障能力等四个能力建设。饮用水安全保障能力是其核心任务，涉及水资源供给、水环境达标、供水设施支撑、水安全保障等各方面，需要在水系统综合规划中进行统筹，并支撑其在相关涉水专项规划中落实（图 8-3）。

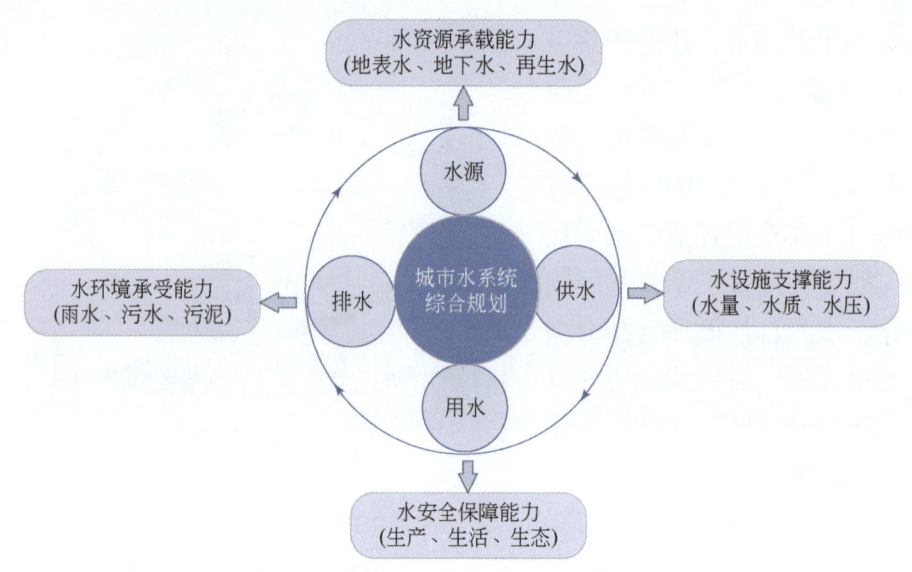

图 8-3 城市水系统综合规划的任务

8.3.2 绿色供水技术发展

当前,我国城市供水还面临诸多挑战,要进一步提高城市供水品质,需要瞄准国际先进水平,在影响饮用水水质的机理机制上开展深入、系统研究,提出适应我国水源情况、供水设施情况的净化、输配、调控技术方法,发展壮大我国饮用水相关的设备、材料产业并形成具有国际竞争力的企业,制定相关的国际或国家标准。

1)绿色供水材料装备及技术研发

针对现状水处理材料存在的选择性不强、净化效率不高、存在二次污染风险等问题,研发以功能吸附材料、功能膜等为代表的新型净水新材料,开发以绿色分离为核心的水处理技术、装备和工艺。饮用水新污染物治理需要更加高效的功能性吸附材料。其中供水材料的无机化符合绿色、低碳、低塑的发展方向,如碳化硅材料的无机膜、催化氧化-吸附耦合陶瓷膜等,与传统的有机膜相比,其具有明显优势:一是具有更好的环境适应性,在外界温度、酸碱度发生较大变化时能够维持较为稳定的处理性能;二是使用周期长,能够显著降低处理成本;三是具有较强的化学稳定性和环境友好性,不容易产生二次污染。

未来,绿色净水技术将继续朝着智能化、高效化和生态化方向发展。

通过引入新型传感器和人工智能等模型，可以实时优化水处理流程，进一步降低运行成本和能耗。同时，微生物强化等生物技术的融入，将为应对复杂污染提供新的解决途径，助力供水行业实现绿色、可持续发展。

2）水源水质调控修复技术

基于自然的绿色净水技术近年来取得了显著进展，逐步成为水资源保护和污染治理的重要解决方案。这些技术通过结合自然生态过程，可实现水质净化的高效性与可持续性。

对于河流型水源，河岸过滤技术的优化成为重要亮点。通过多层土壤砂砾结构设计和植被强化等措施，河岸过滤在去除悬浮物、有机污染物和病原体方面的能力大幅提升，尤其在饮用水源保护和农村污水处理中应用广泛。河岸过滤作为一种绿色基础设施，具有成本低、效果持久、生态效益多重的优点，是保护水体、提升生态环境质量的重要手段。

对于湖库型水源，随着人类活动和气候变化加剧，水库藻类暴发引发的饮用水嗅味问题（如 2-甲基异莰醇）愈加突出。这类致嗅物质不仅难以通过常规水处理工艺去除，即使采用深度处理措施，也难以完全解决高浓度问题。传统控藻方法（如硫酸铜杀藻剂、曝气和生物操纵）在实际应用中存在生态影响较大或效果不确定的问题，难以满足当前水源地保护的高标准要求，亟需加强对于藻类，特别是各种有害藻的生态学机制研究，在深入认识各种有害藻类生长机制及环境行为的基础上，结合多参数调控和智能化管理，建立具有适配机制和模块化设计的水源水库水质调控技术，并提出避免有害藻生长、暴发的绿色水库构建技术。

3）基于自然的绿色净水技术

膜技术作为无药短程净水的核心手段，在膜材料创新、能耗降低和抗污染能力方面取得突破，为深度净化水质和工业用水回用提供了高效方案。通过水源水质调控修复，可以初步去除水中的悬浮物和有机污染物，为膜处理提供更清洁的进水条件，从而减少膜污染、延长设备寿命，并降低整体运行成本。这种联用模式既充分利用了自然生态系统的净化功能，又借助现代技术实现了高效的水质提升，特别适用于饮用水处理、地下水补充和工业用水制备等领域。

未来，绿色净水技术将继续朝着智能化、高效化和生态化方向发展。通过引入智能监控和自动化控制系统，可以实时优化水处理流程，进一步降低运行成本和能耗。同时，微生物强化和植物修复等生物技术的融入，将增强自然过程的净化能力，为应对复杂污染提供新的解决途径，助力供水行业实现绿色、可持续发展。

4）低耗优质输配系统构建

针对输配系统长期存在的漏损高、能耗高、水质不稳定等问题，进一步研发并实践输配系统的优化运行维护技术。加强输配系统的数字化及水力水质运行状态感知水平，为输配系统的问题诊断及优化运行夯实基础。研发新型的管网漏损探测技术，特别是针对当前技术对非金属管道漏损探测能力弱的问题，全面提升漏损探测技术水平；基于多维度的管网运行大数据，从系统角度提出漏损优化控制方案。针对城市扩张、城乡供水一体化等带来的输配系统结构改变，以及城市产业调整带来的用水结构改变，研究基于水厂调度与管网阀门调控相结合的输配系统优化运行方法，结合水-能-碳关系分析，提升输配系统节能与减碳能力。构建输配系统韧性评价指标体系，研究韧性提升方法，全面提升输配系统的韧性水平。针对多水厂供水交汇区、管网老旧区域、管网末梢等水质敏感区，研究水质劣化机制与调控技术，可提升管网水质稳定性，降低水质风险。

针对化学消毒剂的使用可能产生具有致突变性和致癌性的副产物等问题，开展了无药输配技术的研究与示范应用，确保水质的稳定性与安全性。目前，一些国家（如荷兰、丹麦和瑞士）已停止使用含氯消毒剂，转而依赖从水源到用户的严格生产标准和工程解决方案来确保饮用水的安全供应。这其中主要包含两方面内容：一是消毒方法（源头），深入研究消毒的新技术，结合不同的物理消毒方法和生物处理方法，构建安全高效的多级屏障组合消毒工艺。二是水质稳定性控制（输配过程），科学地选择和优化水净化流程，采取有效措施清洁输配系统，以达到控制自来水细菌的目的，保持管网微生态稳定、管垢稳定、水质稳定。

8.3.3 数智管理的迭代升级

2024年11月，中共中央办公厅、国务院办公厅印发《关于推进新型城市基础设施建设打造韧性城市的意见》，提出推进数字化、网络化、智能化新型城市基础设施建设，打造承受适应能力强、恢复速度快的韧性城市，增强城市风险防控和治理能力。

随着现代信息技术的发展，城市供水行业与其他许多行业一样，也已身处探索信息化、数字化、智能化、智慧化的进程之中，应与城市管理的数智化协同推进，融合发展。供水管理的"数智化"是"数字化+信息化+知识化+智能化"的总称，主要包括以下含义：一是数字化，即将现实世界中供水系统的信息转化为数字形式的过程，以便于存储、传输、处理和展示；二是信息化，即对供水基础数据资源进行开发、利用和管理的过程，以提高供水管理效率和水平；三是知识化，即在数字化和信息化基础上，抽象、凝练出供水系统运行和管理的一般性规律和个性特征；四是智能化，即借助大数据、人工智能等，通过物联监测、模型模拟、实时控制等，实现供水系统的智能化运行和调度。

供水数智化建设以提高供水管理效能和精准化为目标，将采集的数据依托智能算法、智能控制和数字孪生等技术，构建供水系统级数字孪生智能体，重点涵盖涉水设备设施资产虚实共管，源-厂-站-网-小区智能运转，供水系统全局智能调度，以及供水风险智能预测、干预和辅助决策等，形成集中、集约、绿色、融合的高保障、低成本的运行模式，大幅提升供水系统管理水平。

要实现供水的"数智化"管理：一是要系统化监测。研究供水物联监测网构建标准，基于城市规模、布局、用水人口分布、供水设施状况等，提出水量、水质、水压在线监测点的空间布局、采样方式、采样频率等标准，以及水源地的水环境、水资源、水生态、水安全事件等外部信息接入标准。二是要自适应调控。基于人工智能、大数据等手段，研发供水全过程精准化监测、预警与自适应控制技术，实现从"水源到龙头"全过程系统的数字孪生和自动优化控制。三是要精细化监管。结合城市体检、城市更新，从住宅、小区、社区、城区四个维度研究建立城市供水系统体检的指标体系，识别短板弱项，建立"发现-反馈-整改-提升"的供水品质提升机制。

8.3.4 应急体系建设现代化

为有效应对未来的不确定性风险，无论是微观层面的水质健康风险,还是宏观层面的气候变化风险,或是供水系统内部的事故风险,都需要进一步发展体系化的供水应急救援系统。

一是提升供水系统韧性。通过系统化规划、绿色化建设、数智化管理,优化供水系统空间布局,提高供水系统精细化、专业化运维水平,提高供水系统运行效率,增强供水系应对各类风险的能力。

二是完善供水应急体系。针对城市供水系统面临的新风险、新挑战,及时修订完善城市供水应急预案,明确不同风险、事故条件下的应急响应机制,加强应急物资储备和应急队伍建设。

三是建立应急救援装备体系。主要包括:能够适应多种水源条件的移动式的高效净水装备,具备污染物质快速筛查及饮用水国家标准水质指标检测能力的移动式水质检测装备,供水管道漏损检测和抢修设备,送水装备,应急电力供水装备以及其他必要的物资储备等。

8.4 结　　语

回顾过去,我们协同创建了饮用水安全保障技术体系,并推动了技术成果的大规模应用,为我国饮用水系统的全流程保障、全过程监管和城乡全覆盖提供了体系化的技术支撑,有力推动我国供水行业的快速健康发展和SDG6.1目标的提前实现。

展望未来,我们要继续完善饮用水安全保障技术体系,以持续的技术创新和新质生产力赋能,促进城乡供水的系统化规划、绿色化建设、数智化管理和体系化应急,努力为中国式供水现代化提供坚实保障,并为履行相关国际义务多做贡献。

参 考 文 献

[1] 中国科普网. 保护濒危物种!"复活"或是新途径[EB/OL]. [2023-08-20]. http://www.kepu.gov.cn/community/2023-08/20/content_1746163.html.

[2] 王媛媛, 张俊娥, 王永刚, 等. 南水北调后密云水库水生生物群落结构特征分析——以浮游生物及底栖动物为例[J]. 环境污染与防治, 2021, 43(5): 620-625,668.